臨床胎盤学

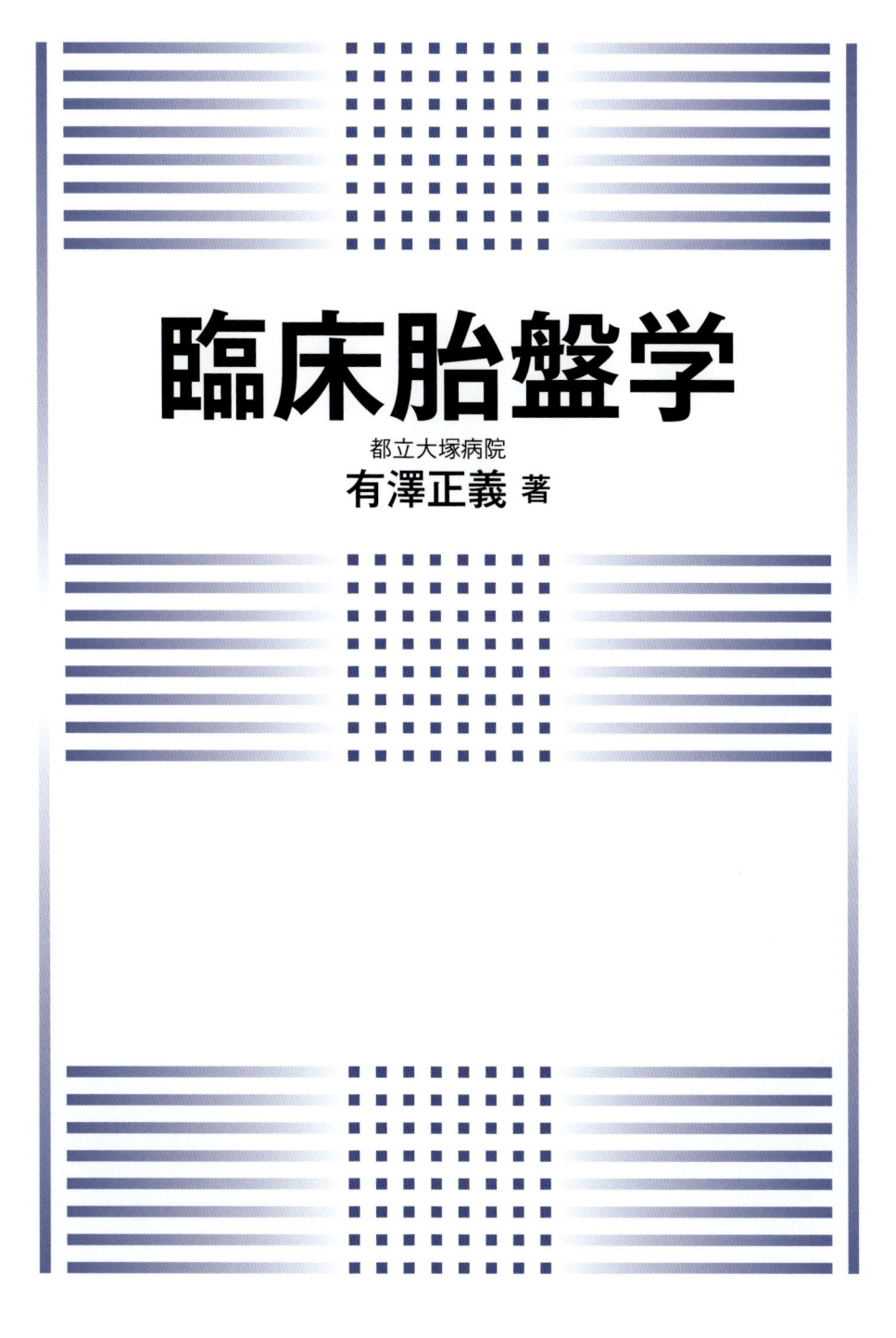

都立大塚病院
有澤正義 著

金芳堂

刊行に寄せて

　有澤先生と私の出会いは先生が開院間もない大阪府立母子保健総合医療センターに研修医としてこられた時でした．産科をはじめに病理部，母性内科，新生児科と当時の周産期部門すべての研修をされました．この4部門をすべて研修し回ったことが今の有澤先生の基礎を築いているはずです．いつも白衣を着てほとんど24時間をセンターで過ごしていました．またこのときに病理部を回らなかったら今の有澤先生はなく，中山雅弘先生のもとで胎盤病理を学んだことが以後の有澤先生の道筋を決定したでしょう．

　ハイリスク妊娠の管理を産科，母性内科で学び，ハイリスク妊娠から生まれた赤ちゃんの管理を新生児科で学び，またハイリスク妊娠を繰り返さないために行きつく先は胎盤病理だったはずです．

　有澤先生は大阪府立母子保健総合医療センターを退職後，世界的な胎盤病理の権威者であるアメリカ，オクラホマ大学のアルトシュラー博士のもとで学んでいます．アルトシュラー博士の言葉に「A placenta which we love.」という言葉があるそうで，当時はその意味がわからなかったが今ではその意味は「胎盤をみれば多くの周産期異常の原因がわかり，たくさんの児を救うことができる」という意味であると今になってわかるようになったと言われています．

　アルトシュラー博士から教わったのは，胎盤に対する情熱，産科臨床と胎盤がいかに密接な関係があるかということだそうです．私も後年，有澤先生と私の長男（現在大阪医科大学産科医）とともにアルトシュラー博士を訪ねましたが博士の語る母や児に対する愛情から生まれる胎盤学は素晴らしいものでした．私が在籍していた大阪府立母子保健総合医療センター母性内科の標語の一つに「胎盤は児の履歴書」というものがあります．胎盤をみることで赤ちゃんの育ってきた環境を知ることができるという意味で胎盤の重要性を説いています．

　産科の先生は臨床の場でこれまで疑問を持ちつつそのまま終わらせていたことが多いと思います．この本では，日々の産科臨床でよく経験する子宮内胎児発育不全や妊娠高血圧症，絨毛膜羊膜炎の胎盤病理について詳細な解説がなされています．おそらくいくつかの疑問を解いてくれることでしょう．

この本で秀逸なのは母体・胎児の説明のつかない臨床的な事象が，胎盤病理を詳細に検討することにより判明することを教えてくれている点です．例えば原因不明の子宮内胎児死亡の胎盤を詳細に検索することにより，その原因が判明することも少なくありません．その原因が判明すれば，次回妊娠に向けて治療戦略を立てることもできるし，偶発的に起こってしまった事象なのか，次回妊娠で繰り返す可能性があるのかを判別できれば，患者さんに説明しサポートしていくこともできるという点ではとても重要になってきます．

　胎盤病理というと，一般の産科医は敬遠しがちですが胎盤をみる際に最も重要なことは，肉眼所見でありその肉眼的な変化を病理で確認することが重要であると有澤先生は強調しています．よって疑問のある症例の胎盤はすぐにホルマリン処理して病理検査に提出するのではなく，胎盤の肉眼的変化を詳細に観察した上で病理精査にまわすことが大切です．

　産科の先生方が本書を読んでもっと胎盤に目を向けていただければ良いかと思います．本書を読んで胎盤に興味をもつ産科医，病理医が増えることを期待し，著者には胎盤病理の重要性を強く訴える牽引者とし今後の活躍を期待します．

2013 年 9 月

ふじたクリニック院長
藤　田　富　雄

はじめに

　私は，生命の誕生にあこがれ産婦人科医になりました．産婦人科医になって，5年目は，大阪府立母子保健総合医療センター（母子センター）で勉強していました．約25年前です．その時，妊娠中期の胎児死亡に遭遇しました．その児の母は大変悲しんで，何とか原因を見つけてほしいと言われたので，病理部の中山先生のもとで解剖という運びになりました．先輩の母性内科の藤田先生と一緒に解剖に立ち会うこととなりました．その当時，母子センターでは，解剖に先立ちまず胎盤の検査から始まります．その瞬間が，私の，本当の母子センターの病理や母性内科との出会いでした．藤田先生は「こんなときから赤ちゃんの子宮内胎児発育不全（FGR）が始まっている」と，中山先生は「肉眼所見では胎盤は広汎な梗塞を示す．これでは，胎児は育ちません」と言われました．その胎児と胎盤を下に示します．

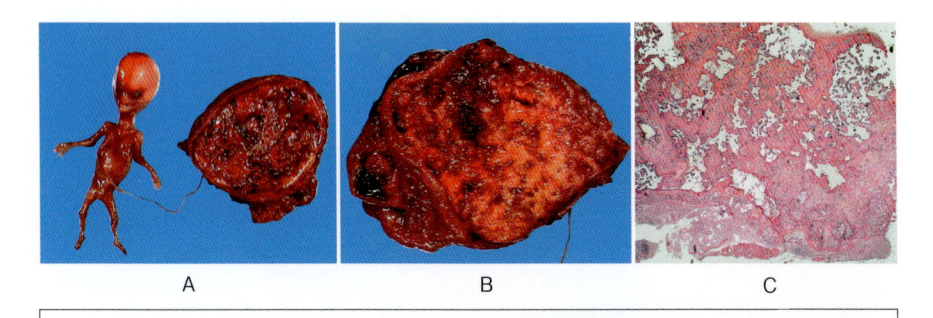

A　　　　　　　　　B　　　　　　　　　C

妊娠中期胎内死亡例（A．非対称性FGR．B．母体面全体の梗塞．C．母体面から胎児面まで梗塞）．胎児は週数に比し小さく，胎盤は母体面から胎児面まで広汎な梗塞を示す．顕微鏡検査では，正常な絨毛はほとんどなく，周囲に広汎なfibrinの沈着を認める．これでは子どもは育たない．母体の血液学的検査でループスアンチコアグラント陽性だった．次回の妊娠は，妊娠初期からの，アスピリン・ヘパリン療法が考慮された．

　私は，その時から，赤ちゃんを救うために，胎盤をみようと決心し，25年間胎盤をみるために，産婦人科だけでなく，周産期病理，大人の外科病理に専念しました．4年前まで癌拠点病院の病理部にいましたが，4年前から産婦人科医に復帰しました．胎盤に関してはほとんどの人があまり興味を持っておられないので何とか興味を持ってもらいたいと思っていました．都立大塚病院の5年間で，20回の胎盤に関するカンファレンスを行いようやく，胎盤に目を向けてもらえるようになりました．新生児科や産婦人科の先生方から

あの児の胎盤はどうでしたかと毎週聞かれるようになりました．また，臨床に生かす胎盤病理として最近5年間で約90題の胎盤に関する発表もしました．私は，胎盤を検査する時，いつもこの児が悪くなった原因を見つけよう，次の児を助けようと思って胎盤検査をしています．この思いを，他の施設の産婦人科医，新生児科医，病理医にもっと伝えたいと思いこの本を書きました．

2013年9月

有澤 正義

目 次

1章 胎盤の発生と構造（正常と異常）

1. 受精と着床 … 2
2. 胚子・絨毛の初期発生異常 … 4
3. 絨毛 … 6
4. 早期流産（妊娠12週未満） … 7
5. 染色体異常による流産と習慣性流産 … 8
6. 妊娠11週の胎内死亡 … 9
7. 後期流産 … 11
8. 不育症 … 12
9. 子宮外妊娠 … 14
10. 水腫状絨毛 … 15
11. 絨毛性疾患（胞状奇胎） … 16
12. 胎児共存奇胎 … 18
13. 絨毛性疾患（絨毛癌） … 20
14. 胎盤の肉眼像（胎盤の位置・構造） … 21
15. 胎盤の肉眼像（胎盤胎児面の色） … 22
16. 胎盤実質 … 23
17. 胎盤外・胎盤部　絨毛膜羊膜 … 24
18. 羊膜の異常 … 26
19. 羊膜結節 … 27
20. 羊膜結節の発育のStaging … 29
21. 腹壁破裂 … 30
22. Basal plate … 31
23. 脱落膜内らせん動脈 … 33
24. 母体面静脈の血栓 … 35
25. 絨毛の週数別の発育 … 36
26. 末梢絨毛の異常 … 38
27. 胎盤表面および幹絨毛の血管 … 40
28. 胎盤の肉眼像の異常（梗塞と血栓） … 43
29. 心筋梗塞と胎盤梗塞—意味深い胎盤梗塞 … 45
30. 臍帯の長さと太さの異常 … 46
31. 臍帯過捻転 … 47
32. 臍帯過少捻転 … 48
33. 臍帯の血管異常 … 49
34. 臍帯の付着異常 … 52
35. 臍帯結節 … 54
36. 臍帯膠質の異常 … 55
37. 胎盤の形態異常 … 57
38. 胎盤の位置異常 … 60
39. 前置血管 … 61
40. 癒着胎盤 … 62
    1. Placenta percreta … 62
    2. Placenta increta … 64
    3. Placenta acreta … 65
    4. 瘢痕部癒着胎盤 … 66
41. 付着胎盤 … 67
42. Breus' mole … 68
43. 胎盤周囲の血栓（血腫） … 70
44. Subchorionic fibrin plaque … 71
45. 胎盤血管腫 … 73
46. 臍帯血管腫 … 75
47. Placental mesenchymal dysplasia（PMD） … 77
    1. 通常のPMD … 77
    2. BWSの胎盤，PMD，異常大型絨毛，chorangiosisの合併 … 78
    3. Pseud PMD … 79

2章 母体異常と胎盤

1. 早産 … 82
    1. 絨毛膜羊膜炎（CAM） … 82
    2. Blancの子宮内感染 … 84
    3. Blanc分類 … 86
    4. 新生児慢性肺疾患（CLD）の胎盤 … 87
    5. CAMの新分類の試み … 88

6. 慢性絨毛膜羊膜炎 …………………… 89	1. 妊娠糖尿病(GDM)と糖尿病(DM)の絨毛病変 …………………… 119
7. 正期産 CAM …………………………… 91	2. GDM，DM にみられる IUFD ………… 124
8. 脱落膜炎 ……………………………… 92	⑤ 自己免疫疾患・膠原病合併妊娠…………… 126
9. 臍帯炎 ………………………………… 93	⑥ サイトメガロウイルス（CMV）…………… 129
10. 細菌性腟症 …………………………… 95	⑦ パルボウイルス（PVB19）………………… 132
② 妊娠高血圧症候群（PIH）の胎盤 …………… 98	⑧ カンジダ性臍帯炎 …………………………… 133
1. 胎児低酸素の原因分類 ……………… 98	⑨ Villitis of unknown etiology（VUE）…… 134
2. PIH の胎盤病理 ……………………… 103	1. VUE の組織学的 Group 分類 ……… 137
3. HELLP 症候群 ………………………… 104	2. VUE の組織学的 Grade 分類 ……… 138
③ 常位胎盤早期剥離………………………… 107	3. VUE のマクロとミクロ ……………… 140
1. クブレール子宮（子宮溢血斑）……… 107	4. Chronic intervillositis ……………… 143
2. 常位胎盤早期剥離と絨毛膜羊膜炎…… 110	5. VUE の絨毛の血管異常 ……………… 144
3. 常位胎盤早期剥離と新生児死亡……… 112	⑩ Chorangiosis ………………………………… 145
4. 慢性早剥羊水過少症候群（CAOS）… 116	1. Chorangiosis の発症 ………………… 146
5. 常位胎盤早期剥離のまとめ ………… 118	2. Chorangiosis の Grade 分類 ………… 146
④ 妊娠糖尿病と糖尿病……………………… 119	

3章　児の異常と胎盤

① 胎児発育不全（FGR）の胎盤 ……………… 152	4. 18 トリソミーの胎盤 ………………… 175
② IUFDの胎盤と胎児機能不全（NRFS）の胎盤 … 157	5. 18 トリソミーに偶然合併した胎盤異所性肝組織 …………………………… 177
③ メコニウム(胎便)の深達度と新生児仮死 … 162	6. 13 トリソミーの胎盤 ………………… 178
④ 胎児母体間輸血症候群…………………… 167	⑥ ターナー症候群 ……………………………… 179
⑤ 13, 18, 21 トリソミーおよびターナー症候群の胎盤 …………………………… 168	⑦ 羊膜索症候群 ………………………………… 181
1. 21 トリソミーの胎盤 ………………… 169	⑧ 双胎 …………………………………………… 182
2. 21 トリソミーに合併した一過性異常骨髄増殖症 ……………………………… 171	1. DD 双胎 ……………………………… 182
	2. MD 双胎（selective IUGR）………… 183
3. 胎児の悪性腫瘍の胎盤への浸潤 …… 173	3. 双胎間輸血症候群（TTTS）………… 185
＊神経芽腫の胎盤への浸潤 …………… 174	4. 胎児鏡下胎盤吻合血管レーザー凝固術 … 185

◇　◇　◇

資料編

① どのように胎盤を見るか ……………… 187	おわりに ………………………………………… 191
② どの胎盤を病理検査するか …………… 189	索引 ……………………………………………… 193
③ なぜ胎盤を検査するのか ……………… 190	

1章　胎盤の発生と構造（正常と異常）

　1章では，総論として，胎盤，臍帯の発生，妊娠週数に沿った発育，および臨床との関与を解説し，肉眼所見，顕微鏡所見の基礎的なことについて述べる．ポイントは，正常胎盤と異常胎盤の見分け方である．

1 受精と着床

人の発生は受精で始まる．卵管膨大部で受精が起こった後，1日目には接合子が形成される．2～3日目は卵割早期と呼ばれ2～16細胞期で桑実胚となる．4～5日目に胚盤胞となり，浮遊している．5～6日で胚盤胞は子宮内膜に着床する．胚盤胞は栄養膜（外細胞層）と胚盤（内細胞塊）となり栄養膜細胞は子宮内膜に侵入し始める．ここまでが発生第1週であり妊娠週数でいえば妊娠3週となる．

発生第2週，妊娠4週では栄養膜は2層に分化し，内にある単核細胞層の栄養膜細胞層（cytotrophoblast）と外にある細胞境界を欠く栄養膜合胞体層（synchytiotrophoblast）になる．子宮内膜は脱落膜と呼ばれるようになり，外細胞層である栄養膜が絨毛を形成し，やがて胚盤は胚子とも呼ばれるようになり胚子由来の血管が発育してくる．絨毛は脱落膜の方向に成長，分枝する．この時期の絨毛は絨毛膜の全表面に見いだされる．栄養膜から形成された絨毛膜は内部に胚盤と胚盤下層から発生した卵黄嚢，その周りの絨毛間腔よりなる胞となる．絨毛膜と胚子は付着茎，のちに臍帯と呼ばれるものによって結ばれている．

発生第3週，妊娠5週では胚子は発生が進み，原始線条，脊索の形成，神経管の形成，神経堤の形成，体節の形成，体腔の形成，血管および血液の形成が始まる．この時期絨毛は根のように細かく分かれ，母体血と絨毛の接触面積は大きくなり，母体と胎児の間で大量の栄養素や老廃物が交換できるようになっている．

発生第4～8週，妊娠6～10週では，胚子は脳，心臓，肝臓，体節，体肢，耳，目，鼻が形成され明らかに人として認識される．この時期を器官形成期と呼び喫煙やアルコールは避けないといけない．絨毛の発育はさらに進み絨毛間腔には母体血が満たされている．

発生第9，妊娠11～出産までは胚子は胎児と呼ばれるようになり器官の発育と成熟が進んでいく．絨毛膜は絨毛膜無毛部と絨毛膜有毛部に分かれ，絨毛膜有毛部はやがて胎盤と呼ばれる器官，臓器となる．胎盤は母体と胎児の代謝物質とガスの交換，およびホルモンの産生という機能を持ち妊娠の継続胎児の発育に必要な臓器となる[1,2]．

ここまでは，学生の頃習った発生の復習をしているが，私は本書でラングマンやムーアの人体発生学の本の紹介するわけでも，BenirschkeやFoxの胎盤の教科書の解説をするのではない．この時期は，産婦人科医としては心拍が確認できるだけでなく胎芽が胎児となっていく時期で母体である妊婦とともに喜ぶことができる．病理医にとっては流産物として，お会いすることになるが，何かをしてあげようと次回の妊娠に対する考えを産婦人科医，患者とともに考えなければならないといけないという使命感に駆られる．最初に基礎的な胎盤病理の解説は書いているが，産婦人科医，新生児科医だけでなくスタッフも病理医も母と児を見守るためにはどのように胎盤を見るべきかをこの本で述べる．

---

1) Keith L Moore, TVN Persaud, Mark G Torchia : The Developing Human : Clinically oriented Embliology, 9th ed, Philadelphia, Saunders, p13-107, 2013.
2) Thomas W Sadler, Jill Leland, Susan L Sadler-Redmond, et al: Langman's medical embryology, 12th ed, Philadelphia, Lippincott Williams & Wilkins, p29-116, 2012.

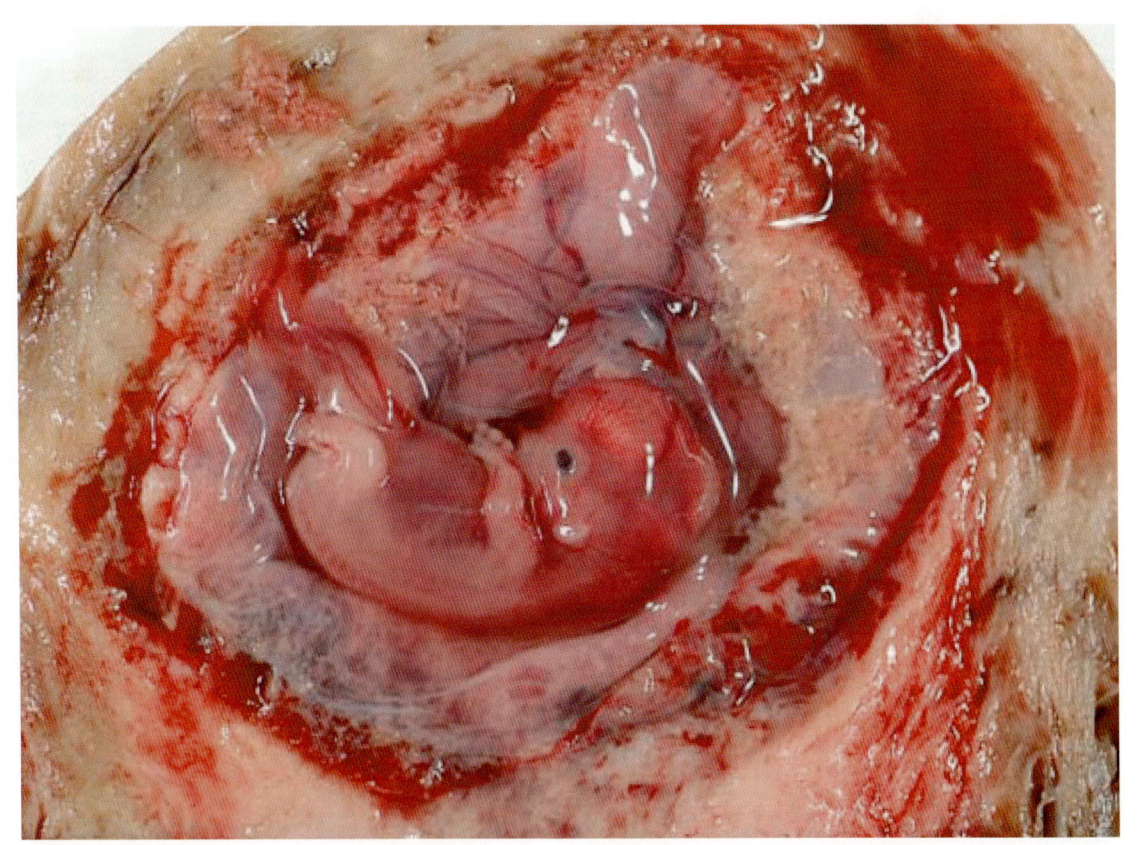

▶図1 妊娠10週0日の胚子側面写真．頭殿長（CRL）3.0 cm．手足は扇状で，尾は非常に短くなっている．頭皮血管叢は頭部を取り巻いている．鼻はずんぐりとし，眼は強く色素沈着している．内臓は臍帯部にあり生理的臍帯ヘルニアを認める．よく見ると臍帯血管は3本あることがわかる．胎盤はこのころまでは絨毛膜絨毛と呼ばれ，絨毛膜嚢の全表面を覆っている．この後，絨毛膜嚢が発育するにつれて，被包脱落膜に伴う絨毛は圧迫されて，その絨毛部は変性し絨毛膜無毛部となる．基底脱落膜部になる部分は絨毛は発育し，絨毛膜有毛部となり，この部が胎盤となる．

2 胚子・絨毛の初期発生異常

　胎盤の発生は絨毛膜嚢と絨毛の発生である．妊娠5週にはすでに分岐した絨毛を認める．母体と胎児に必要な解剖学的な構造は確立され，胎盤の機能である代謝物質とガスの交換，およびホルモンの産生という機能を保つ．妊娠初期の流産の原因としてGrowth-Disorganizes Embryosがある．その中には胚子を欠く異常もある．初期の絨毛膜嚢と絨毛異常は流産につながることがある[1]．

---

1) Eugene VDK Perrin : Pathology of the placenta, Churchill Livingstone, p43, 1984.

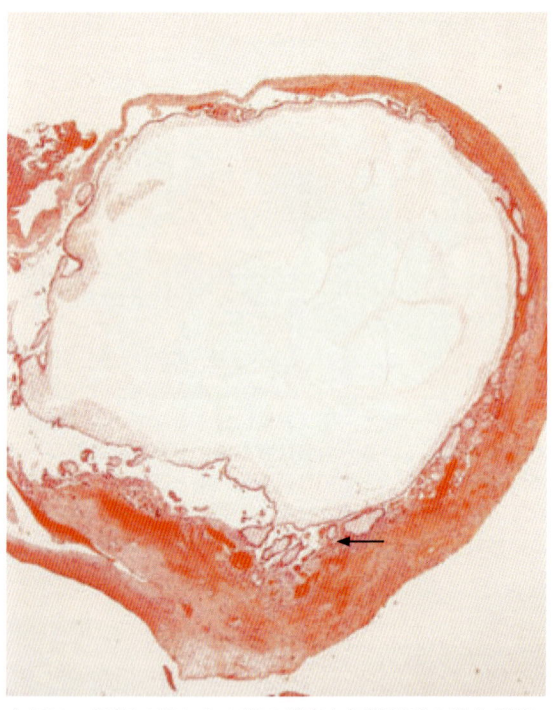

▶図1　妊娠5週から6週の胎嚢と初期絨毛の発生異常．流産．胎嚢内には胎児成分はなくいわゆるblighted ovum（枯死卵）と呼ばれるものである．絨毛の増殖が見られ脱落膜に絨毛が接着している（←）．

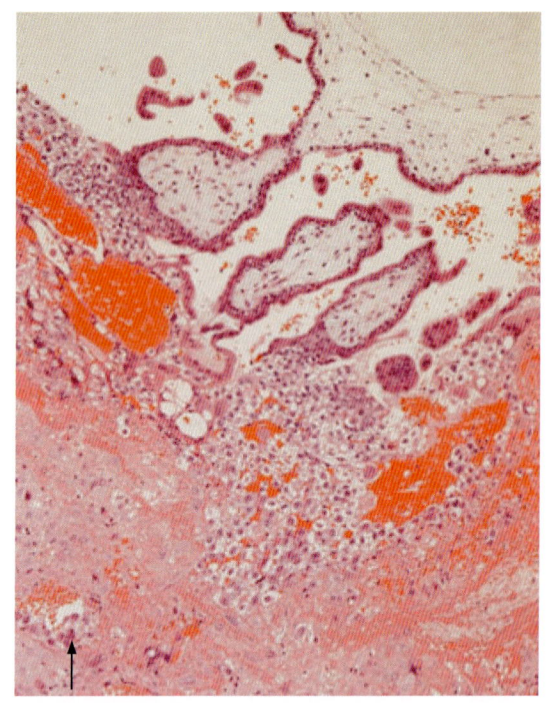

▶図2　妊娠5週から6週の初期絨毛が中間trophoblastを介し母体血流と接していくところ．図1の←部分の拡大．絨毛はtrophoblast shellを形成しshellは母体側である脱落膜と接する．この絨毛をancering villiと呼ぶ．Shellを形成する細胞質が明るい細胞質を持っている中間型trophoblastはばらばらになり，形を変え脱落膜の深い部分に浸潤し，脱落膜の母体血管壁から血管内に浸潤している（↑）．この場で，母体血が胎盤内に入る血管が構築される．

発生の過程で着床部に異常なフィブリン沈着を示すものがある．繰り返す流産になるもののなかに一定の割合で含まれる（図3）．標本の脱落膜にフィブリンの沈着する部分と沈着を認めない部分がある．フィブリンの沈着する部分はtorophoblastを認めるが，fibrinの沈着しない部分はtrophoblastの侵入は認めない（図4）．

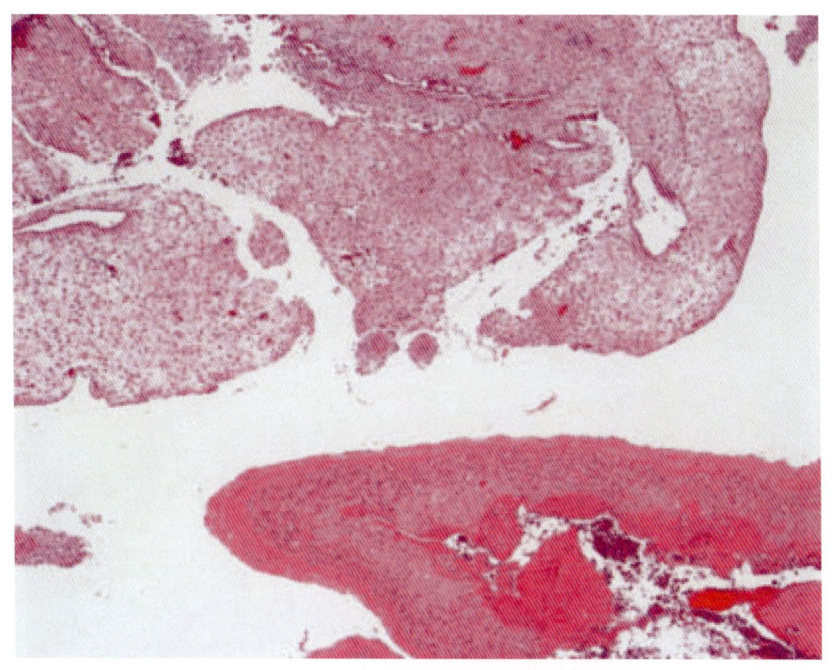

▶図3　写真上部の脱落膜は，淡い色調を示しフィブリンの沈着は認められない．写真下部の脱落膜にはピンク色でフィブリンの沈着が認められる．

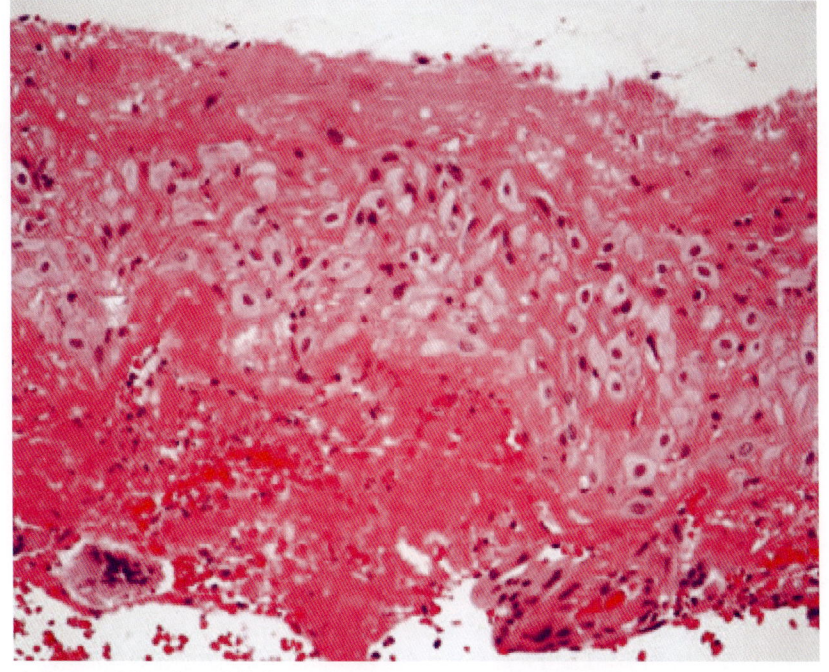

▶図4　写真下部の脱落膜にはtrophoblastのmigrationが認められる．Trophoblastの周囲にのみ大量のフィブリンが沈着している．習慣性流産の症例で，妊娠初期からのLDAとヘパリンによる治療で生児を得た．

3 絨毛

　絨毛は胎盤を構成する大切な組織で内部に胎児血管，胎児循環がある．絨毛周囲には母体血が循環しており，この場が母体循環と胎児循環のinter faceになっておりガス交換や栄養交換が行われている．

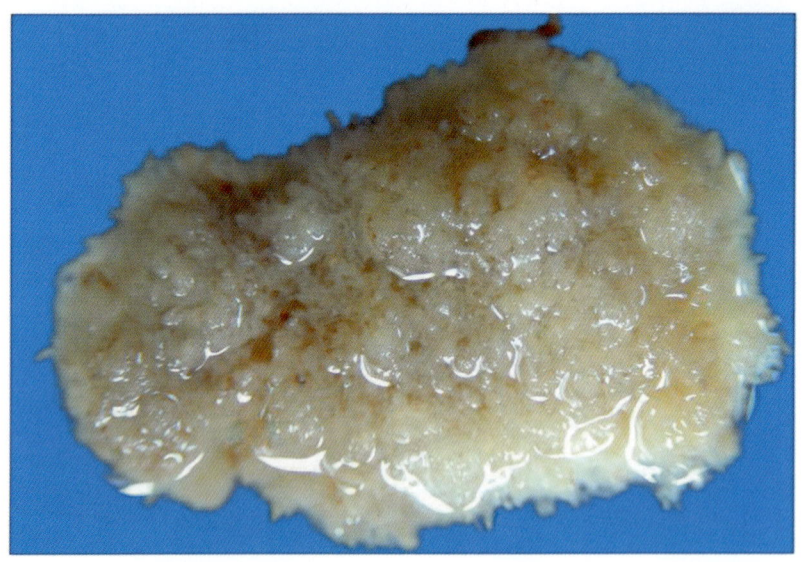

▶図1　妊娠初期の胎嚢．全絨毛と呼ばれ胎嚢全体を覆う．

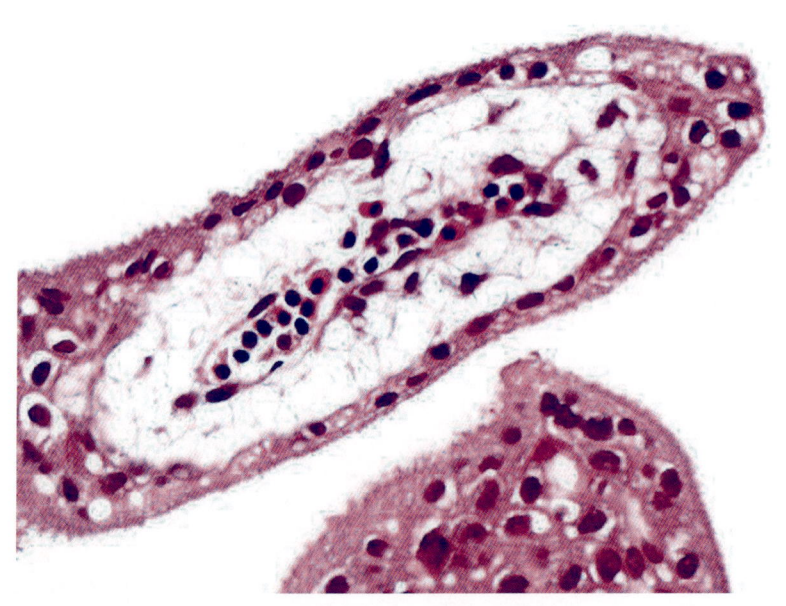

▶図2　妊娠10週0日の絨毛．絨毛は凹凸はなく楕円形でスムーズな形態を示している．絨毛内には血管が認められ血管内には胎児血，有核赤血球が認められる．絨毛膜は外層が栄養膜合胞体層（syncytiotrophoblast）と栄養膜細胞層（cytotrophoblast）の2層構造を持っている．週数が進むにつれ，有核赤血球は脱核し，cytotrophoblastはなくなりsyncytiotrophoblast 1層になる．

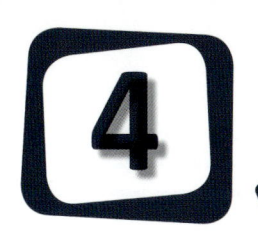

4 早期流産（妊娠12週未満）

　胚子（→）のCRLは1cmで心拍は確認できなかった．眼の色素沈着，四肢の発育ともに不良で胎児奇形を疑う．周囲に認められる絨毛（↑）は肉眼的に浮腫状．顕微鏡で観る絨毛は，大型で血管に乏しく，浮腫状で絨毛のへこみやtrophoblast island（↑）を認めるのでdysmature villiと診断した．Trophoblast islandは絨毛の型がいびつなためできる像で，dysmature villiと診断する根拠となる．Trophoblast inclusionとも呼ばれるが，Moleの異形絨毛にも使われる言葉である[1]．異型を判断するための指標としている．絨毛のへこみや型がいびつであるという表現と考えている．

---

1) 日本産科婦人科学会・日本病理学会編：絨毛性疾患取扱い規約，3版，p17，金原出版，2011．

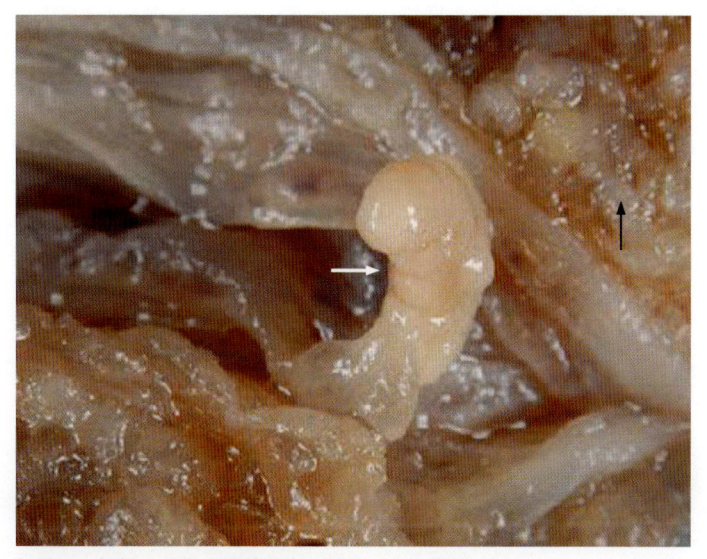

▶図1　妊娠10週．稽留流産．絨毛（↑）胚子（→）．

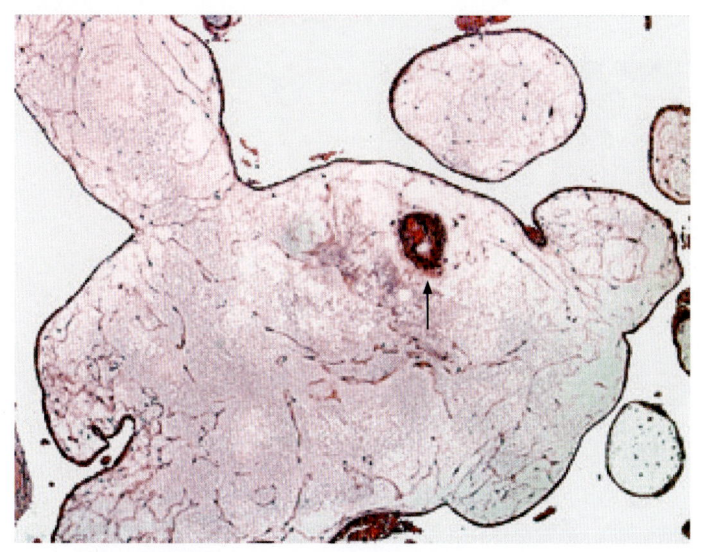

▶図2　絨毛の顕微鏡像．Dysmature villi. Trophoblast Island, inclusion（↑）

5 染色体異常による流産と習慣性流産

妊娠12週までの流産は，染色体異常，遺伝子疾患（遺伝性異常），何らかの奇形が多いと報告されている[1]．そのような異常の場合，胎児は四肢のみでなく，頭部，体幹も形成が悪い．絨毛は浮腫状で血管がほとんど認められないものがある（図4-2），血管が乏しく奇異な形（図1）を示すものもある．

その他の流産の原因としては，母体の凝固異常や子宮内の炎症がある（図2）．

図3は習慣性流産の症例でフィブリンの沈着が多いので，次の妊娠ではアスピリンとヘパリン療法を施行することで小さいながら30週で生児を得た．胎盤病理所見を基礎とした不育症のヘパリンや抗凝固剤治療の9例の報告例もある[2]．最近は，絨毛膜羊膜炎や脱落膜炎による初期流産も増加傾向にある．

最近の流産の病理における検索でも，やはりDysmature villiの高度の合併率を示すが，後期流産になると子宮内の炎症や高度のフィブリン沈着が増加している（表1）．

---

1) Steven H lewis, Eugene VDK Perrin : Pathology of the placenta, 2nd ed, p96, Churchill Livingstone, 1999.
2) 岩田守弘，藤田富雄，光田信明，他：ヘパリンによる抗凝固療法を行った不育症における母体子宮動脈のドップラー血流計測についての検討．日産婦誌　47：499-502, 1995.

表1　流産における子宮内容物の病理（最近報告した流産84例）

	例数	Dysmature villi	子宮内の炎症	高度のフィブリン沈着
1〜11週	50	30（60%）	10（20%）	4（8%）
12〜21週	34	6（17.6%）	16（47.1%）	7（20%）

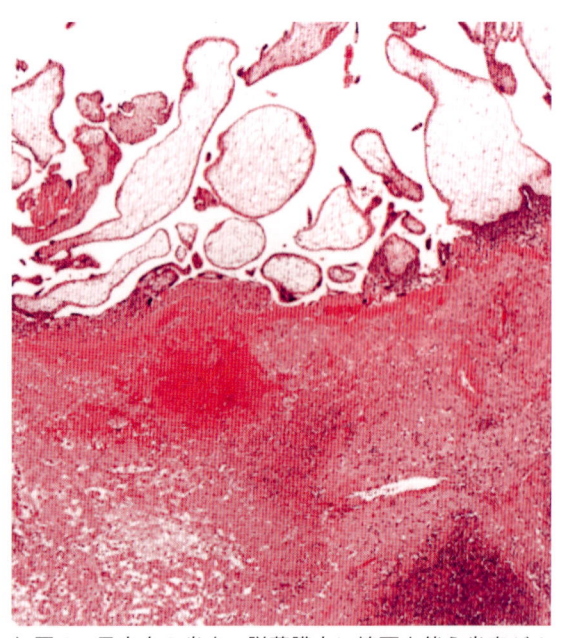

▶図2　子宮内の炎症．脱落膜内に壊死を伴う炎症がみられる．

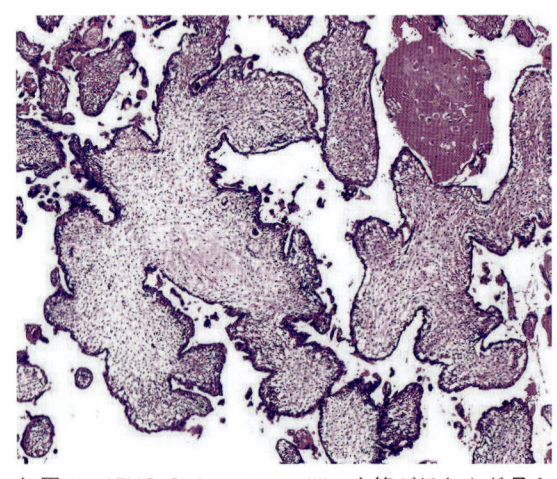

▶図1　45XOのdysmature villi．血管がほとんど見られない．

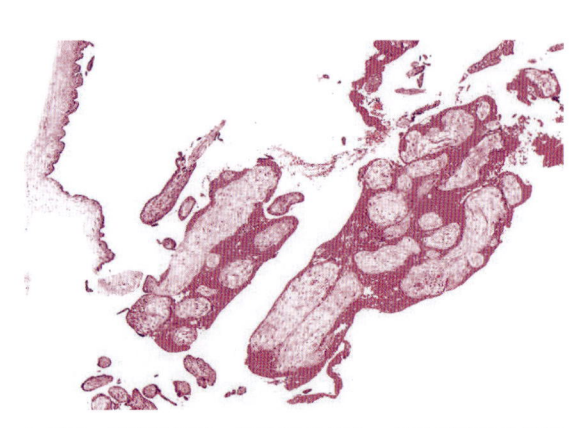

▶図3　習慣性流産．流産時の絨毛．絨毛間腔に多量のフィブリンの沈着を認める．何らかの原因で絨毛間腔にフィブリンが沈着すると，絨毛はやがて虚脱し，絨毛内血管も虚脱する(perivillous fibrin deposition)．

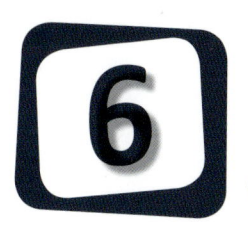

6 妊娠 11 週の胎内死亡

妊娠 11 週の流産児も，当然のこととして胎盤の病理検査だけでなく解剖も必要である．

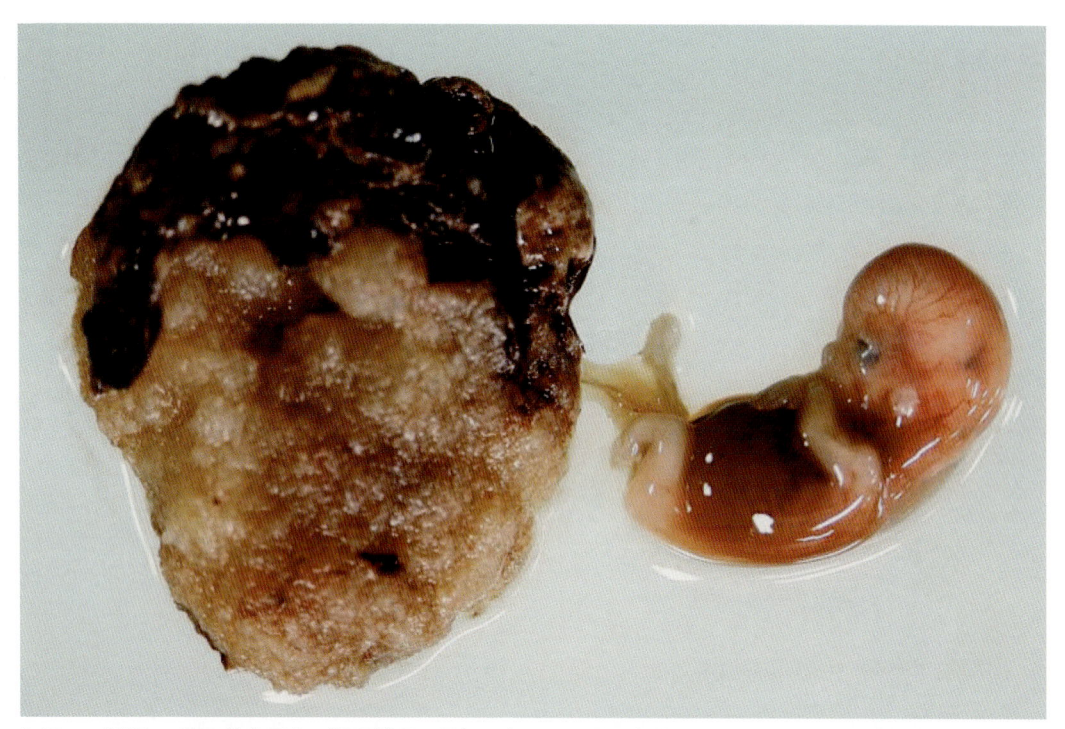

▶図1　妊娠 11 週の胎内死亡．胚子側面．頭部は大きく，眼は瞼ができてきている．大腿は短く，手足の水かきは消失している．胎盤はすでに形成されており，辺縁部から母体面に出血を認める．早剥である．胚子に浸軟認めず腹腔内に赤色構造が認められる．胎盤での出血により胚子側に圧力がかかり，出血した可能性がある．また，血栓による肝壊死，あるいは母体の自己抗体による肝融解が考えられた．よく見ていただくと臍帯の中の血管が2本であることもわかる．

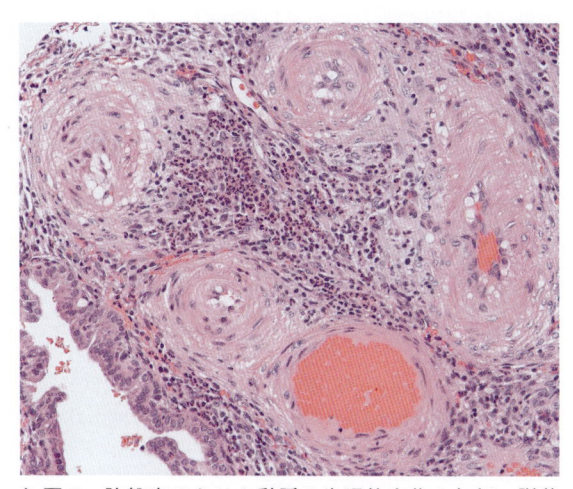

▶図2　胎盤床のらせん動脈の生理的変化の欠如．脱落膜の炎症細胞浸潤と厚い筋層を持ったらせん動脈を認める．胎盤床の血管異常は胎盤への母体血の流入不良を招き，絨毛の虚血性変化，胎盤機能不全，胎児死亡に至る．

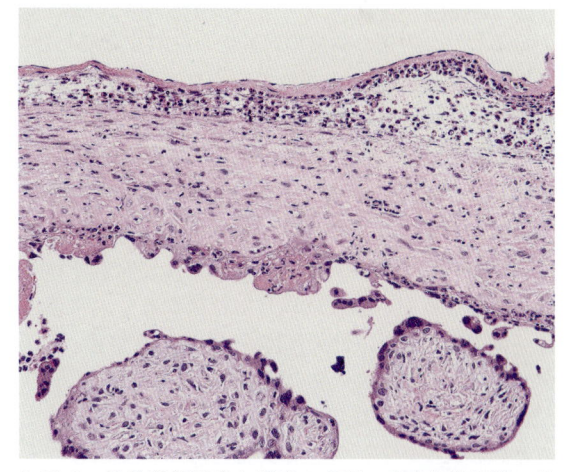

▶図3　絨毛膜羊膜炎と絨毛の虚脱．炎症細胞浸潤は絨毛膜から羊膜に至る高度のものである．絨毛は 11 週とすれば小型化し，絨毛内血管に乏しい．絨毛の虚脱である．syncytial knots も目立ち虚血性変化と診断した．

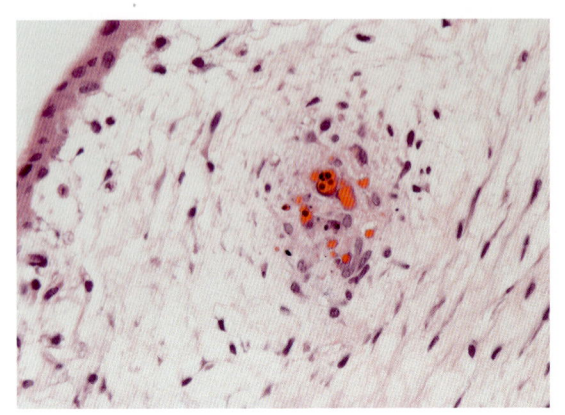

▶図4　幹絨毛の血管の再疎通.

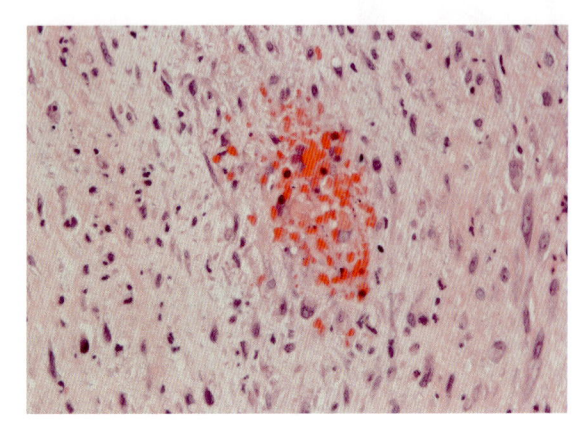

▶図5　出血性血管炎（HEV）.

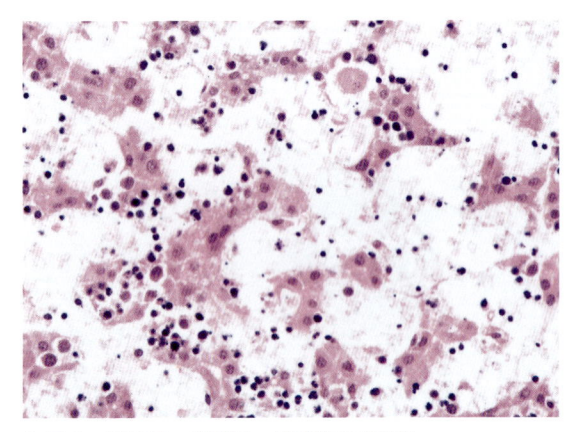

▶図6　肝壊死，肝融解，肝破裂の組織像.

▶胎盤と剖検による流産の評価

　図1に示した早剥の児に浸軟は認められない．子宮内での死亡原因は早剥により，胎盤も胎児は充分な酸素を得ることができなかったからであろう．結果として，絨毛は虚脱し，絨毛機能がなくなり，絨毛内の血管が閉塞，再疎通，出血性血管炎（HEV）を合併し死亡した．絨毛内と同様，胎児肝にも血栓が出来た可能性や胎盤から逆の圧力が胎児の肝破裂を招いた可能性も肝融解の可能性もある．

　図1の症例は週数相当だが大変若い．初期の胎児にも，胎盤床の血管に問題がある．早剥がある．胎盤床の問題だけでなく，絨毛血管の閉鎖，絨毛膜羊膜炎も合併している．肝融解，肝壊死，血栓などの可能性のある肝を認めた．肝融解に母体のSLEやループスアンチコアグラントの症例に多いと報告している[1,2]．この例は胎盤の血栓から早剥を発症した．肝融解に関してはループスアンチコアグラントが関与している可能性もある．

　早期流産の原因は，大きく妊卵の異常（胎児因子を含む），母体側の異常，その他に分けられる．妊卵の異常とは染色体異常や遺伝子異常が言われており自然流産では染色体異常は42〜66％と報告されている．自然流産の染色体異常は特徴があり，常染色体ではトリソミー，性染色体では45X，3倍体，4倍体が多い．ほとんどの場合は致死的である．

　母体年齢の上昇に従い，流産の発生頻度が上昇するといわれている．染色体異常と流産の関係をみると，絨毛の異常は明らかで，ほとんどが自然淘汰として流産となる．その傾向は35歳以上から出現し，40歳となると著明である．胎盤病理ではdysmature villiとしてとらえている．詳細は後述する．

　母体側の異常としては，子宮の形態異常，糖尿病，自己免疫疾患，感染症などがある．理由は絨毛内血管の発育や絨毛の形態異常による物質交換や代謝の異常と考えている．この様な絨毛を観ていると妊娠継続には限界があるのかもしれない．

　このような流産例に対して剖検が行われる施設は少なく，流産の原因を探るためには，流産物だけでなく流産に至った児の解剖も必要であることは，この症例でおわかりいただけると思う．

　早期流産の原因は染色体異常が半分以上あるといわれている．最近は流産組織のDNAを用いたマイクロアレイ染色体検査が可能となっている．今後このような新たな検査も一般化し，臨床に役立つことと考える．

---

1) 中山雅弘, 若浜陽子, 有澤正義：自己免疫疾患合併妊娠の基礎. 自己免疫疾患合併妊婦の胎盤病理所見. 周産期学シンポジウム 9：55-61, 1991.
2) 有澤正義, 若浜陽子, 中山雅弘, 他：流産児に認められた肝融解4例の病理所見. 周産期医学 21：1149-1152, 1991.

7 後期流産

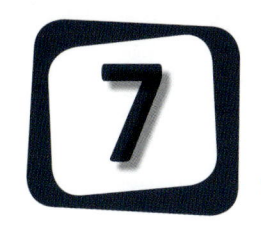

　妊娠 22 週未満までに何らかの原因で児を得られない状態を流産と呼ぶ．妊娠 12 週未満を早期流産，それ以後を後期流産と呼んでいる．後期流産（人工妊娠中絶も含む）の原因も奇形症候群が多いが，最近，絨毛膜羊膜炎や脱落膜の炎症が増えてきた．奇形症候群の胎盤については後で解説する．

　図 1 で認められる白濁した羊膜，黄染した脱落膜，肉眼像だけで高度の炎症であることがわかる．この炎症が流産の原因であることは明らかである．図 2, 3 の顕微鏡像でそれらを確かめた．

▶ 2 種類の Dysmature villi

　絨毛は大型で八つ手の様な広がったかたちである．絨毛間質内に血管の増生を認めるものもあるが，関質が線維化し血管を認めないものもある．

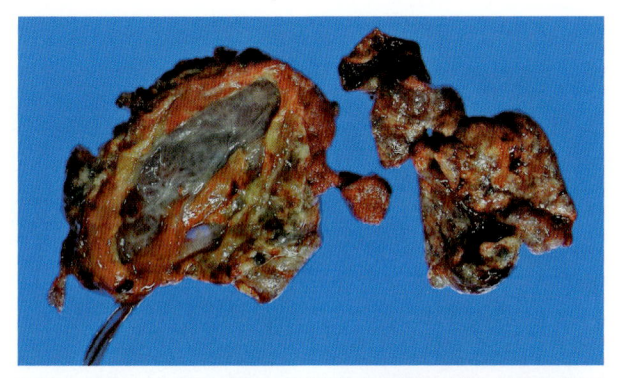

▶図 1　妊娠 15 週の胎盤と脱落膜（絨毛膜羊膜炎と脱落膜炎）．

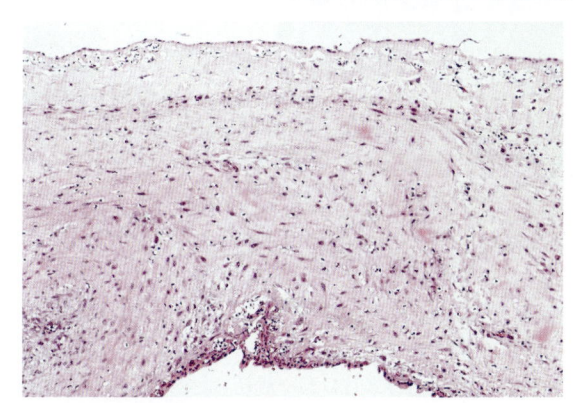

▶図 2　絨毛膜羊膜炎．

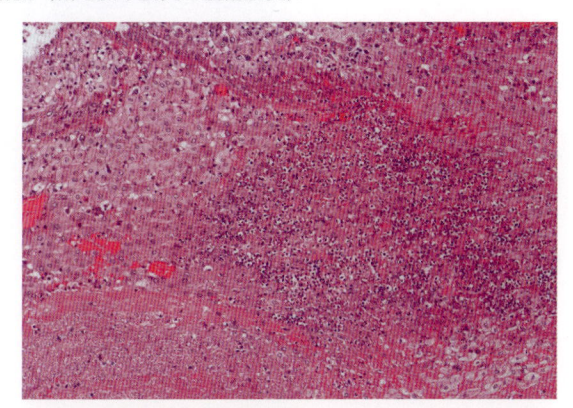

▶図 3　壊死を伴う脱落膜炎．

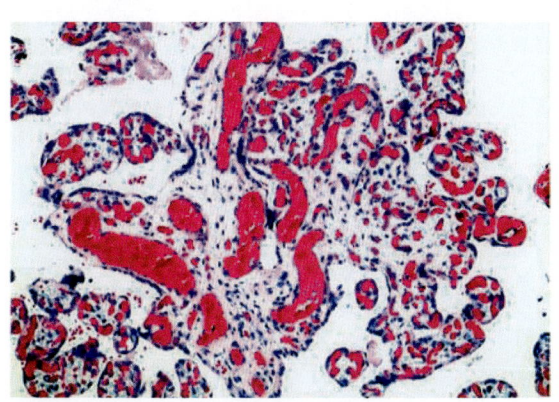

▶図 4　Dysmature villi. 血管が豊富．

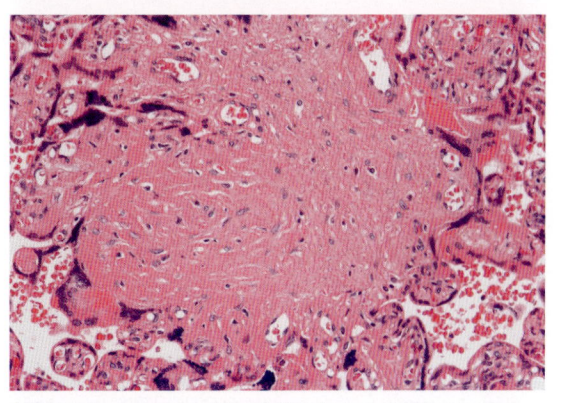

▶図 5　Dysmature villi. 血管がほとんど認められない．

8 不育症

　不育症とは妊娠はするが流産や死産を繰り返し，生児を得ることができない病態をいう．3回以上繰り返す流産を習慣性流産と呼ぶ．

　5項表1で分かるように流産の病理像の多くを占めるのが，Dysmature villi であるが，最近炎症も増加してきた．不育症においても同様で炎症が目立つ．炎症についてはできれば妊娠前から，あるいは妊娠初期から管理されるのが望ましい．不育症で問題になる凝固異常あるいは高度のフィブリン沈着については病理診断が血液検査に勝ることもある．ここではまず，繰り返す流産，死産に認められた Dysmature を述べる（図1，2）．繰り返す炎症については，p.8の脱落膜炎を参考にしていただきたい．次にここでは，低用量アスピリン，ヘパリンで成功した例（図3）と通常の抗凝固療法では難治性であった病理像（図4，5）をお見せする．

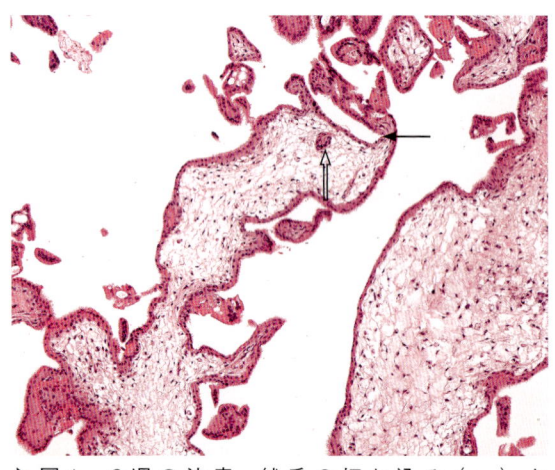

▶図1　9週の流産．絨毛の切れ込み（←）と trophoblast island（⇑）を認める．

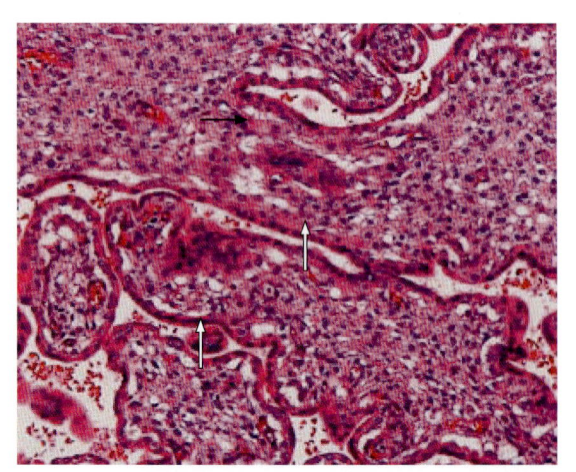

▶図2　24週の死産．絨毛の切れ込み（→）と trophoblast island（⇑）を認める．

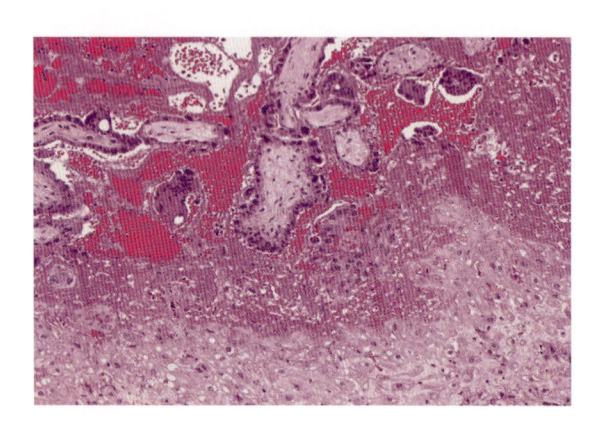

▶図3　低用量アスピリンで成功した例．ancering villi から母体側・胎児側にフィブリンの沈着を認める．このことが流産の原因となると考えている．まったく検査値に異常を認めなかった紹介例に胎盤病理で血栓や流産物のフィブリン沈着を病理所見として報告した．7回繰り返した流産や死産例もあった．このような病理像を示す例は特に抗凝固療法が効果的であった．その当時，前医にも胎盤病理の重要性をわかっていただいた．

図5-3 や図8-3 のような fibrin deposition, perivillous fibrin deposition 例であれば，低用量アスピリン療法（LDA）やヘパリン療法が効果的であるが，図4の trophoblast necrosis や図5のような intervillous massive fibrin deposition は繰り返す例では治療困難である．

　図4，図5のような症例は経過が急で12週を超える例でも syncytial knots ができる暇もない．あっという間の死産で，1週間前は見えていた心拍が今日は見えない．

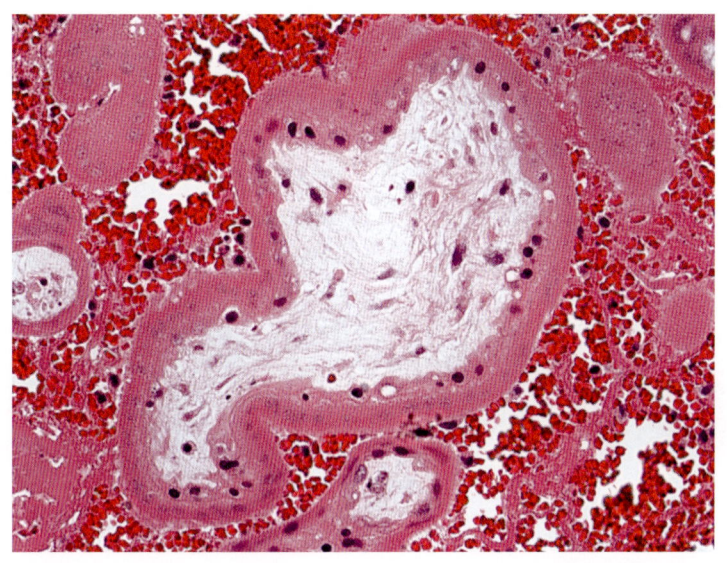

▶図4　trophoblastic necrosis；syncytial trophoblast の層が消失しその層が fibrinoid necrosis を発症しているのがわかる．Trophoblast が増生することもなく絨毛の機能はなくなり流産となった．私の経験では syncytial trophoblast の下層に IgG が陽性であった．Altschuler は何か免疫反応のような病理像と言っていたが，いまだに解決はしていない．

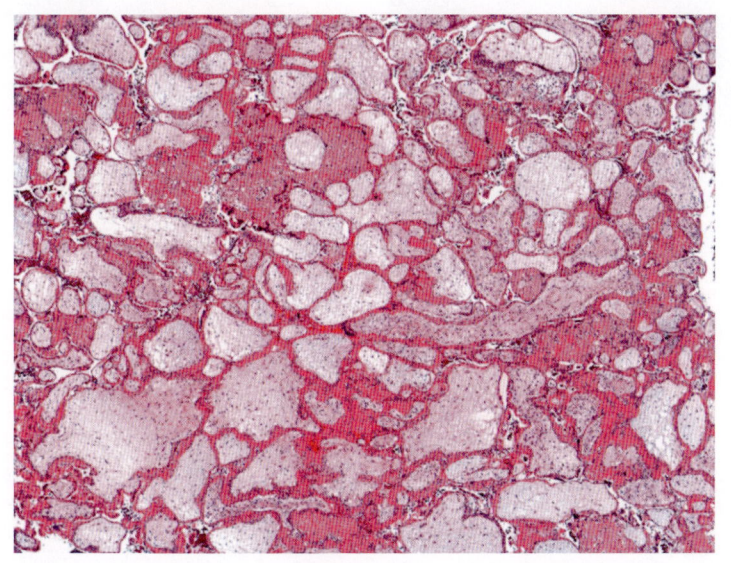

▶図5　Intervillous massive fibrin deposition．このフィブリンの沈着は図4の fibrinoid necrosis や p.8 の絨毛周囲のフィブリン沈着とは違い，絨毛と絨毛の間に高度なフィブリンの沈着を認める．まるで石と石の間にセメントを流し込んだような像である．不育症難治例である．

9 子宮外妊娠

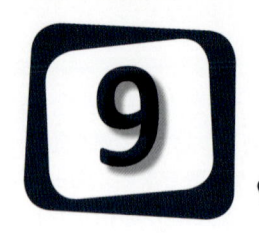

　子宮外妊娠は全妊婦の 0.6 ～ 1％に認められる．受精卵が子宮内膜以外の卵管・卵巣・腹腔・子宮頸管などに着床することで，卵管妊娠（約 98 %），卵巣妊娠（約 1.3 %），腹腔妊娠（約 0.4 %），頸管妊娠（約 0.1 %）がある．原因としては性感染症・子宮内膜症などによる卵管の炎症，卵管が狭い，卵管の蠕動運動が弱い，受精卵自身の問題などがある．

　図1の卵管妊娠は卵管峡部が膨隆しているが，破裂に至らない．

　図2の組織像で卵管内の絨毛を確かめた．

　図3は絨毛が卵管に着床し筋層や間質内を trophoblast が浸潤し，卵管壁の血管内に trophoblast を認める．子宮外妊娠であっても HCG の上昇を伴うので，子宮内膜は妊娠性の変化であるアリアス - ステラサインを認める．この変化は HCG によるものなので子宮外妊娠だけでなく，通常の妊娠，流産，HCG を産生する腫瘍に認められる（図4）．

　子宮外妊娠を否定するために内膜試験掻破を施行して絨毛が確かめられない場合でも，内膜に trophoblast を見つければ子宮内妊娠である可能性はかなり高い（図5）．ただし，ここで見つかればよいが，病理医が，trophoblast を見つからないと診断することは子宮外妊娠の可能性を示唆することにもつながるので，慎重にならなければいけない．

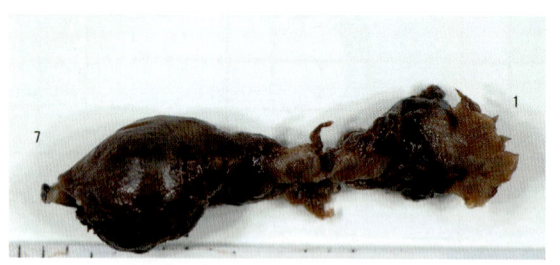

▶図1　卵管峡部妊娠．

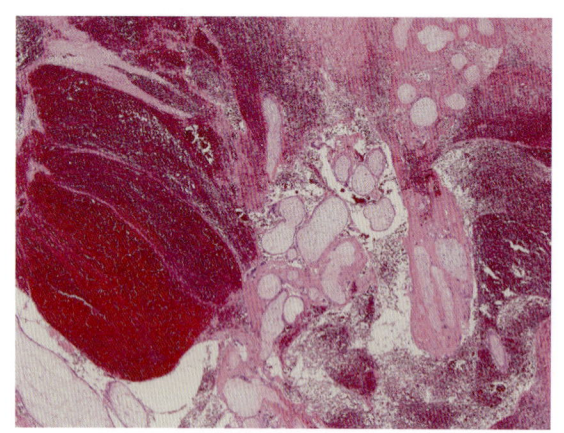

▶図2　卵管内に絨毛組織を認める．

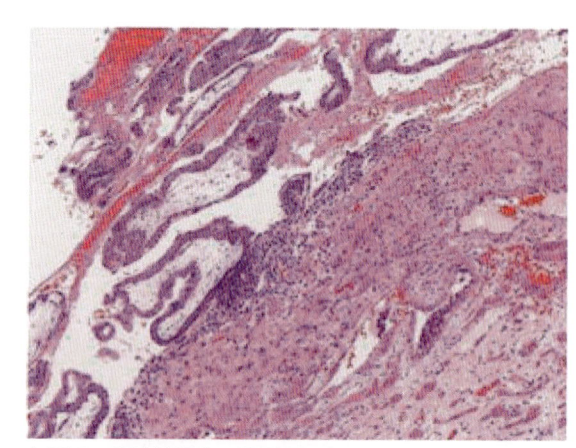

▶図3　卵管筋層内に浸潤する trophoblast．

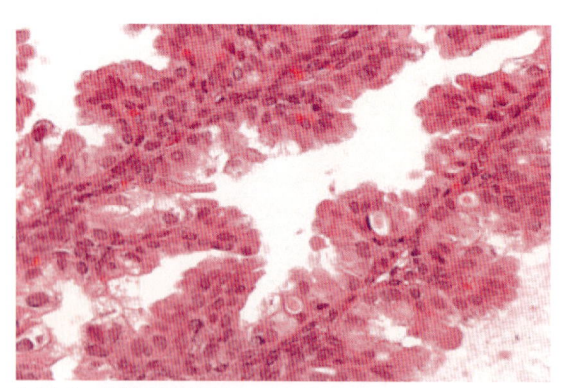

▶図4　内膜のアリアス - ステラサイン．

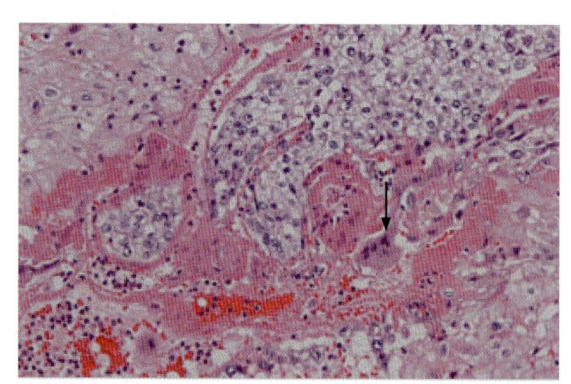

▶図5　内膜に変性した trophoblast（↓）を認める．子宮外妊娠でなかった例．

10 水腫状絨毛

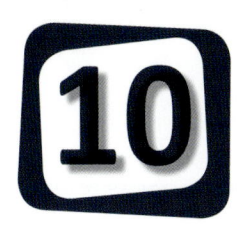

　胞状奇胎，侵入奇胎，絨毛癌，胎盤部 trophoblast 腫瘍，類上皮性 trophoblast 腫瘍，存続絨毛症の 6 つが絨毛性疾患と呼ばれている[1]．

　わが国の胞状奇胎の発症率は，0.3 〜 0.15％と半減した結果，絨毛癌の発症も激減し死亡率も大幅に減少した．

　最初に，胞状奇胎，絨毛癌の病理像および鑑別を有する水腫状絨毛を解説する．

　水腫状絨毛は，絨毛は水腫状を示す点で胞状奇胎との鑑別が難しいが，trophoblast の増生がない点で鑑別される．多くは染色体異常あるいは遺伝子異常のものが含まれている．

---

1) 日本産科婦人科学会・日本病理学会編：絨毛性疾患取扱い規約，3 版，p10，金原出版，2011．

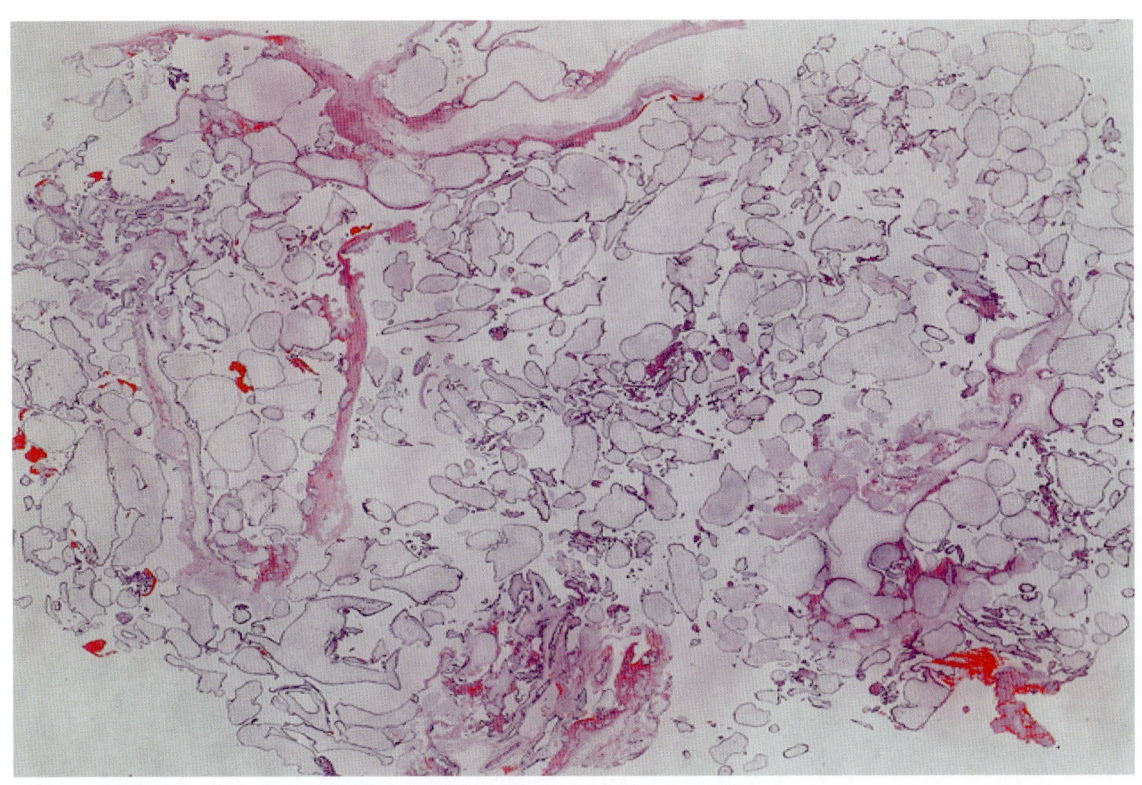

▶図1　水腫状絨毛．2 mm 以上の嚢胞化した絨毛は認めるが trophoblast の増生はない．

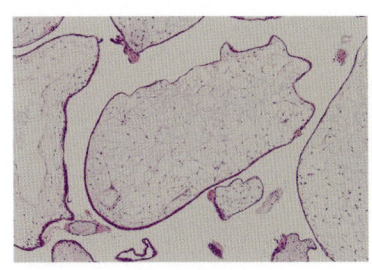

▶図2　大型で水腫状の絨毛．Trophoblast の増生はない．

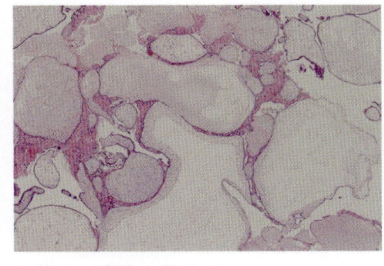

▶図3　嚢胞も認める．

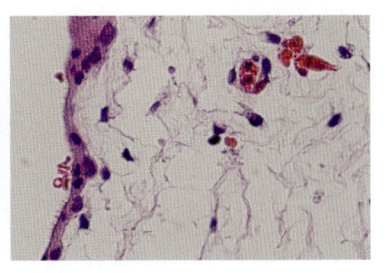

▶図4　絨毛内に血管，血管内に胎児赤血球を認める．

11 絨毛性疾患（胞状奇胎）

　胞状奇胎は全奇胎と部分奇胎がある．大部分の絨毛が水腫状あるいは囊胞化したものを全奇胎と呼ぶ．水腫状絨毛を呈しない絨毛と水腫状腫大を呈する絨毛からなる病変を部分奇胎と呼ぶ．

　基本的にはtrophoblastの増生を伴う．従来は，胞状奇胎の診断基準は短径2mm以上の囊胞を肉眼的に確認することであったが，現在は胞状奇胎の診断は組織学的診断となっている．胞状奇胎の組織像は水疱とtrophoblastの増殖である．週数が早いと水疱が目立たない時もある．また奇異な形による切れ込みやtrophoblast inclusion (island)も認められる．診断困難な場合は，免疫組織学的検査，あるいは遺伝子検査によって確定診断される[1]．

　胞状奇胎が起こる原因は，1つの卵子に2つの精子が侵入すること，あるいは受精時に卵由来の核が不活化し，精子由来の核のみが分裂増殖していく．前者は，部分胞状奇胎，後者は全胞状奇胎である．全胞状奇胎と部分胞状奇胎の鑑別にはp57^{Kip2}が用いられ，部分胞状奇胎，流産はsyncytiotrophoblastの核が陽性．全胞状奇胎ではsyncytiotrophoblastが明らかな陽性像を示さない．ただし，例外もあるのでその診断にはHE染色による組織学的な再検討も遺伝子検査による検討も必要な場合がある．

---

1) 日本産科婦人科学会・日本病理学会編：絨毛性疾患取扱い規約．3版．p16-17．金原出版，2011．

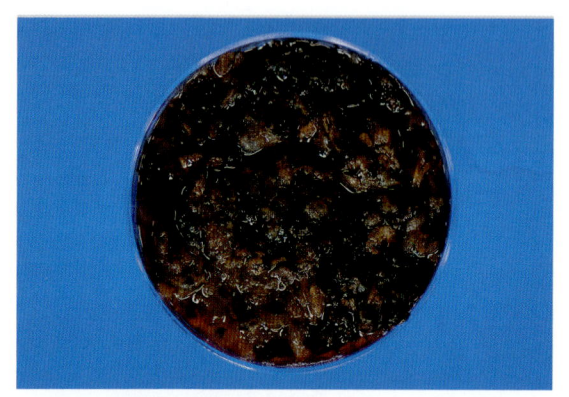

▶図1　超音波で囊胞状の陰影と高いHCG値で疑い，内膜搔爬術施行．搔破時は血液まみれ．

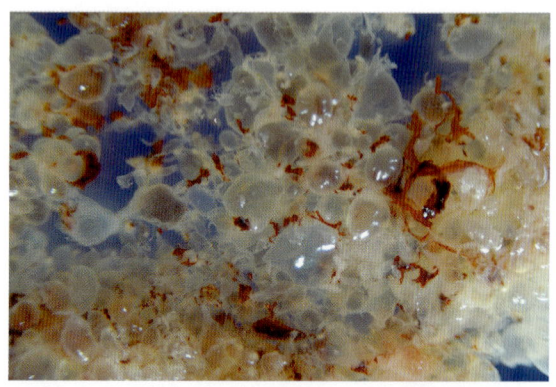

▶図2　血液を洗い流し観察する．ブドウの房状の絨毛を認める．肉眼では明らかな胎児成分，血管は認められない．

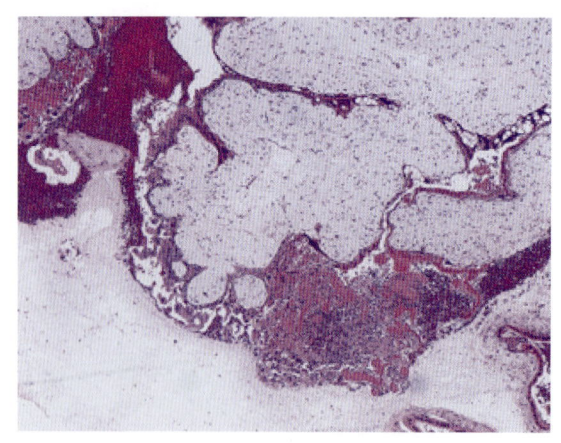

▶図3　全胞状奇胎．絨毛は八つ頭状に発育し絨毛全周にtrophoblastの増生を伴う．

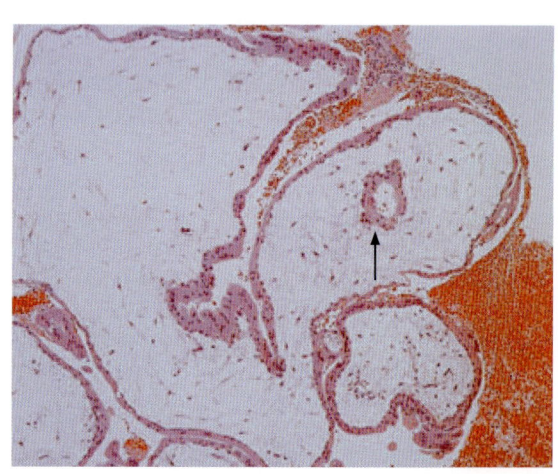

▶図4　全胞状奇胎．Trophoblast inclusion (↑) を認める．

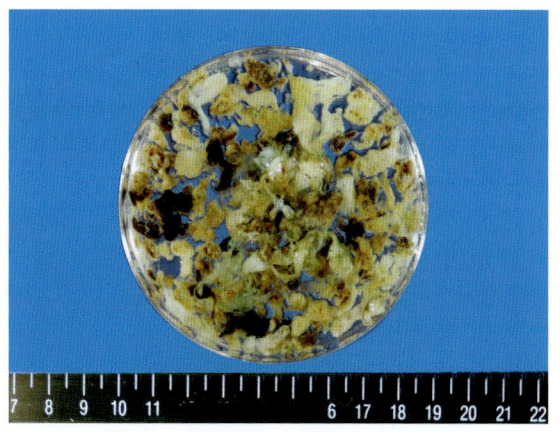

▶図5 全胞状奇胎肉眼像．肉眼像ではわからない．最近は超音波診断の発達により早期に流産が診断される．その中には絨毛の囊胞化が明らかでない胞状奇胎も含まれる．

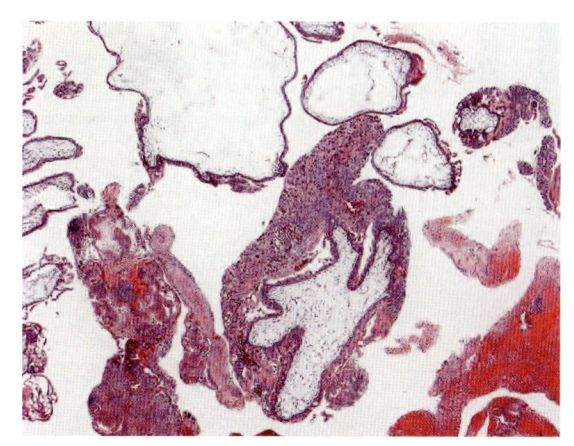

▶図6 全胞状奇胎顕微鏡像．囊腫，trophoblastの増生を認める．

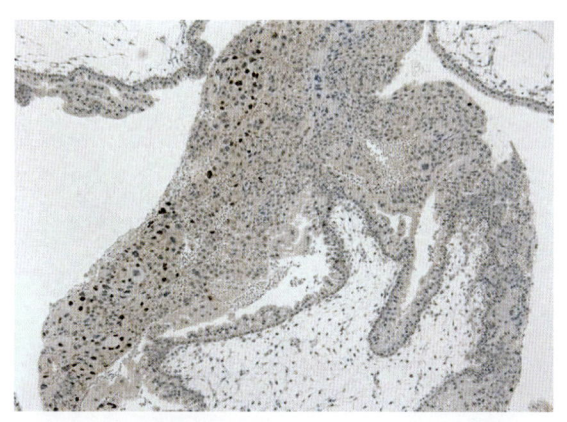

▶図7 全奇胎部分のp57^{Kip2}．細胞性合胞体細胞陰性，中間型合胞体細胞陽性．

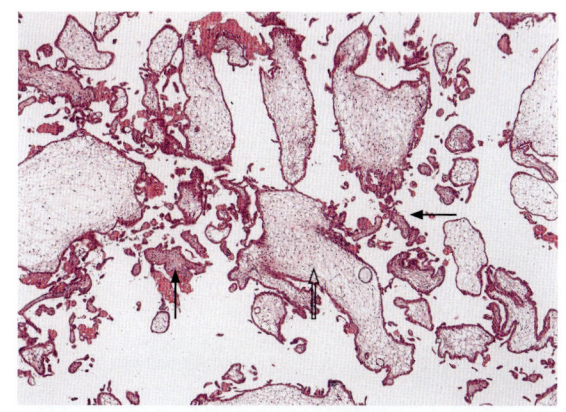

▶図8 部分胞状奇胎．絨毛の浮腫(⇧)とtrophoblast増生を認める．正常の大きさ絨毛も散見する(←)．絨毛内に線維化も認める(↑)．

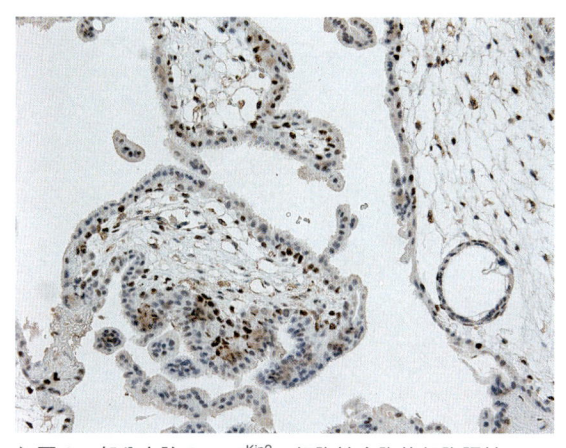

▶図9 部分奇胎のp57^{Kip2}．細胞性合胞体細胞陽性．

12 胎児共存奇胎

　胎児と胞状奇胎が認められる病態は2つある．1つは部分奇胎に胎児が共存する例，もう1つは双胎で胎児と全奇胎である例である．胎児と共存する全奇胎例は頻度については1/22,000〜1/100,000と報告されている[1]．

　胎児共存奇胎の問題点は診断の際に2つある．1つは囊胞化絨毛の診断が肉眼的な検索のみでは見落とされることがあり，組織学的検索が必要である．もう1つは超音波装置の発達により，早期に流産と診断されるため囊胞化・trophoblastの増殖が充分でない例や，妊娠の継続により囊胞やtrophoblastが壊死に陥るため鑑別困難例があるということである．

　2011年の絨毛性疾患の取り扱い規約には，「胞状奇胎の診断は組織学的所見に基づく．診断が困難な場合には p57^{Kip2} あるいは TSSC3 抗体を用いた免疫組織化学的検査あるいは遺伝子検査を行うことが望ましい．」と記されている．2例の胎児共存奇胎の症例を示す．症例1（図1〜図6），症例2（図7〜図11）．

---
1) 日本産科婦人科学会・日本病理学会編：絨毛性疾患取扱い規約，3版，p39-40，金原出版，2011．

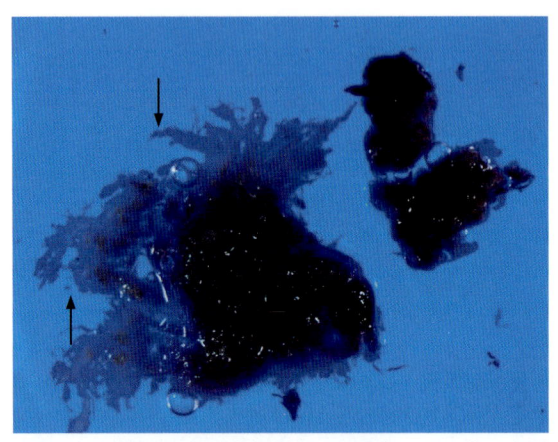

▶図1　1例目の胎児共存奇胎の肉眼像．やや太い水腫状の絨毛（↑）と細い絨毛（↓）を認める．

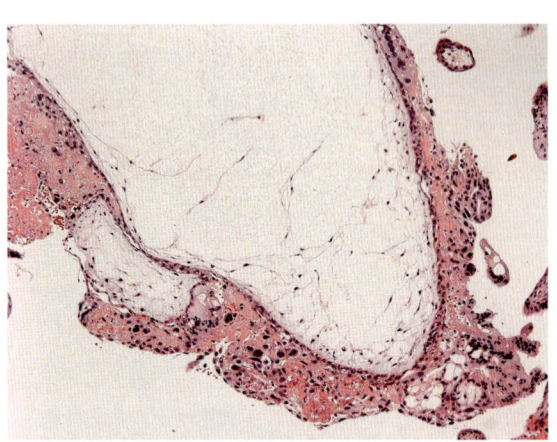

▶図2　胎児共存奇胎の顕微鏡像．胞状奇胎部分．水腫状絨毛とtrophoblast増殖．

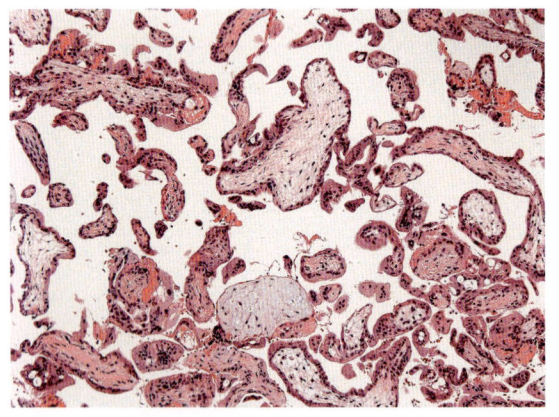

▶図3　胎児共存奇胎の顕微鏡像．正常部分．

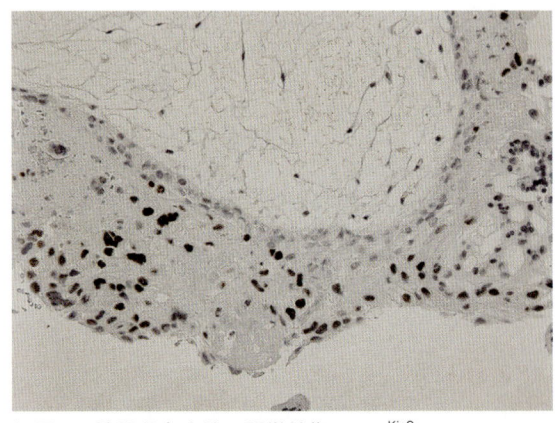

▶図4　胎児共存奇胎の顕微鏡像．p57^{Kip2}．Intermediate trophoblast が陽性．cytotrophoblast 陰性．

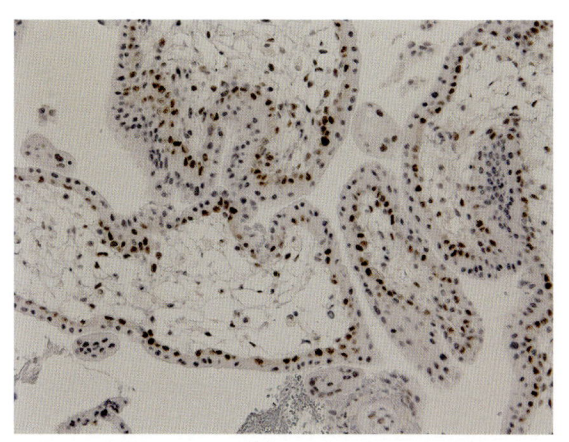

▶図5 正常部分のp57^{Kip2}. cytotrophoblast 陽性.

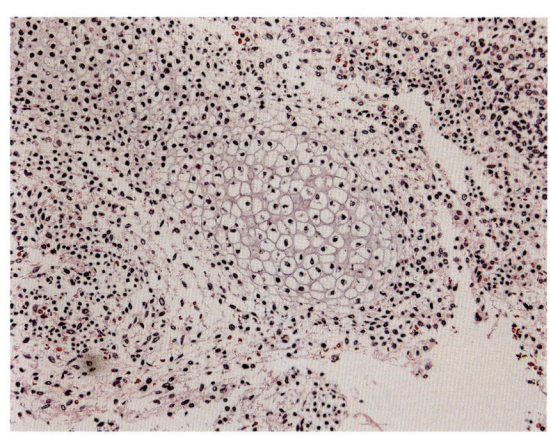

▶図6 胎児共存奇胎の顕微鏡像. 胎児部分. 軟骨成分を認める.

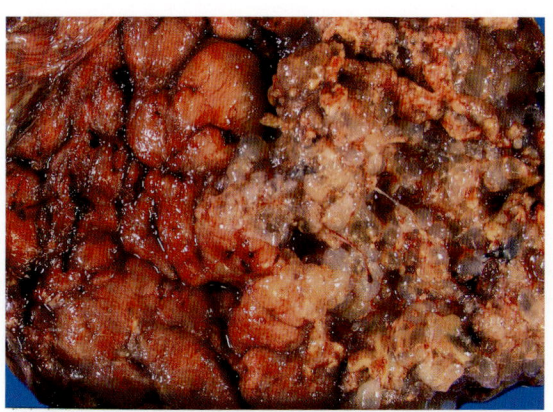

▶図7 母体面. 2例目の胎児共存奇胎. 左半分は正常. 右半分に多数の水腫状絨毛を認める.

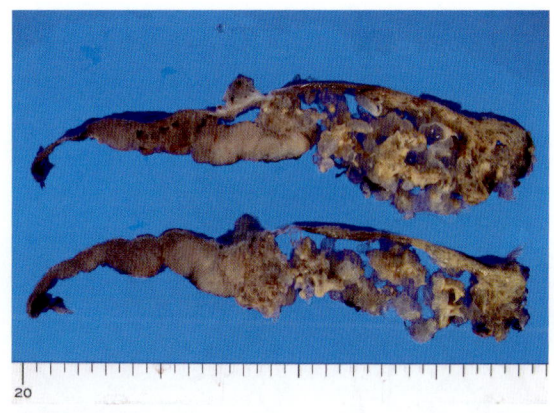

▶図8 割面. 左半分は正常. 右半分に多数の水腫状絨毛を認める.

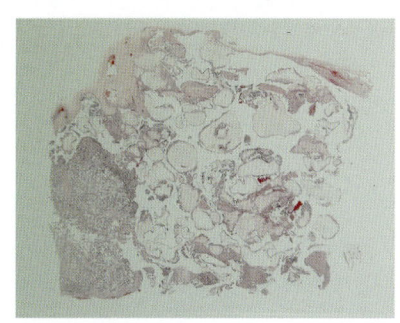

▶図9 割面. 左側は正常. 右側に多数の水腫状絨毛を認める.

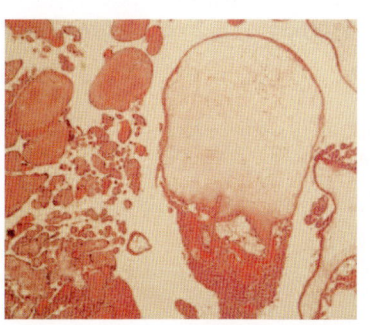

▶図10 正常と胞状奇胎の境界の顕微鏡像. trophoblastの増生を認める.

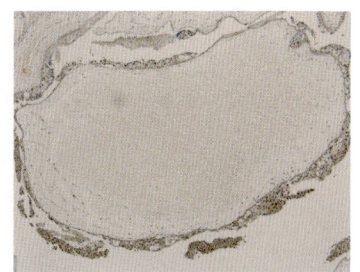

▶図11 胎児共存奇胎の顕微鏡像. p57^{Kip2}. intermediate trophoblast 陽性. cytotrophoblast 陰性.

13 絨毛性疾患（絨毛癌）

　Trophoblastから発生した大型の異型細胞は，多型性で大型の核を持つ．Trophoblast由来の癌で免疫染色ではHCG陽性，HPL陰性．絨毛癌は妊娠に続いて発症する胞状奇胎が癌化するものが多い．もっともまれな絨毛癌は胎盤内絨毛癌である．下の症例は胎動減少，胎児機能不全で帝王切開となった例である．分娩後胎児母体間輸血症候群と診断された．胎盤は貧血調で部分的に出血を認めた．

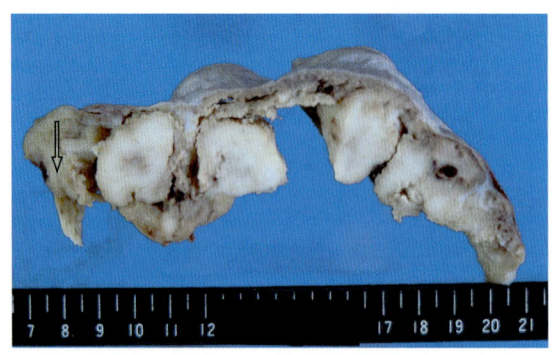

▶図1　胎盤内絨毛癌（胎盤割面）．母児間輸血症候群の症例で見つかった絨毛癌（↓）．貧血様の割面に出血を認める．

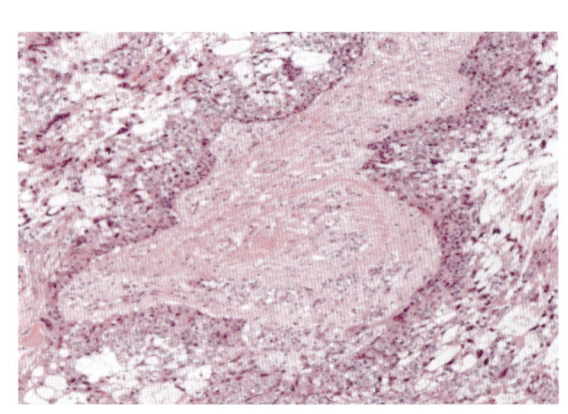

▶図2　絨毛癌．大型の異型絨毛の周囲に大型の異型細胞の増殖を認める．

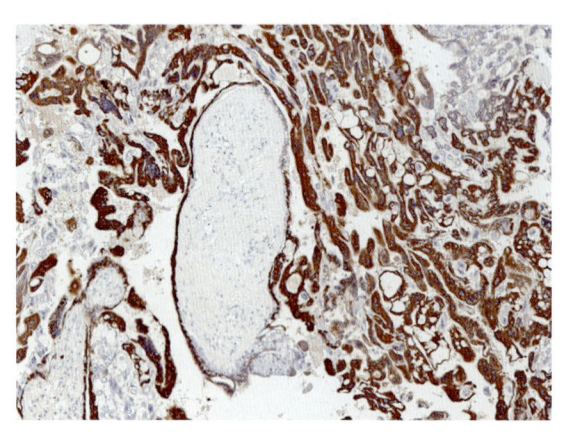

▶図3　絨毛癌．増殖する異型細胞はHCG陽性．

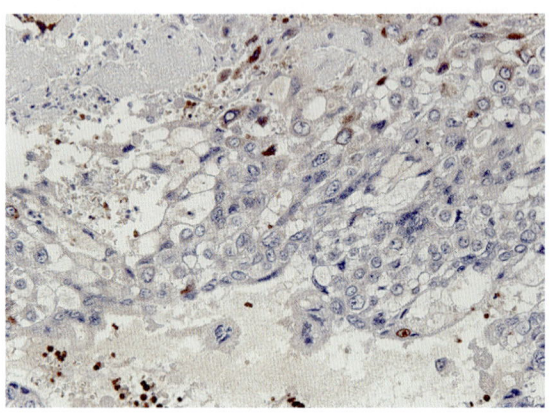

▶図4　絨毛癌．増殖する異型細胞はHPL陰性．

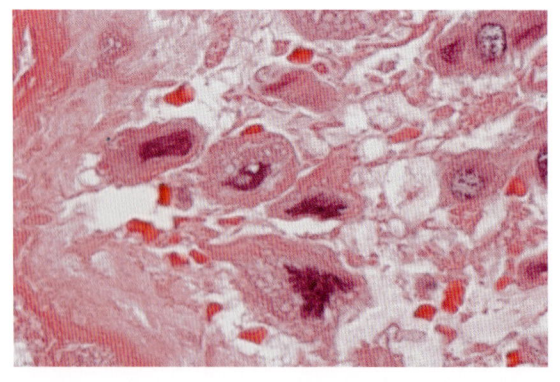

▶図5　絨毛癌．Trophoblastから発生した大型の異型細胞は，多型性で大型の核を持つ．胎児母体間輸血症候群に絨毛癌が合併するという報告がある．本例も胎児母体間輸血症候群を合併していたが，写真でわかるように絨毛癌の部分では肉眼像も顕微鏡像も出血は少しであった．

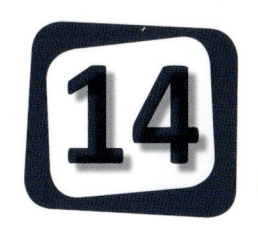

14 胎盤の肉眼像（胎盤の位置・構造）

　子宮内の胎児は羊膜と絨毛膜からなる卵膜に包まれている．卵膜内には，羊水がありその中で胎児は成長している．胎盤は子宮とは脱落膜をはさんで接している．児が娩出した後，脱落膜がはがれ胎盤が娩出する．

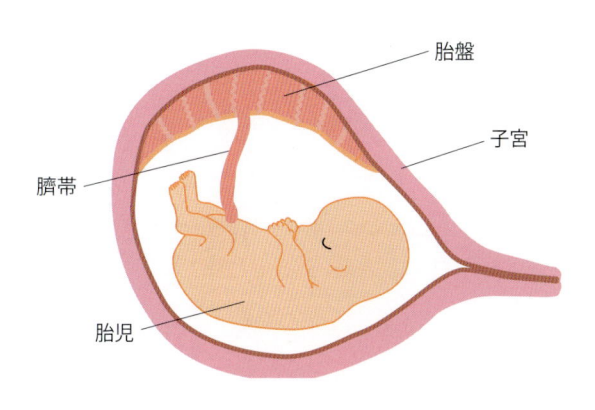

▶図1　子宮内の胎児，臍帯，胎盤.

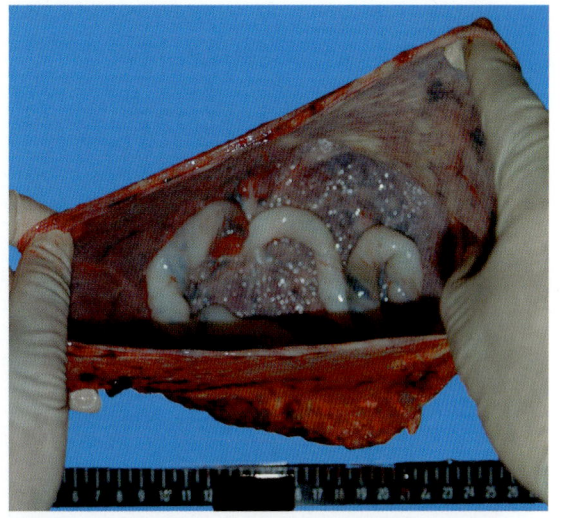

▶図2　胎盤検査時の胎盤．両手で卵膜を持ち子宮内での胎盤を復元している．両手で開いた部分が，膜の破れた部分で，児が娩出された部分．中には羊水と胎児がいた．袋の中には白い臍帯と青紫の胎盤胎児面が見えている．

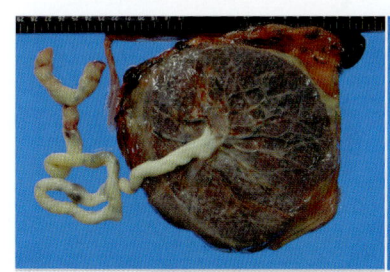

▶図3　胎盤胎児面．臍帯付着は側方で，胎盤は画縁胎盤．

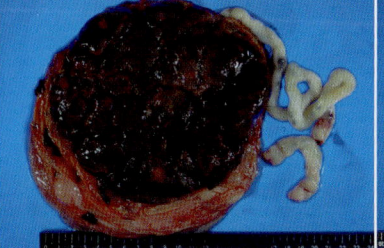

▶図4　胎盤母体面．赤色調を示す．側方部に白色調の沈着物を認める．

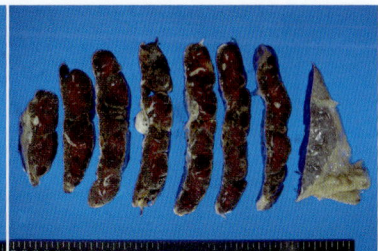

▶図5　割面．赤色調の割面は画縁胎盤なので辺縁部に小さな梗塞を認める．

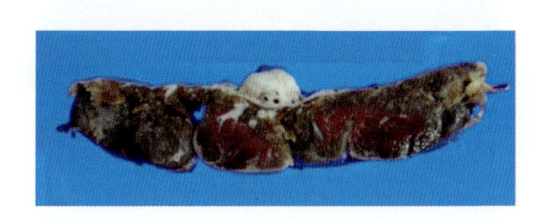

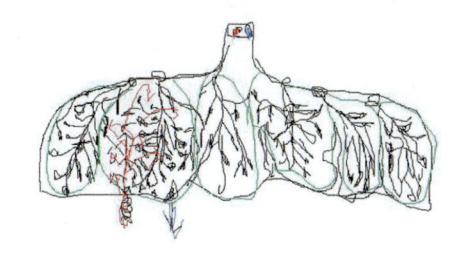

▶図6・7　臍帯の先には胎児がいる．2本の臍帯動脈は胎盤表面から絨毛内に入り，ガス交換や栄養を母体血から得たのちに，臍帯静脈を通して胎児に戻る．胎盤内への母体血は子宮から脱落膜に入り，脱落膜から胎盤内絨毛間腔に入る．胎児血と胎児血管壁と合胞体細胞を介したガス交換，栄養交換がなされたのち，母体血は子宮を介し母体に還る．

15 胎盤の肉眼像（胎盤胎児面の色）

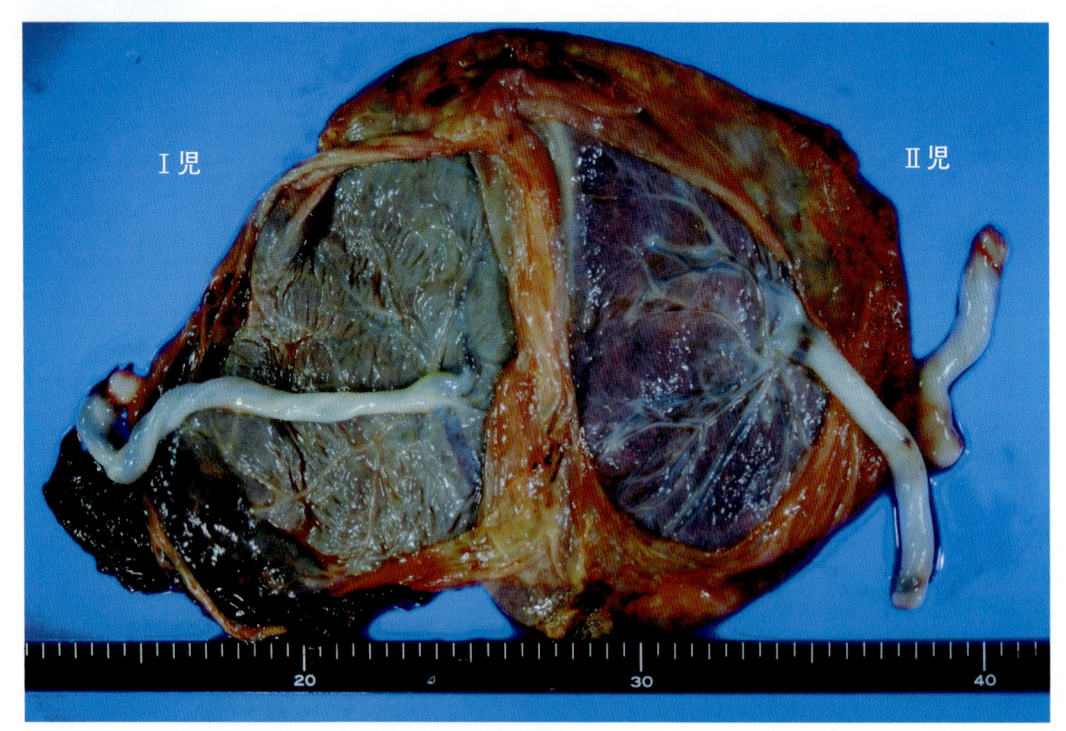

▶図1　融合2絨毛膜2羊膜双胎の胎盤．第Ⅰ児の胎盤胎児面は黄白色調で絨毛膜羊膜炎の色．第Ⅱ児は青紫で正常色．炎症で白色調になるのは多数の好中球浸潤や反応性にフィブリンが沈着するからである．CAMのほとんどは上行性感染である．ほとんどの双胎は第Ⅰ児（内子宮口により近いという意味）に炎症があれば，その炎症の程度は上方に位置する第Ⅱ児の胎盤より強い．本例も臍帯にひもの付いている第Ⅰ児に炎症が強いことが胎盤の色でわかる．ただし例外もある．例外は帝王切開娩出時で内子宮口から遠い児を第Ⅰ児として出産した場合である．

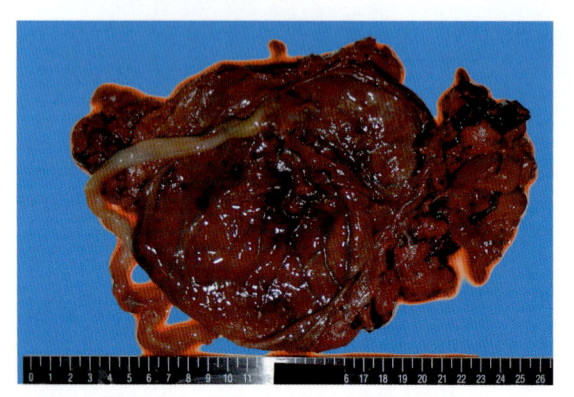

▶図2　慢性早剥．胎盤だけでなく臍帯も暗赤色．鉄の沈着による．

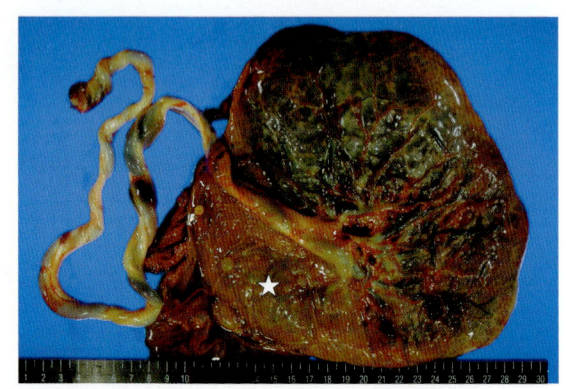

▶図3　胎便沈着．羊膜は胎便により黄緑色（☆）である．

16 胎盤実質

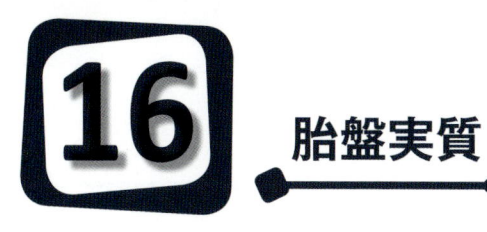

　胎盤が母体, 胎児を結び付けることは知られているが, どのように結びついているかを明確に答えられる方は少ない. 子宮側から母体血がらせん動脈を経由して胎盤内に流れ込む. 絨毛と絨毛の間を循環し, 静脈から母体に還っていく. これが胎盤循環である. 胎児血は臍帯動脈から絨毛血管に流れ末梢絨毛を循環し臍帯静脈を通り, 胎児に還っていく. 絨毛間腔で絨毛と接する母体血は絨毛の血管内の胎児血と酸素, 二酸化炭素, 栄養物, 老廃物を交換している. そのような重要な役割を果たすのが, 絨毛と胎盤実質である.

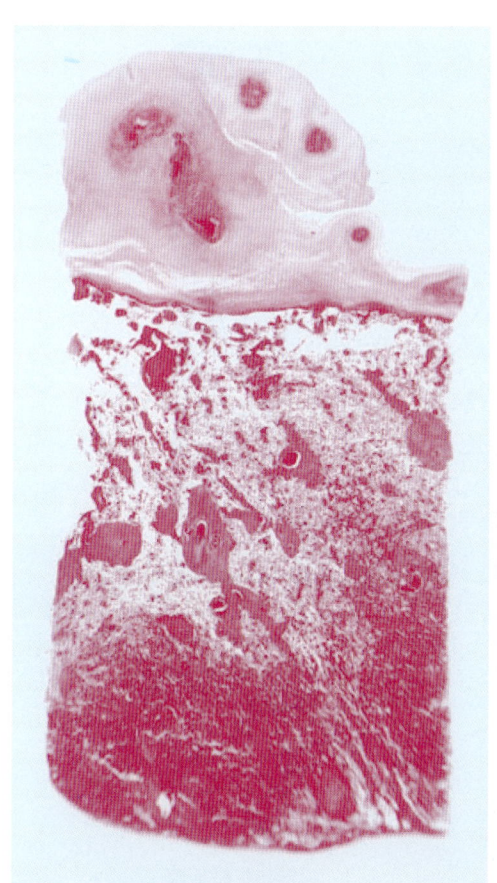

▶図1

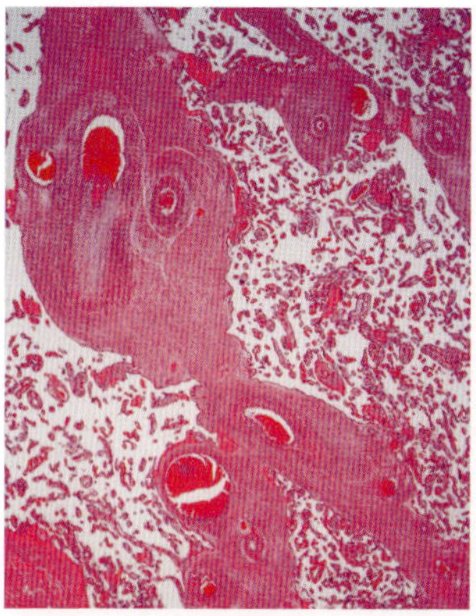

▶図2　幹絨毛

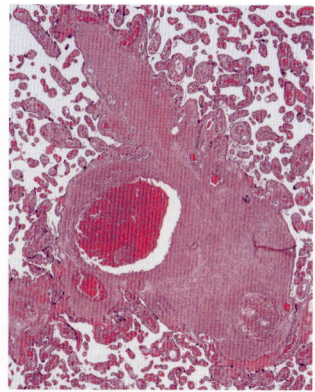

▶図3　幹絨毛

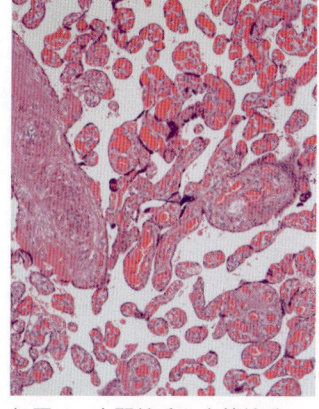

▶図4　中間絨毛と末梢絨毛

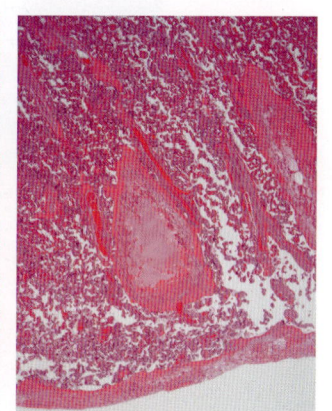

▶図5　中隔と中隔嚢胞

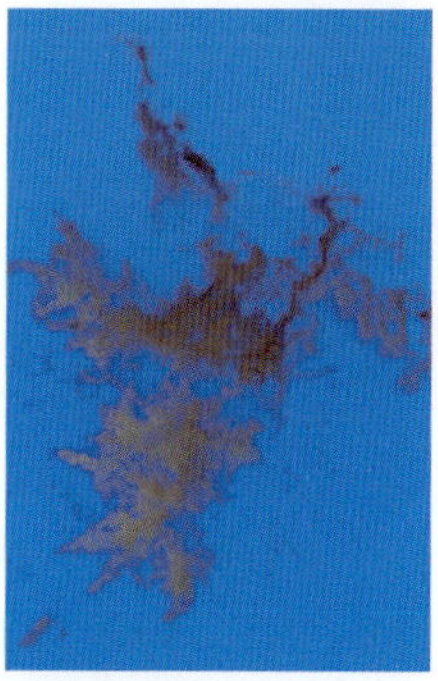

▶図6

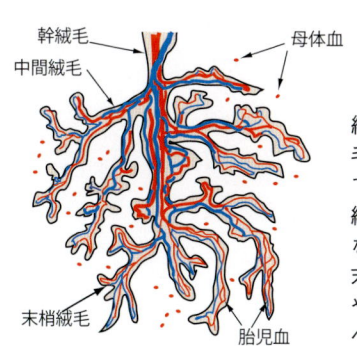

▶図7

絨毛は木の根のように中枢部から幹絨毛, 中間絨毛, 末梢絨毛と末梢にかけて細くなる.
絨毛の周囲には母体血, 絨毛内血管のなかには胎児血が循環している.
末梢絨毛で母体血から胎児血への酸素や栄養素の供給や, 胎児血から母胎血への二酸化炭素や老廃物の移動が行われている.

17 胎盤外・胎盤部 絨毛膜羊膜

　図1は胎盤外の絨毛膜羊膜を採取しているところ．卵膜の破れたところが子宮口に一致していると考える．破損部分を中心に膜ロール（破損部を中心に胎盤実質と破損部がより近い方向に胎盤に向かって摂子で膜を巻く）を作成する．卵膜の胎盤部分と胎盤外は組織学的に違う．胎盤部分は絨毛膜下に絨毛や絨毛間腔があるが，胎盤外にはない．腟炎から，破水となる時，ロールの中心部に炎症が見られる．ロールで絨毛膜羊膜炎を判定する施設も多いが，私はロールでは診断せず胎盤の絨毛膜羊膜部で絨毛膜羊膜炎を診断している．

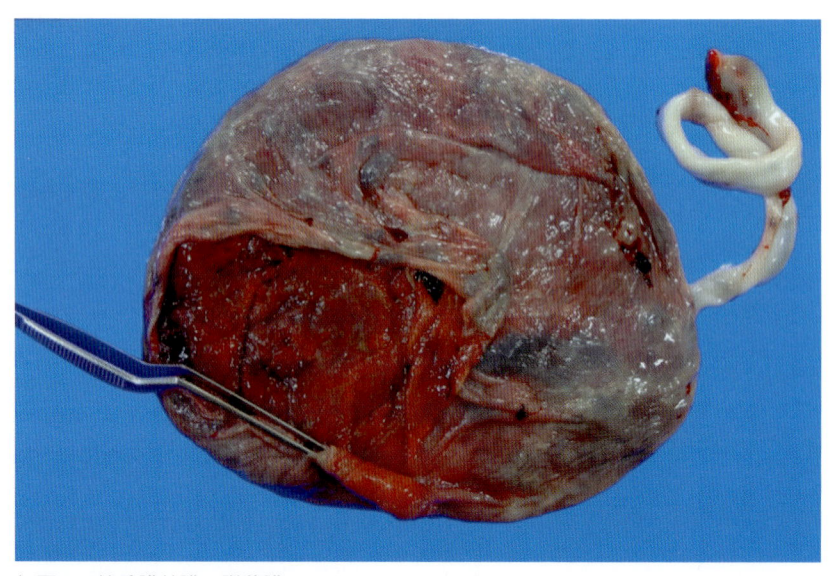

▶図1　絨毛膜羊膜＋脱落膜

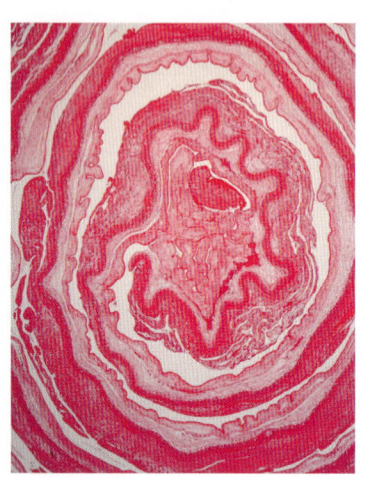

▶図2　膜ロール

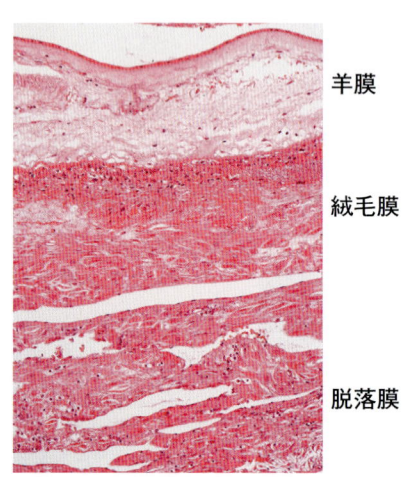

▶図3　被包脱落膜

羊膜
絨毛膜
脱落膜

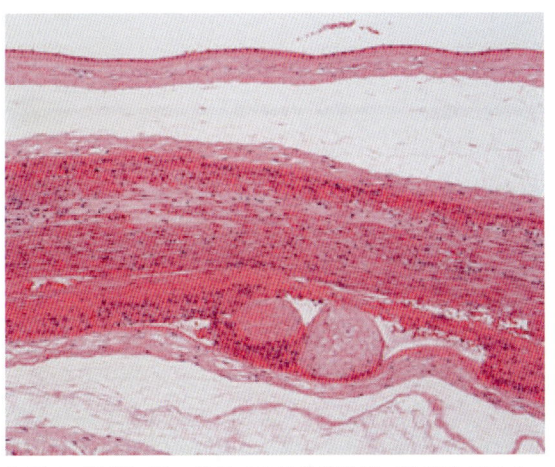

▶図4 胎盤に近い部分での絨毛膜羊膜．絨毛膜下にゴースト化した絨毛を認める（胎盤外絨毛膜羊膜）．

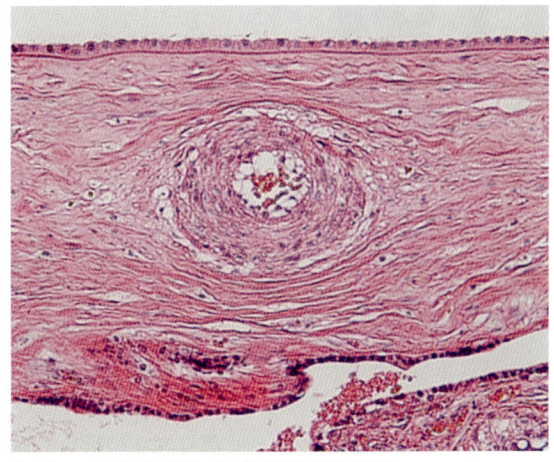

▶図5 絨毛膜羊膜（胎盤部絨毛膜羊膜）．

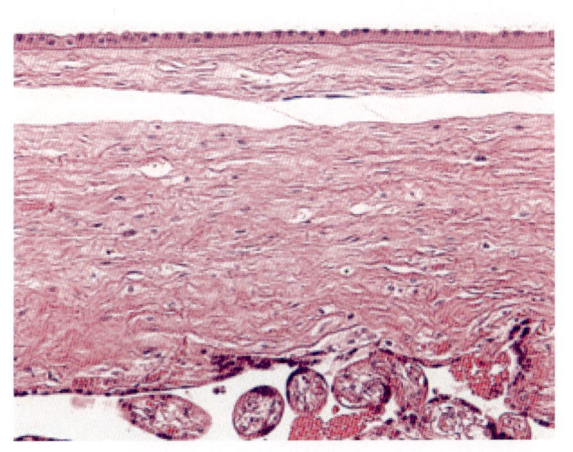

▶図6 絨毛膜と羊膜がはがれてきている．異常ではない．はがれてきている部分が絨毛膜と羊膜の境界と考える．

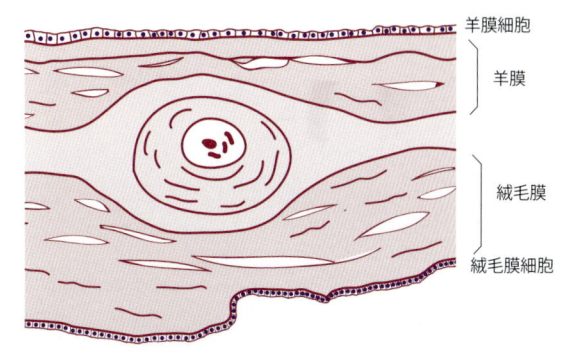

▶図7 胎盤部絨毛膜羊膜．図5では絨毛膜と羊膜の境界はわからないが，図6では分離しているので明らかである．

18 羊膜の異常

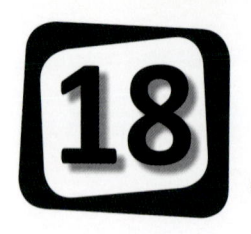

正常の羊膜表面の細胞は，立方あるいは扁平な上皮で核は基底膜による（図1）．

▶ 2つのBalloon degeneration

図2はAltshulerが胎盤の診断時に教えてくれたもので，細胞質も核の周囲も空胞化（vacuolated）し，核は基底膜とは反対の方向に上昇する．風船が上がっていくようなのでballoon degenerationと呼ぶ．Altshulerはジェスチャーたっぷりに核が上方に移動すると力説していた．

図3は細胞質が大きく膨らむことをballoon degenerationと呼ぶとBenirschkeの教科書には記されている[1]．臨床的な問題については，前者はNRFSや子宮内での胎便の排出，後者は死産との関係が言われている．Altschulerの胎便による羊膜変化は粘液が排出されていることを表している．肉眼所見では胎盤はぬるぬるしている．

Vacuolationの変化も図4の様に時間がたつと核が濃縮する．何らかの刺激による羊膜の変性も，図5の様に羊膜細胞が増殖し堆積（heaping）することもある．病原微生物，メコニウムの刺激などから胎盤を守るための変化と考える．羊膜上皮を観察していると約半分の胎盤に図6の様な扁平上皮化生が認められる．これも何らかの刺激によるものと考えている．

---

1) Kurt Benirschke, Peter Kaufmann, Rebeca N Baergen : Pathology of the Human Placenta, 5th ed, Springer, p333, 2006.

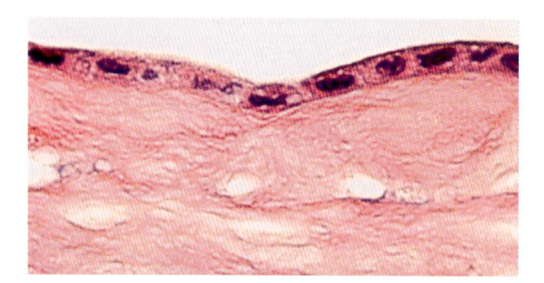

▶図1 正常．

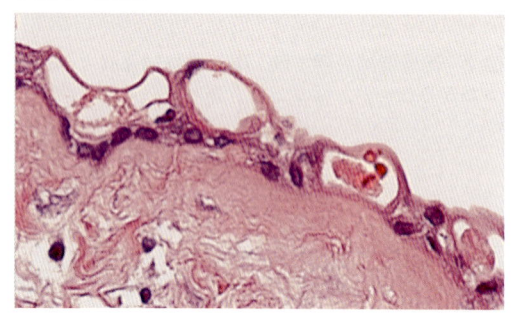

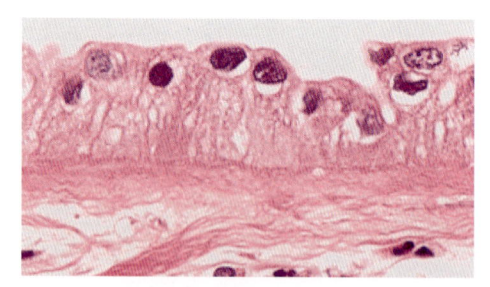

▶図2 Balloon degeneration.

▶図3 Balloon degeneration.

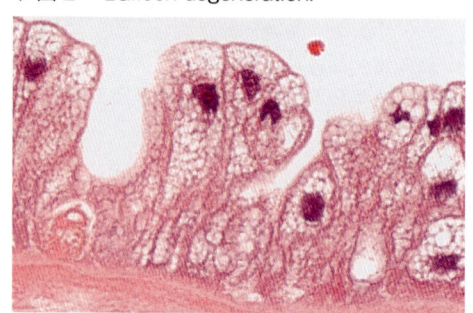

▶図4 Vacuolation.

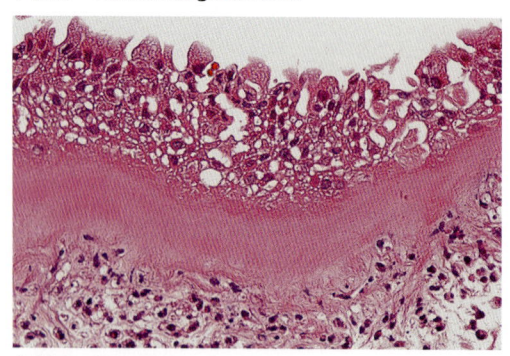

▶図5 Heaping.

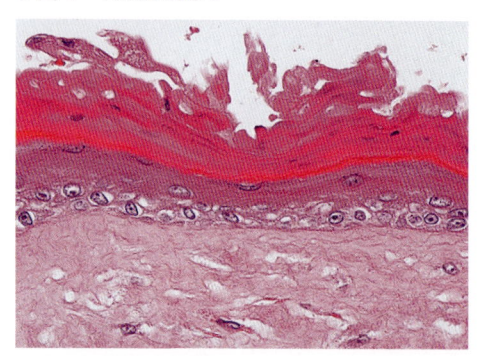

▶図6 扁平上皮化生．

19 羊膜結節

　羊膜結節は奇形症候群，とりわけ Potter 症候群や腎の無形成で胎児が尿を排泄することができず，羊水過少によるもの，双胎などで一方が羊水過少であるもの（MD の TTTS は有名であるが，DD 双胎，TTTS を合併しない例にも認められる），前期破水で羊水過少となっているものなどがある．その他として，染色体異常や，過期産，PIH，高血圧合併妊娠等に合併することが多い．

　羊水過少のため胎児の体表が胎盤，あるいは臍帯と擦れ胎盤や臍帯の表面にシート状，結節状の胎児の表皮や毛，胎脂などで羊膜結節は形成される．前期破水による羊膜結節は小さいものが多く，その出来上がり方について Stage 分類した．Stage は初期，中期，後期と分け，それぞれの像は図 20-1，図 20-2，図 19-3 として挙げた．ただし，破水による羊膜結節ができる例の臨床像は羊水がカラカラ，2 週間以上と表現されるものがほとんどである．妊娠早期であれば，肺低形成を伴うような例もある．

1) 中山雅弘，今井史郎，末原則幸，他：胎盤の羊膜結節の臨床病理学的検討．産婦人科治療　56：341-343，1988．

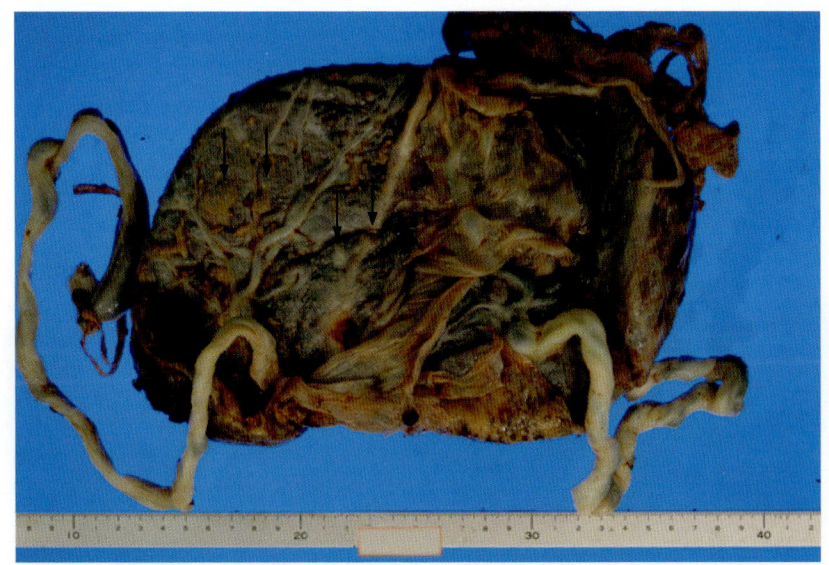

▶図1　羊膜結節（↓）．双胎の胎盤．第Ⅱ児側．臍帯にひもが付いている側が第Ⅱ児．多数の大きな羊膜結節を認める．第Ⅱ児は臍帯が細く FGR が疑われる．羊膜結節は羊水過少の結果である．Placenta is a diary of the pregnancy. という言葉を思い出す．

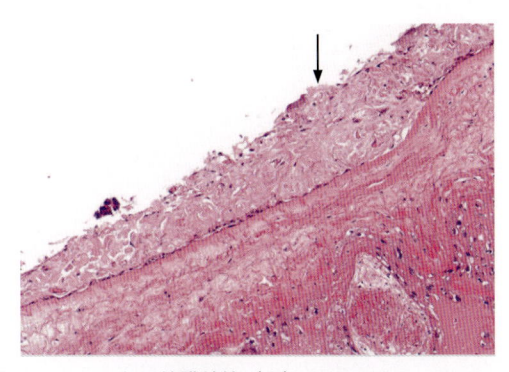

▶図2　シート上の羊膜結節（↓）．Stage 3．

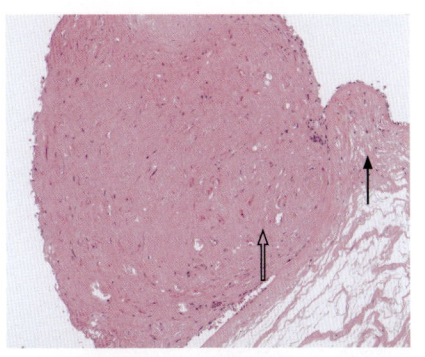

▶図3　結節状になった羊膜結節（⇑）と羊膜の襞（↑）．Stage 3．

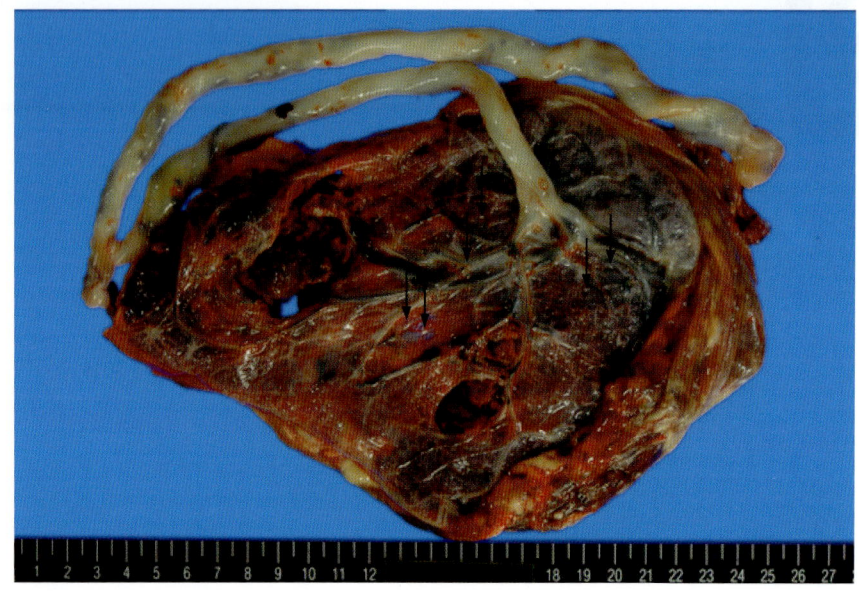

▶図4 小さな羊膜結節の肉眼像（↓）．羊水過少も2〜3週間程度であれば結節は小さい．肉眼では注意しないと見落とす．産婦人科医は病理医に，羊水過少の程度と期間を伝えないと早期のものは見つかりにくい．

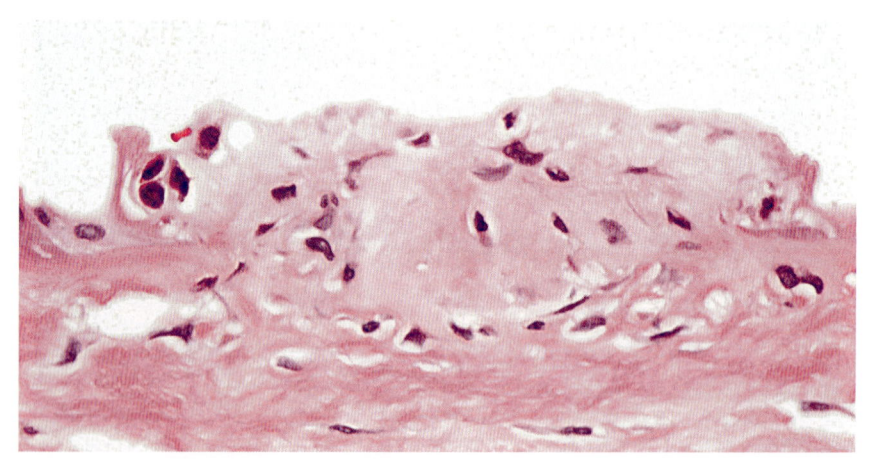

▶図5 図4の顕微鏡像．小さな羊膜結節．破水から2週間以上の羊膜結節である．肉眼的には小さな顆粒として認められる．Stage 2.

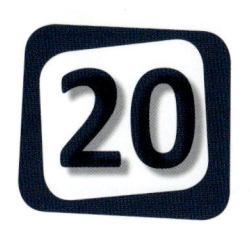

20 羊膜結節の発育の Staging

　羊膜結節は，羊水過少になると胎児の皮膚と胎盤の羊膜が強くこすられるためにできる．最初は羊膜細胞の一部が欠損し，その部分に胎児成分が結節状あるいは隆起状の病変として認められる．はがれやすく，小さなものは羊水過少という情報がないと見落とすこともある．

　図 19-2, 19-3 は羊膜結節後期の像と stage 分類している．

　羊膜結節は，先に述べたようにポッター症候群や双胎で発症が認められる．その他，前期破水後，羊水過少を合併したまま 2 週間以上経過したものに高率に認められる．羊水過少による児の合併症は，児の肺低形成や未熟肺による新生児呼吸障害である．今回羊膜結節の staging した理由は，新生児科医に児の臨床的な呼吸状態と stage と比べていただきたいからである．産婦人科医にはどれぐらい羊水過少が続くと羊膜結節がどの stage になるか，分娩時期の決定の参考にしていただきたい．

羊膜結節の Stage 分類

Stage 1	羊膜の剥がれと少量の無構造物（図1）
Stage 2	小さな羊膜結節（図2, 3）
Stage 3	大きな羊膜結節（図19-2, 19-3）

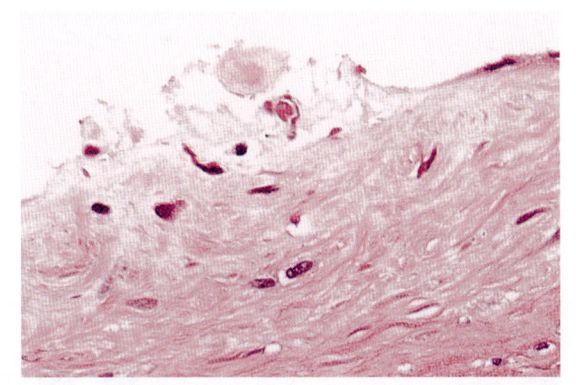

▶図1　羊膜結節初期．羊膜上皮の剥がれと少量の無構造物．Stage 1.

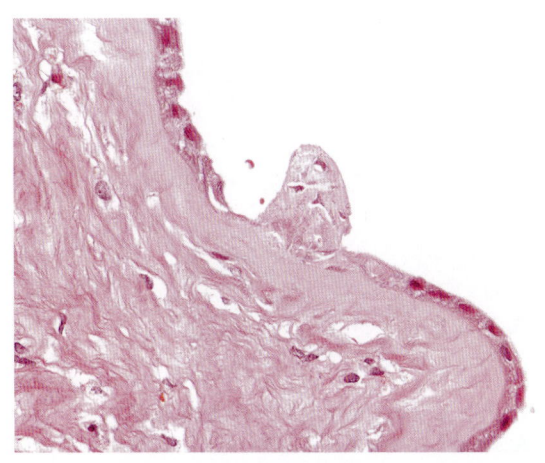

▶図2　羊膜結節中期．羊膜が胎児と擦れるため羊膜に襞ができる．小さいが羊膜結節とわかる．Stage 2.

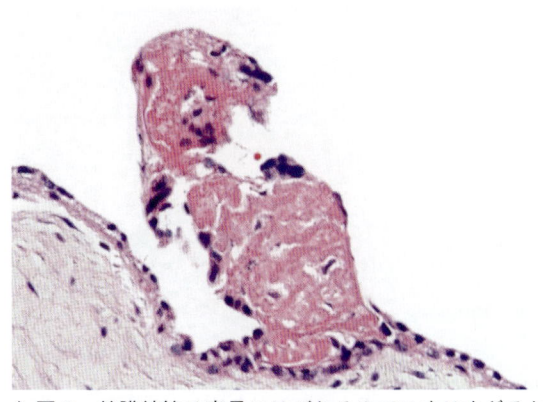

▶図3　羊膜結節は容易にはがれるのでこすりすぎると証拠が残らない．臍帯にも羊膜結節は認められるが発見率が極めて低い．理由はときに羊膜結節を剥がしてしまうからである．Stage 2.

21 腹壁破裂

先天性腹壁欠損のうち比較的よくみられるものである．腹壁破裂は前腹壁の正中面付近の欠損によって発生する．欠損は通常正中の右側に起こり，女性より男性に多い．胎盤所見では，メコニウムや絨毛膜羊膜炎の合併が報告されている[1]．

1) 佐々木隆士，井村賢治，八木誠，他：新生児外科疾患における周産期情報．胎盤病理所見の検討(原著論文)．日本小児外科学会雑誌 34：268-273，1998．

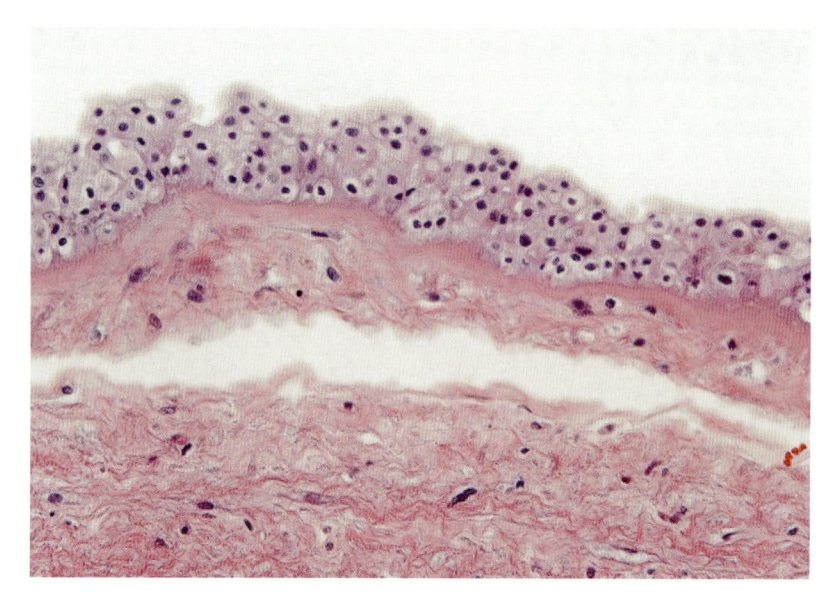

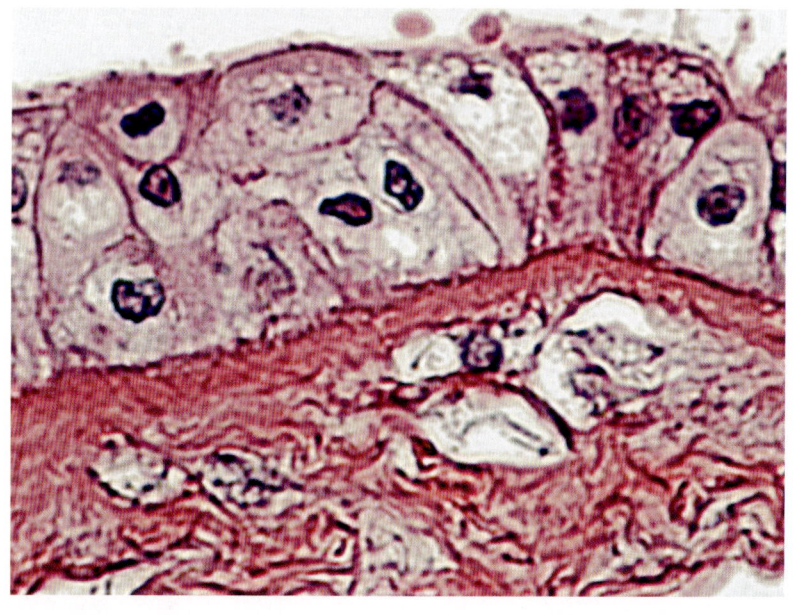

▶図1, 2　腹壁破裂の羊膜．羊膜細胞の増生，細胞質に小さな空胞，核が正常では基底膜付近に存在するが，腹壁破裂羊膜の核は中拡大でも強拡大でも，細胞の中央あるいは上方にある．このような羊膜細胞の変化は羊水中に排泄されたメコニウム影響と考えられる．羊膜細胞は増殖し，羊膜下にメコニウムの沈着とメコニウムに反応する母体からの好中球の浸潤を認める．

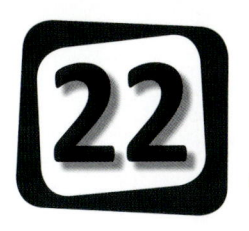

22 Basal plate

　胎盤の母体面で胎児の一部であるtrophoblastと母体である子宮内膜との接触点である．分娩時に胎盤がはがれる部分の子宮側である．この部は胎児成分であるtrophoblastと母体成分である子宮内膜が入り混じる部分である．当然免疫反応もあるが，児が母体に受け入れられる部分であり，子宮内膜からのらせん動脈も含まれる．胎盤内に酸素たっぷりの母体血流が導かれ，胎盤側から静脈を通り，母体に酸素の消費された血液が返還される部分である．

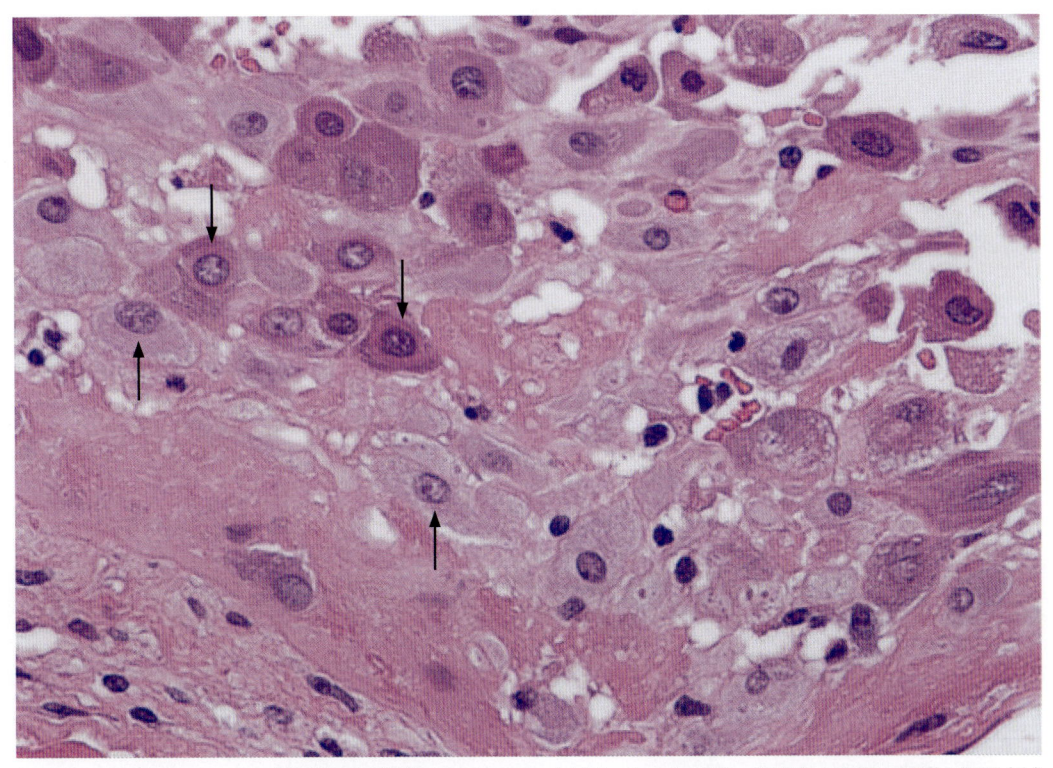

▶図1　Basal plate．やや色の濃い細胞質のtrophoblast（↓）と，やや色の薄い細胞質の内膜の間質の細胞（↑）が入り混じっている．

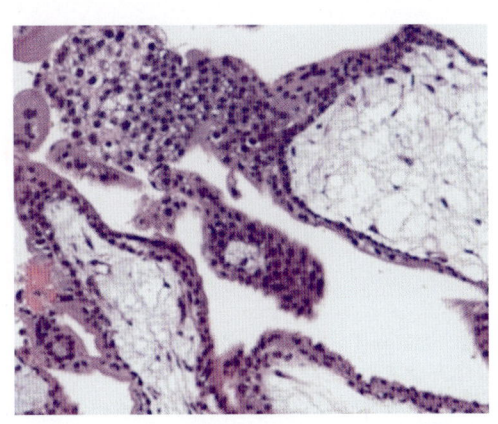

▶図2　trophoblastic shell．絨毛の外層の一部trophoblastが増生し子宮内膜に接合する．接合後trophoblastはバラバラになり子宮内膜の血管を目ざし遊走していく．

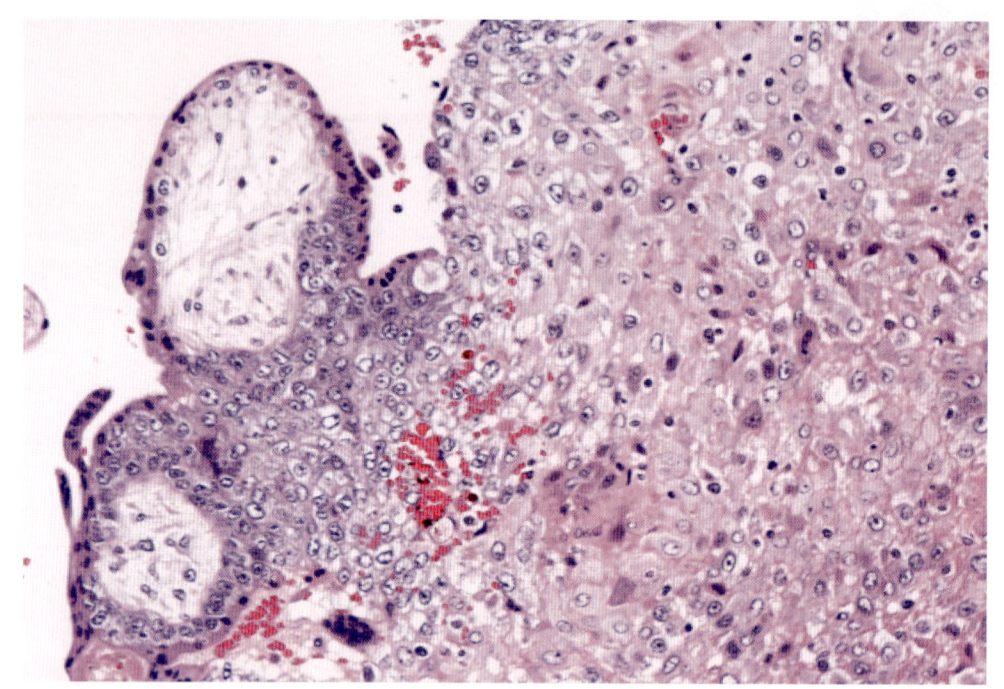

▶図3 Basal plate. Basal plate は胎児と母体が接する所である．アンカリング絨毛の trophoblast shell が増殖し，Basal 胎児側である trophoblast と母体側の脱落膜細胞が接している．Trophoblast は形を変え，脱落膜下部に浸潤していく．脱落膜にある母体血管に入ると，血管を再構築し母体の血流がより胎盤に流入しやすく血管に生理的変化を促す．

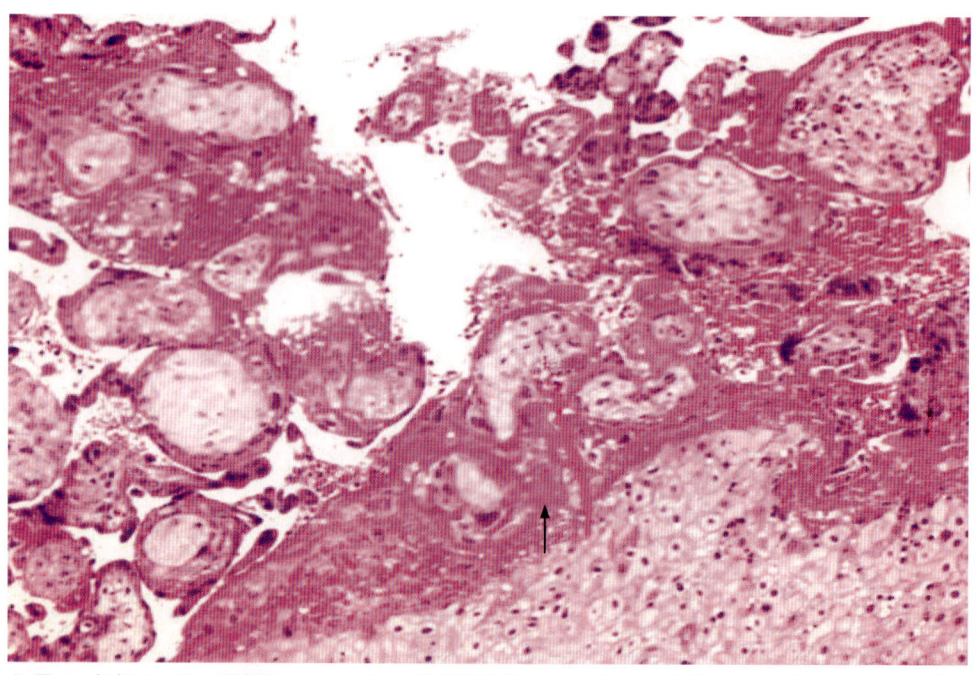

▶図4 妊娠11週．不育症．アンカリング絨毛周囲にフィブリンの沈着（↑）を認める．フィブリンは脱落膜に広汎に沈着するだけでなく，絨毛の周囲に沈着し胎児側に沈着が広がっていく．Basal plate と絨毛が接着する部分では trophoblast の浸潤が妨げられる．また，絨毛周囲のフィブリンの沈着は絨毛の壊死に進展し，結果的に流産となることもある．

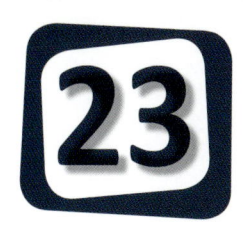

23 脱落膜内のらせん動脈

　子宮からの動脈は，子宮動脈→弓状動脈→放射状動脈→らせん動脈となり胎盤に血液が送り込まれてくる．胎盤に入ってくるらせん動脈は胎盤母体面で，肉眼でも見える．

　脱落膜のらせん動脈の acute atherosis は，通常いわれているような粥状硬化や動脈硬化ではない．脱落膜では動脈壁の硝子化した部分を貪食するマクロファージを認めている．もともとは脱落膜のらせん動脈壁の硝子様動脈硬化症から始まっている．この病理像は良性腎硬化症にみられるものと同様で壁の肥厚と内腔の狭小化を認める．

　Trophoblast の浸潤は全く見られない．

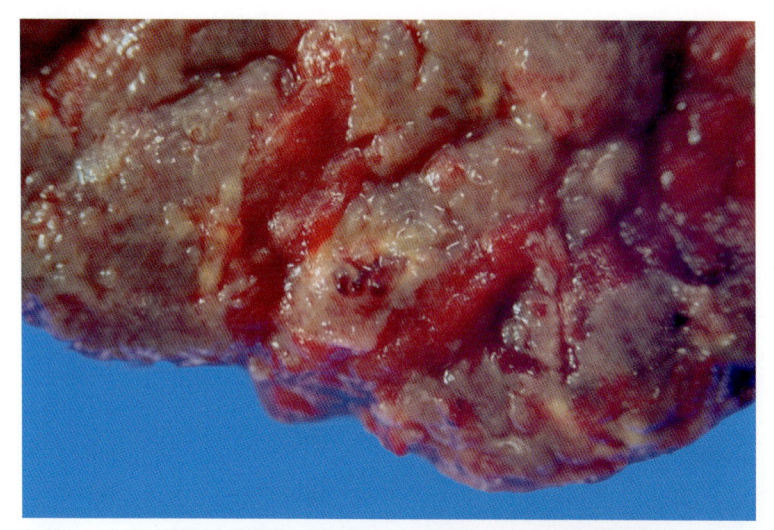

▶図1　らせん動脈の肉眼像　カタツムリが這った後の様な像を示す．

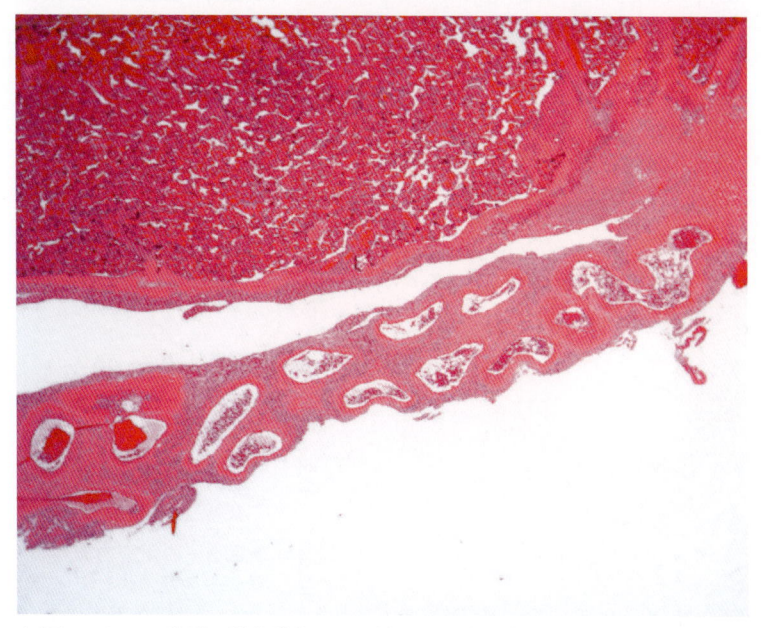

▶図2　らせん動脈．脱落膜をらせん状に貫き胎盤実質内に入る．

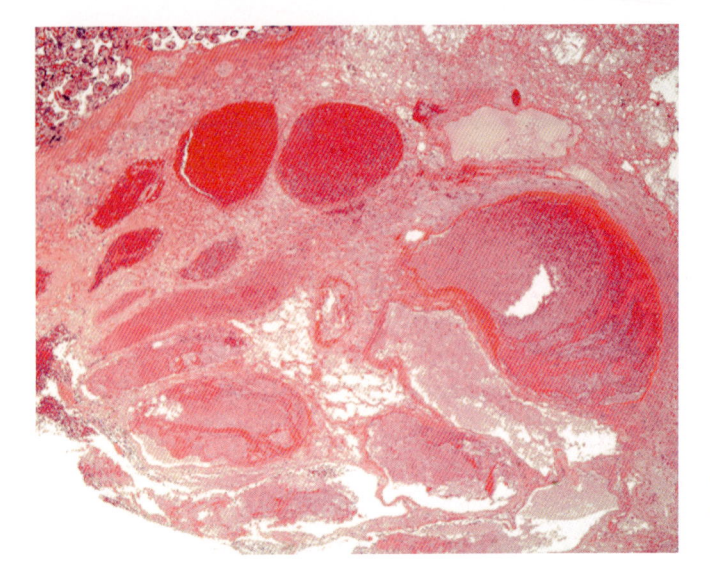

▶図3 らせん動脈の顕微鏡像．らせん動脈内に血栓を認める．血栓の上には梗塞が認められる．母体は重症PIH．

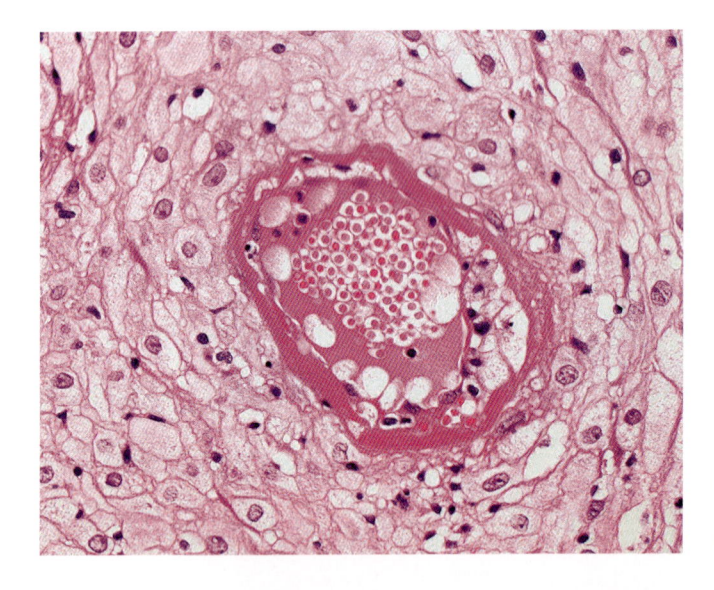

▶図4 脱落膜のacute atherosis．血管壁にマクロファージの貪食像を認める．初産婦，重症PIH，FGR，女児．

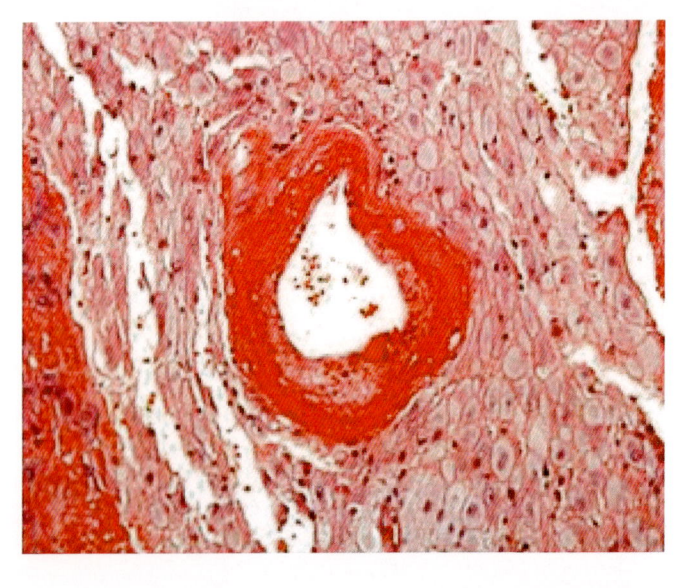

▶図5 脱落膜内血管のfibrin necrosis．血管壁の平滑筋消失とフィブリンの沈着を認める．Trophoblastの浸潤は全く見られない．経産婦，PIH．

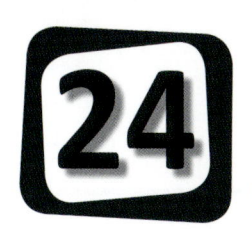

24 母体面静脈の血栓

　母体面の血栓は，動脈でも静脈でもその上の胎盤実質は変化を起こす．動脈の場合は梗塞，静脈の場合は胎盤実質内の血栓であるが，胎盤実質の梗塞を合併することもある．

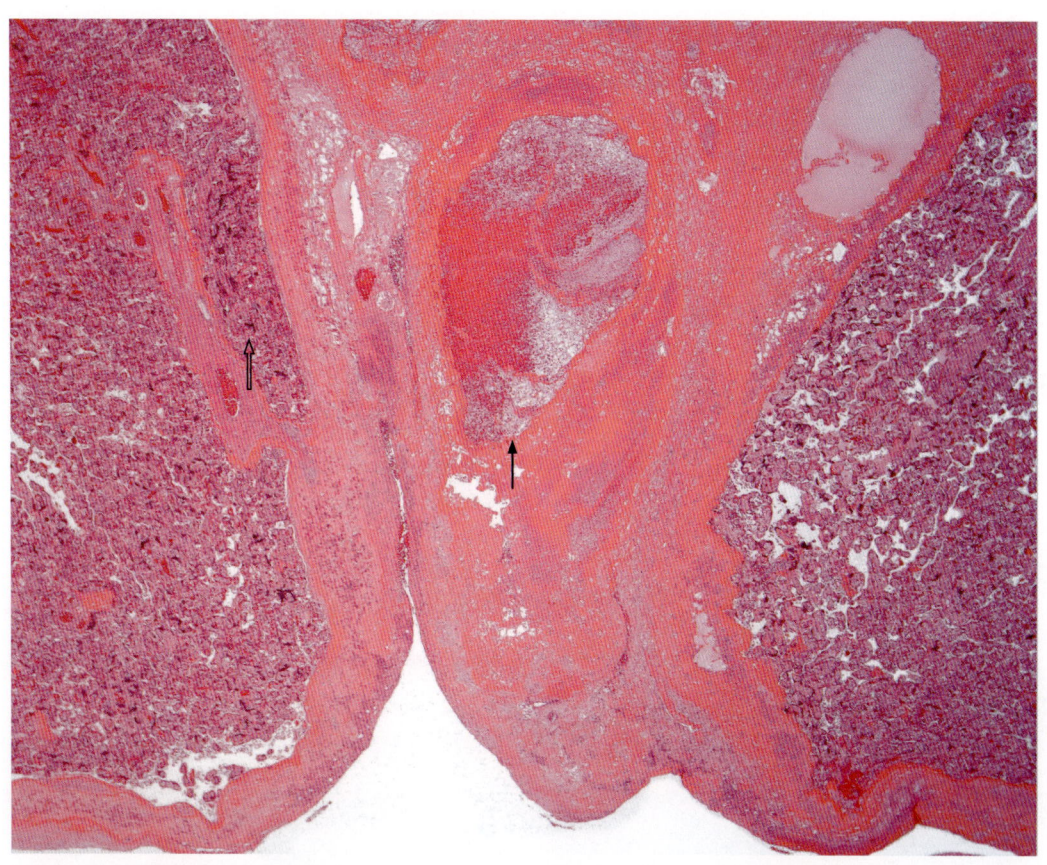

▶図1　静脈の血栓（↑）．静脈の周囲は絨毛（↕）が凝集する．絨毛内に血流は認める．新しい梗塞．臨床的には，正期産，標準体重，胎児仮死，羊水過少あるいは羊水混濁などの理由で胎盤の病理検査となる．

25 絨毛の週数別の発育

　胎盤は週数に沿って重量を増すだけでなく，週数に沿って発育する．

1. 妊娠9週の絨毛と胎児血（図1, 2）
　絨毛は大型で絨毛の周囲にはsyncytiotrophoblast(↓)とcytotrophoblast（↑）の2層の層がある．絨毛内血管は有核赤血球（↑）が多数みられる．絨毛外の母体血と胎児血の距離は遠い．

2. 妊娠23週の絨毛と胎児血（図3, 4）
　弱拡大で，絨毛が幹絨毛，中間絨毛，末梢絨毛と発育している．末梢絨毛が増生するので，妊娠9週と比べると絨毛間腔が詰まってくる．強拡大では絨毛周囲の層が2層から1層になり，胎児血と母体血が接近し，ガス交換や栄養の母体から胎児血に移行しやすくなっていることが分かる．もはや，有核赤血球は認められない．

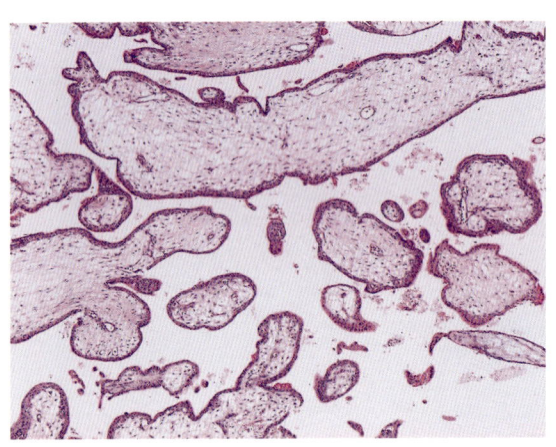

▶図1　妊娠9週．弱拡大．

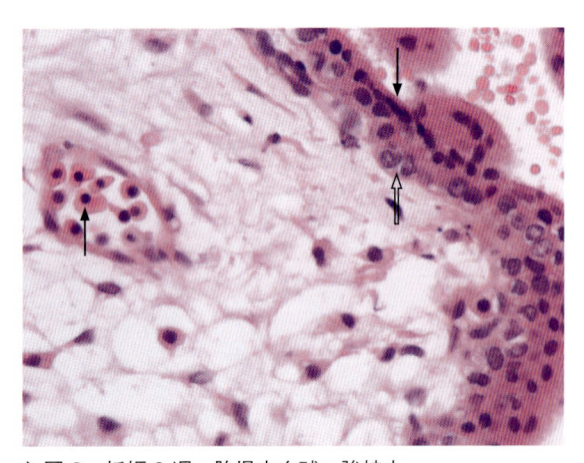

▶図2　妊娠9週．胎児赤血球．強拡大．

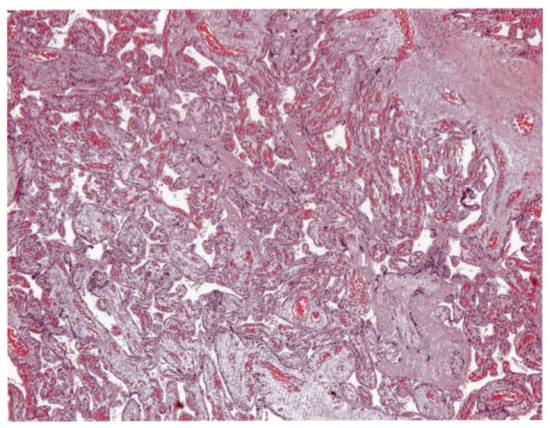

▶図3　妊娠23週．弱拡大．

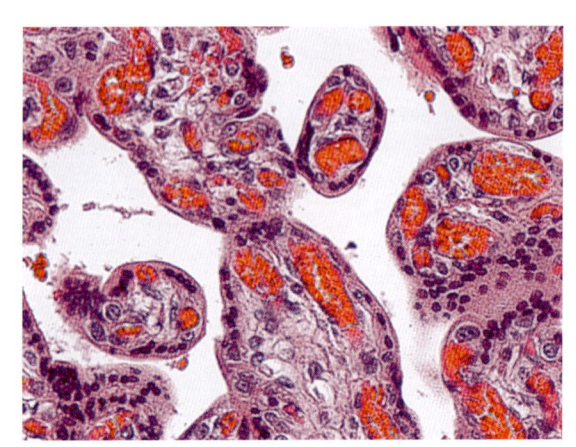

▶図4　妊娠23週．血管増成．強拡大．

3. 妊娠 30 週の絨毛（図 5, 6）

末端絨毛はさらに増え，絨毛内血管が発育し，syncytiotrophoblast の丈が低くなってきた．より母体からの酸素や栄養分が取りやすくなってきたのである．

4. 妊娠 37 週の絨毛（図 7, 8）

弱拡大で末端絨毛はさらに小さくなり，絨毛間腔は広がる．これは絨毛間腔を広げることにより母体血をより多く胎盤に取り込み，絨毛を小さくすることで表面積を広げ母体から胎児に酸素や栄養分をスムーズに移行させるためである．強拡大で認められる絨毛は trophoblast の層が一部非常に薄くなることで，胎児血が母体血と接しているように見える．これが，vasculo-syncytial membrane（VSM ↑）と呼ばれるものでこれも胎児への酸素や栄養分の移行を助けている．

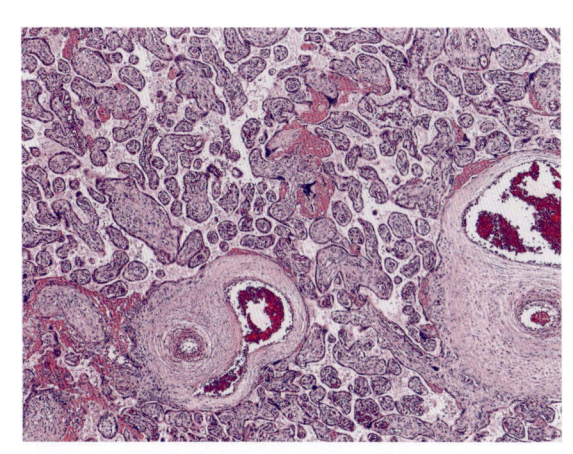

▶図 5　妊娠 30 週．絨毛の小型化．弱拡大．

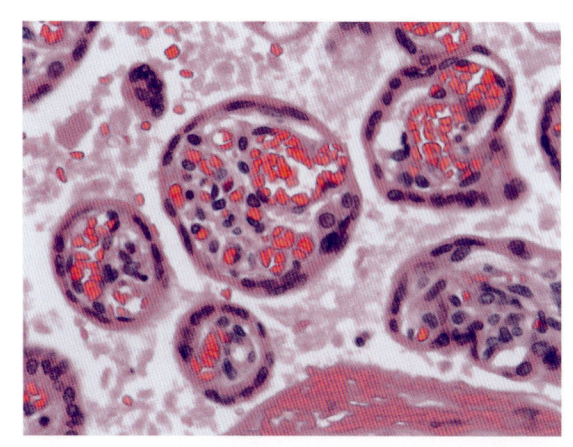

▶図 6　妊娠 30 週．強拡大．

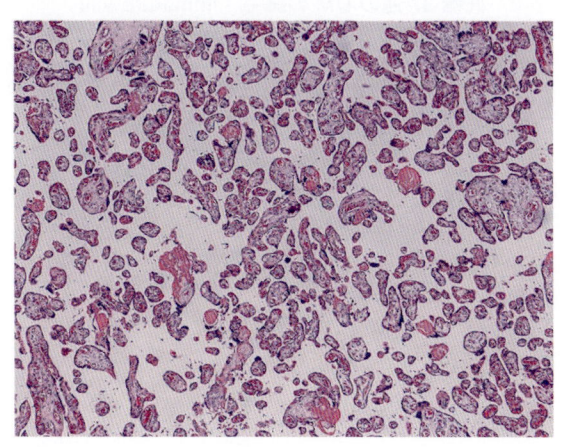

▶図 7　妊娠 37 週．弱拡大．

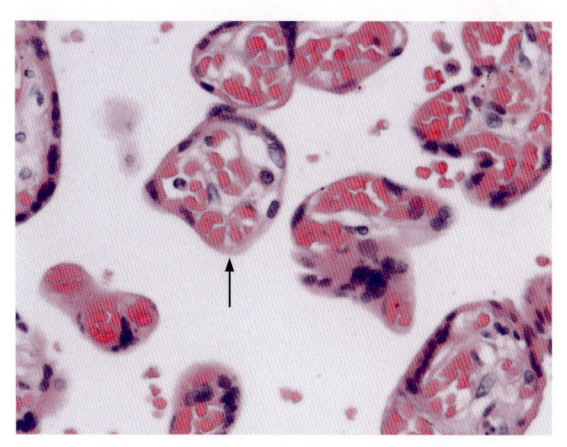

▶図 8　妊娠 37 週．VSM（↑）の形成．強拡大．

26 末梢絨毛の異常

　胎盤は異常妊娠の証人である．胎盤を検査台に運ぶ時，「あれ！」と思うことがある．著者は胎盤の大きさに比し重い胎盤で，循環の悪さを疑い，小さな胎盤で早産を疑う．小さな胎盤で硬い臍帯があればSNFなどの感染を疑う．すべて，胎盤を袋に入れたまま検査台に挙げる時の感覚である．分娩室から助産師が胎盤計測のため計測室に持っていくのと同じ感覚である．助産師は匂いで感染を疑う．さらに顕微鏡検査をすると，妊娠期間中の異常や分娩中の異常だけでなく，母体の合併症やその後の児の異常も推測されるものがある．そのような症例のごく一部を紹介する．

図1. 妊娠24週のPIHの絨毛：ischemic villi

　週数に比し小さい．絨毛周囲のtrophoblastがよっている．syncytial knotsと呼ばれる．

　絨毛の虚血性変化で，胎盤への母体の血流が悪く，絨毛内の胎児血への酸素移行を助けるための生理的変化であるが，慢性的になると絨毛は機能を果たさなくなる．絨毛間質は線維化し，血管は虚脱している．

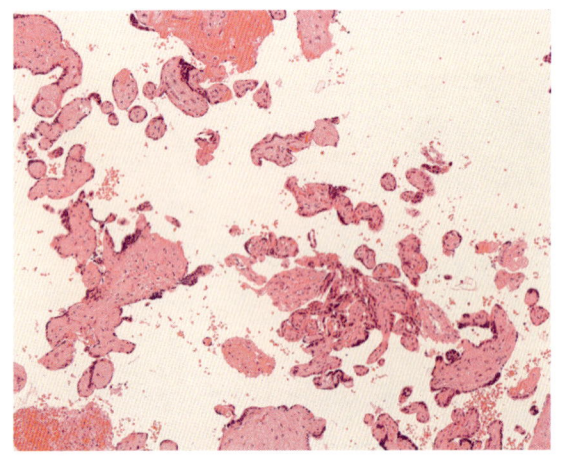

▶図1　絨毛虚脱，虚血性病変

図2. 妊娠37週のDMの絨毛：immature villi

　妊娠37週であれば，VSMが形成され母体の酸素移行がスムーズになるはずが，syncytial membraneのため，児は低酸素状態に置かれている．37週で胎児仮死のため，緊急帝王切開術となった．児は2330gの子宮内胎児発育不全を合併していた．

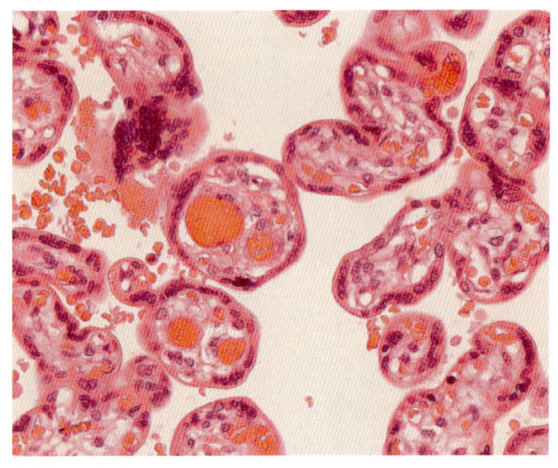

▶図2　immature villi

図 3. 妊娠 18 週の 18 トリソミーの絨毛：dysmature villi
　絨毛は大きく，奇異な形をしている．血管の数も少ない．子宮内胎児死亡の例であった．絨毛の外層は入り組み trophoblast island（↑）も認める．

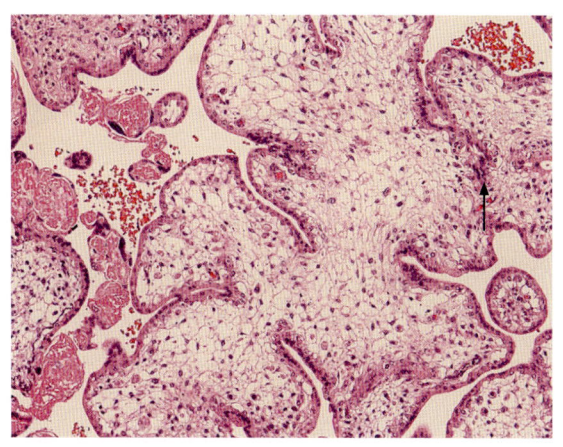

▶図 3　dysmature villi

図 4. 妊娠 35 週の絨毛：chorangiosis
　絨毛は大型で異形絨毛が基本である．絨毛の中の血管数が増加している．Chorangiosis の定義は 10 倍の対物レンズで，10 ヵ所以上の異なる場所で，1 視野に 10 本以上の絨毛が 10 個以上認められる（10 × 10 × 10, 10 rule theory）．子宮内胎児発育不全であった．

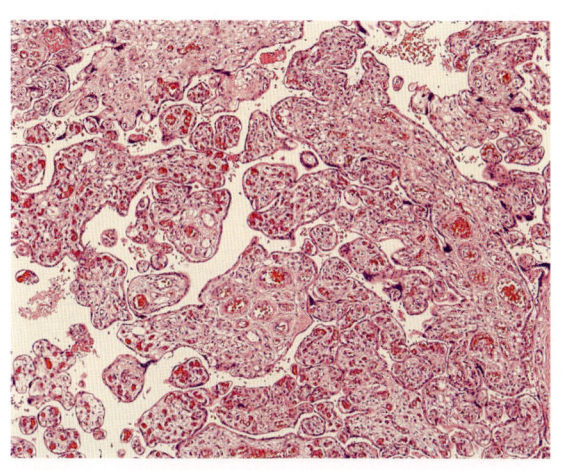

▶図 4　chorangiosis

図 5. 妊娠 32 週の絨毛：villitis of unknown etiology
　絨毛に母体の T リンパ球が浸潤し絨毛を壊死に陥らせている．特定の原因は同定されておらず，母体と胎児の免疫反応と考えられている．本例は子宮内胎児発育不全を合併していた．多くの VUE 例は児が小さいだけと思われているが，胎児死亡例も約 10％ の割合で含まれると，言われている．

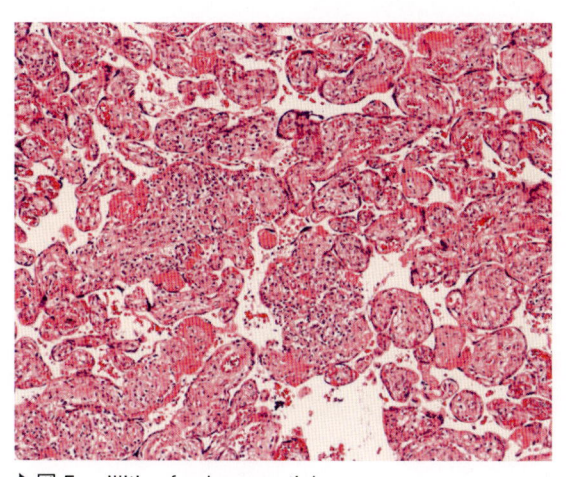

▶図 5　villitis of unknown etiology

27 胎盤表面および幹絨毛の血管

　胎盤胎児面からみると，胎盤表面の血管は動脈が静脈の上を走行していることはほとんどの産婦人科医も病理医も知っている．しかし，血管の壁の厚さや血管の形は図1のように違うことを認識して，胎盤表面の血管を観察する．これらを知ると，胎盤表面の血管をみるだけで走行を追わなくても動脈か静脈の区別ができる．

1. 胎盤表面の血管

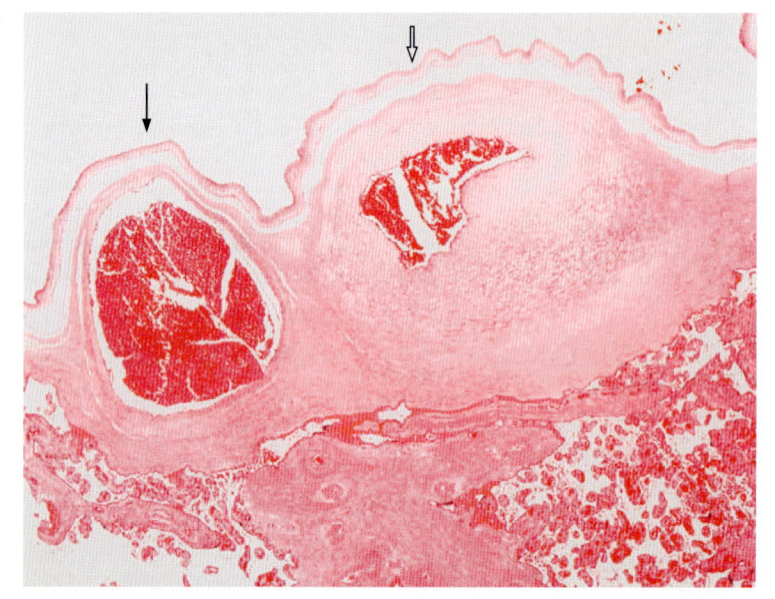

▶図1　正常の胎児面の静脈（↓）と動脈（⇓）．静脈の羊水側は母体側と比べて薄い．これは大きな胎盤に入った血液を胎盤から児に返すための1つの機能的な変化であろうと考えている．羊水の流動を胎盤表面の静脈が利用し，胎盤から胎児の方向に血液が還る助けになっているのであろう．

2. 幹絨毛の血管

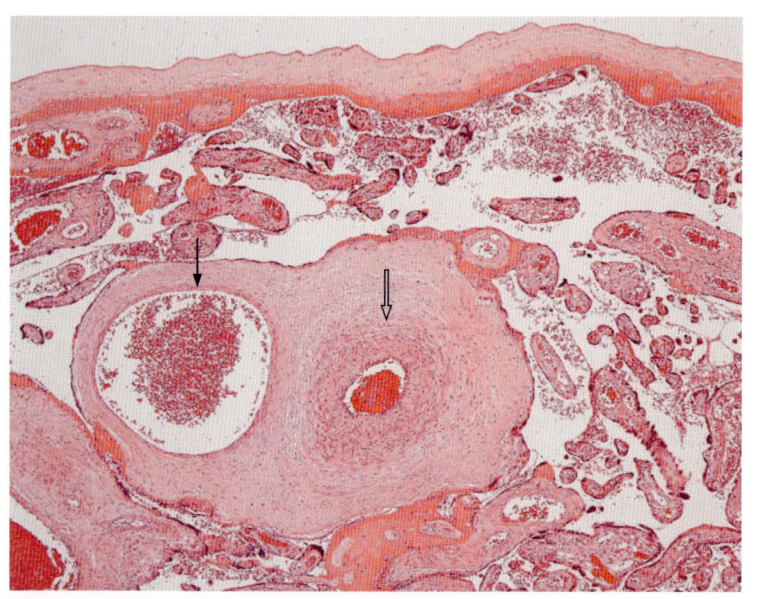

▶図2　幹絨毛内血管にも動脈（⇓）と静脈（↓）の区別がある．

胎盤表面の血管は，胎児の血圧や炎症により血管の内皮細胞が障害され，血栓をつくる（図3）．その後閉塞や，再疎通を起こす（図4）．時間がたつと石灰化を認める（図5）．

　末梢の絨毛は，虚脱や虚血性の変化だけでなくavascular villi となっている．これは，何らかの原因で母体から，胎盤への血流が悪くなる．次に児が少しでも酸素を得ようと胎盤への血流を増やそうとする．結果的に幹絨毛や胎盤表面の血管の内皮細胞の障害，閉塞が起こり胎盤は完全に機能不全を起こし，NRFS, IUFD となる．これらの変化は，NRFS からIUFDへの胎盤の肉眼所見でもとらえることができる．ドップラーだけでなく胎盤の実質を超音波で質的な変化としてとらえることは可能である．

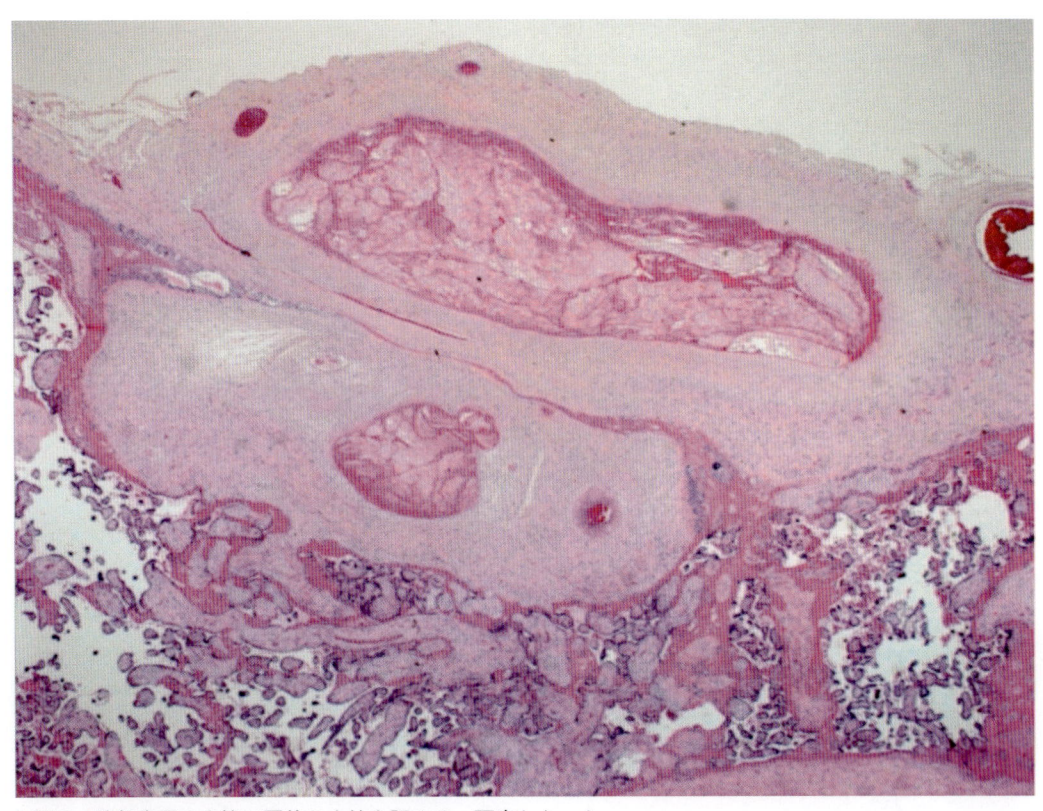

▶図3　胎盤表面の血管に層状の血栓を認める．死産となった．

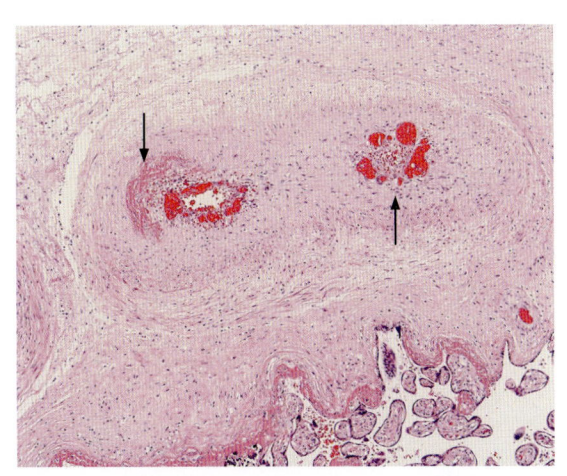

▶図4　胎盤表面の fibrin cushion（↓）と再疎通（↑）．

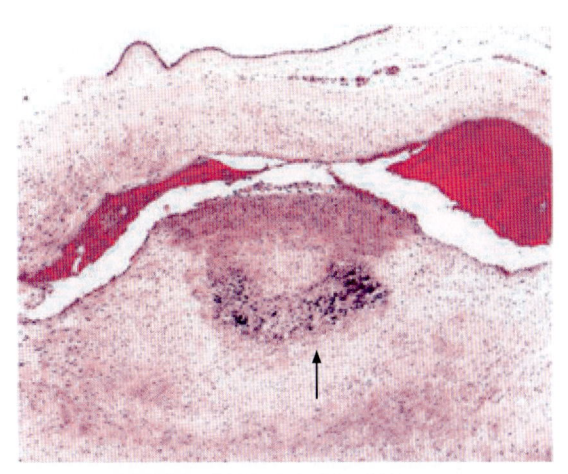

▶図5　胎盤表面の血管壁の石灰化（↑）．fibrin cushion も時間がたつと石灰化する．

3. 幹絨毛の血管病変

ここでは，胎盤血管である幹絨毛の循環障害について述べる．胎盤は大きな臓器で，少しの部分であれば他の胎盤部分が補うが，補いきれない場合胎児機能不全や子宮内胎児死亡になることもある．程度や広がりを充分に考慮しなければならない．ここで言う胎盤病理の程度とは，幹絨毛の血管の閉塞だけでなく末梢の絨毛の血管がどれほど閉鎖，あるいは虚脱しているかを言う．広がりは切り出した標本にどれぐらいに血管病変があるかで，現在の評価としている．なぜ末梢絨毛の変化が大切かは，胎盤でのガス交換も栄養の吸収も末梢絨毛で行われているからである．幹絨毛・末梢絨毛の血管変化は，いずれも，通常のことではないので病理医は充分に報告書に記載するだけでなく新生児科医に直接伝える，あるいは顕微鏡像を見てもらうことが必要である．

下記に示した血管病変の中には胎児機能不全例だけでなく死産例も含まれている．他の教科書でも，脳室内の出血や胎児の血栓症についての報告がある[1]．新生児科医は児のfollowが必要である．産婦人科医はこの様な報告書が返ってきた時，いつ発症したのか，分娩前にわからなかったのか，今後の妊婦検診に新しい1項目ができたことを認識しなければならない．

---

1) Frederick T Kraus : Plasental Pathology, p141-157, American Registory of Pathology, 2004.

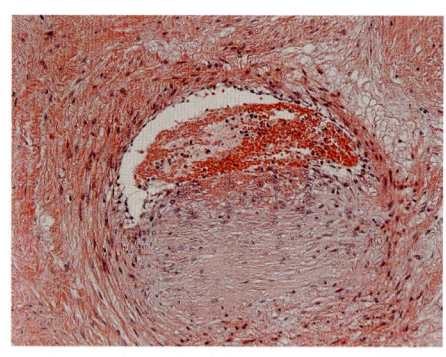

▶図6　Fibrin cushion：胎児の血圧が上がるため，幹絨毛血管の内膜が障害されその部にフィブリンの沈着を認める．探せば必ず近くに末梢絨毛の虚脱，あるいは無血管絨毛を認める．

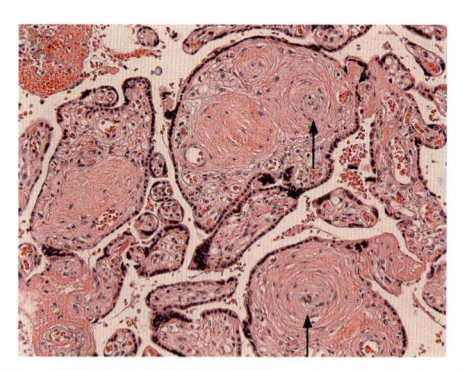

▶図7　幹絨毛の血管壁の肥厚．onionskin lesion（↑）と呼ばれる．胎児の血圧が上がると絨毛の血管壁が肥厚する．血管内膜は厚くなり，血管内腔は狭窄し，やがて閉塞する．

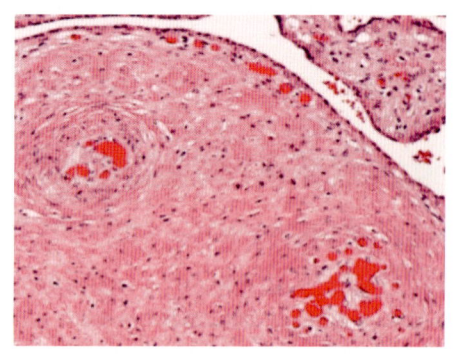

▶図8　幹絨毛血管の再疎通（recanalization）．いったん閉鎖した血管が再疎通する．

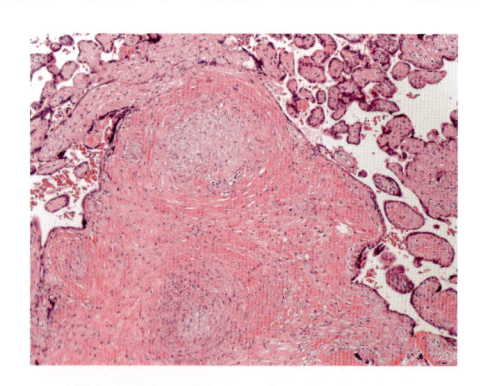

▶図9　幹絨毛血管の閉塞．幹絨毛血管が閉塞を認めれば，末梢である中間絨毛も末梢絨毛も血管が閉鎖あるいは虚脱を認める．

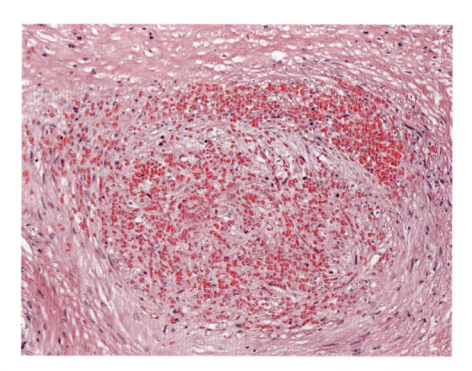

▶図10　Hemorrhagic end vacuities（HEV）．いったん閉鎖した幹絨毛が再疎通した時に，血管を超え血管壁あるいは絨毛内に出血が広がる．

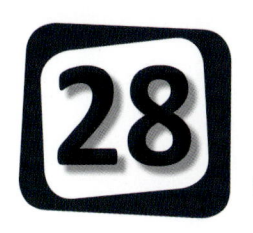

28 胎盤の肉眼像の異常（梗塞と血栓）

　梗塞や血栓の原因には胎盤床の血管が細い（生理的変化の欠如, 本態性高血圧）, acute atherosis（PIH）, 胎盤床の血栓（PIH）, 慢性の早剥による胎盤への血流不足などがある.

　図1, 2の様な辺縁部でしかも単独の梗塞は, 臨床的にほとんど問題となることはない. 辺縁, 3cm以下の梗塞は臨床的に意味は少なく, 正常妊娠, 正常分娩での合併でもしばしばみられる. 問題となるのは図3の様な中央部, 多発性の脱落膜血栓から発症する多発性あるいは広範囲な梗塞で, この様な胎盤は胎児機能不全を伴い, PIHやFGRを高率に合併する.

　図3～5の胎盤を持った母はGDMの合併, 児は死産となった. 図1と図3の違いは胎盤機能が部分的か, 全体的かである. 当然全体的におかされると児の発育にも影響しFGRを合併することも多い.

　分娩時, 胎盤機能不全により胎児機能不全を招き, 緊急帝王切開となることもある. 図6～8に示す血栓も同様で, 単独の血栓が問題ではなく, 広範囲に及ぶ絨毛の虚血性変化が問題になる（図9）. この症例の背景は, 繰り返すPIH, FGRであり低容量アスピリン療法やヘパリン療法が考慮される症例であった.

▶図1　胎盤の割面. 胎盤辺縁部に3×2cmの白色調の塊を認める.

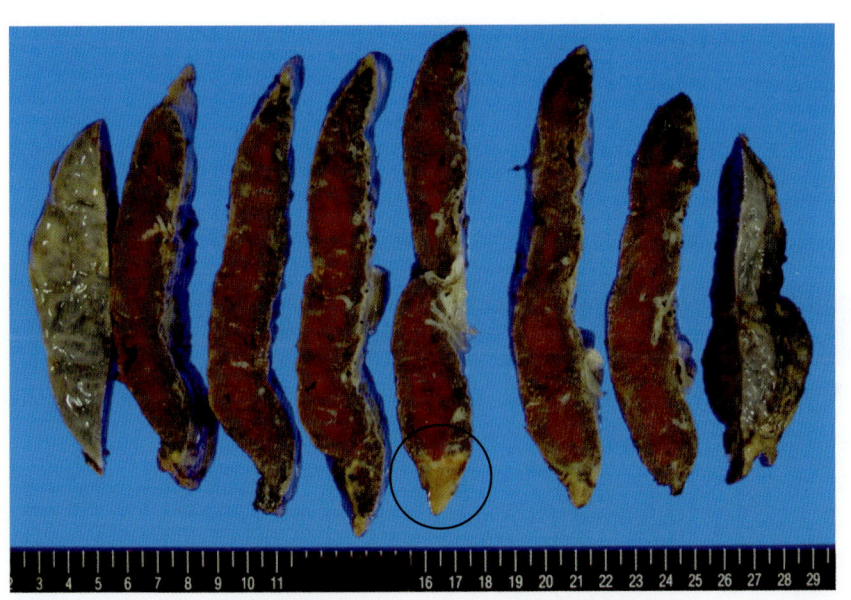

▶図2　スライドのルーペ像. 白色の塊は梗塞であることを確認した.

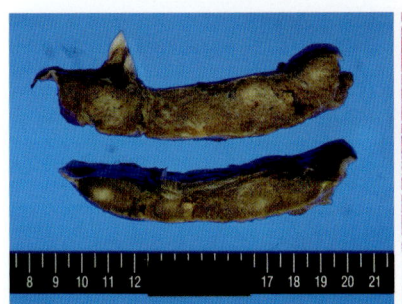

▶図3　母体面の血栓梗塞. 胎盤床の血栓は胎盤への血流を悪くし, 多数の梗塞をつくる.

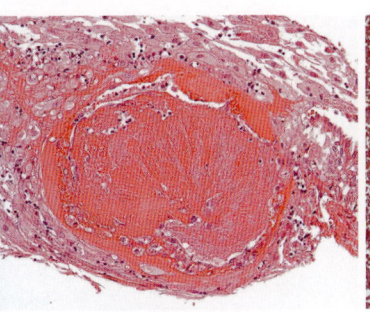

▶図4　脱落膜の血栓. 脱落膜内の血管に層状の血栓, および血管壁にフィブリンの沈着を認める.

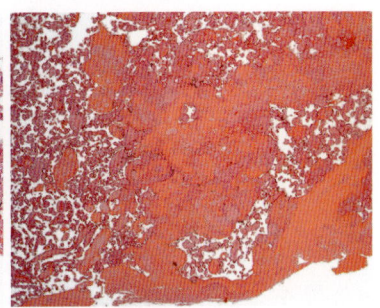

▶図5　胎盤実質内の梗塞. 肉眼では白色調に見える部分は絨毛が凝集した梗塞である.

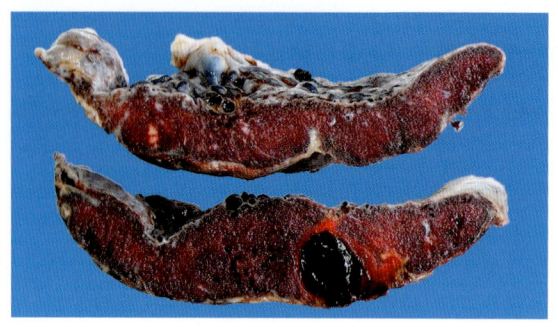

▶図6 胎盤の割面．胎盤中央部に 2×2cm の血腫を認める．

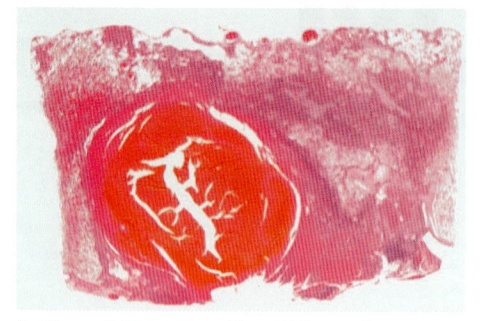

▶図7 血腫のルーペ像．層状の血栓は周囲に絨毛の梗塞や虚血性病変を伴う．

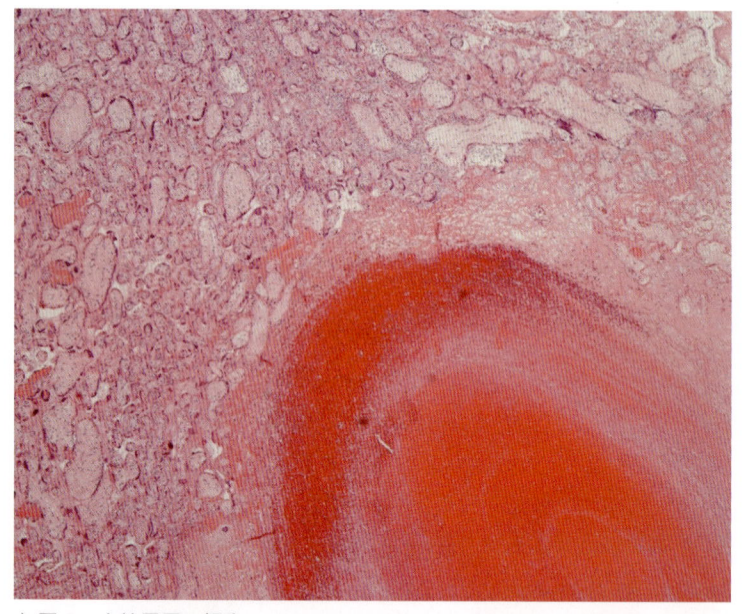

▶図8 血栓周囲の梗塞．

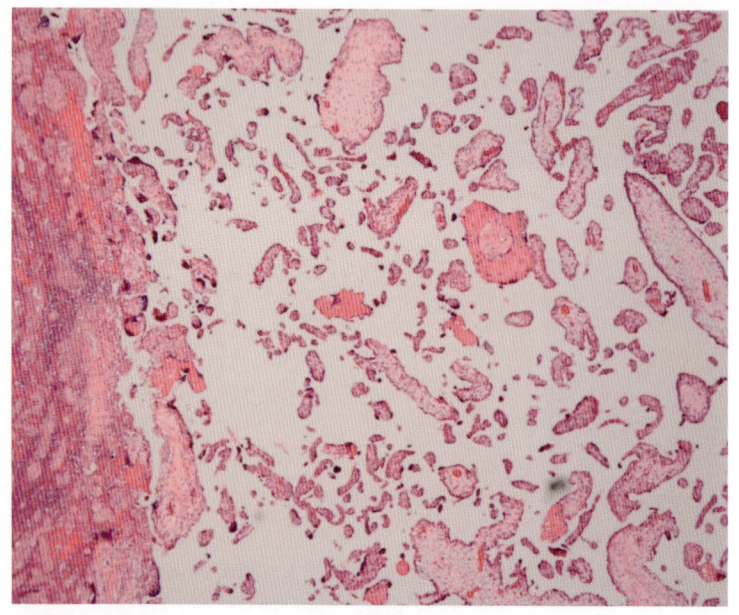

▶図9 全体的に認められる絨毛の虚血性病変．

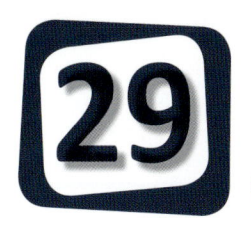

29 心筋梗塞と胎盤梗塞―意味深い胎盤梗塞

　心筋梗塞は見なれた病気で冠動脈の閉鎖部分や，梗塞の範囲を診ることは日常の業務である．しかし，胎盤の病理検査となると，なかなか正確に見てくれることはない．下の写真は，妊娠中毒症で25週で胎児仮死のため帝王切開になった胎盤である．胎児，胎盤は週数に比し小さく，多数の梗塞を伴う．胎盤床の血栓が原因である．図4をよく見ると肉眼で30％程度の常位胎盤早期剥離も認められる．図5では，脱落膜の血栓と血管の破裂が認められる．図6では，絨毛内に出血が認められる．長い間の低酸素の末，児の血圧が最初は上がるが，絨毛出血と常位胎盤早期剥離の後，胎児仮死になったと考えた．

[心筋梗塞]

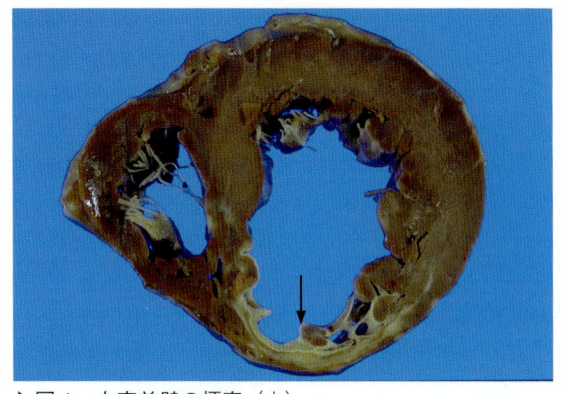

▶図1　左室前壁の梗塞（↓）．

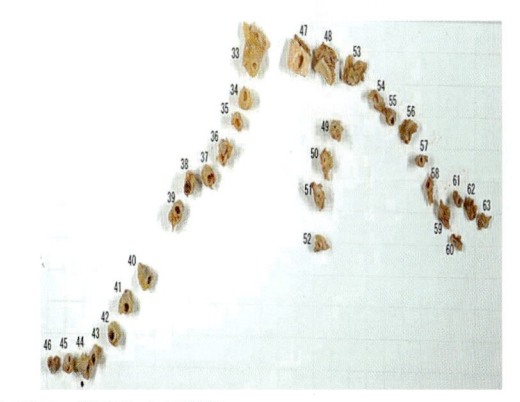

▶図2　狭窄した冠動脈．

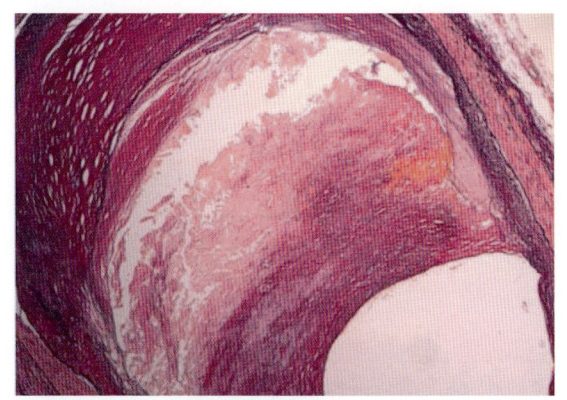

▶図3　狭窄した冠動脈断面．

[胎盤梗塞]

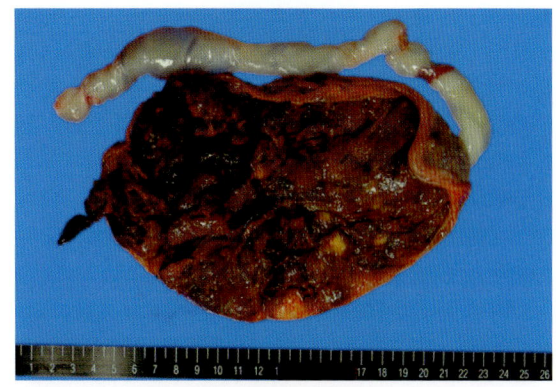

▶図4　母体面に多数の梗塞を認める．

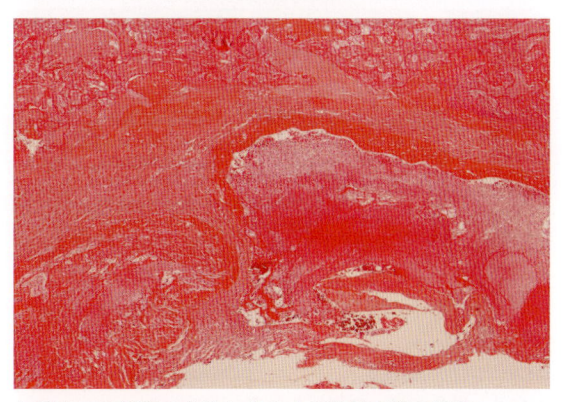

▶図5　母体面の血栓とその上の胎盤実質の梗塞．

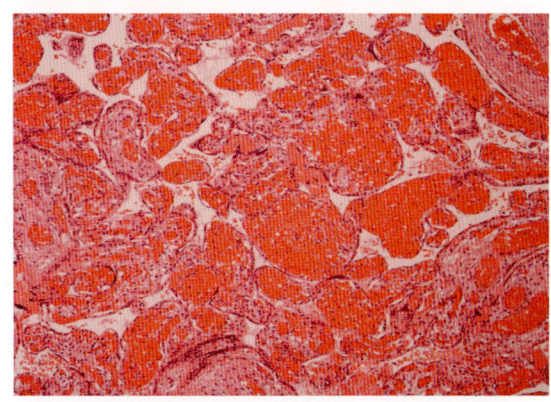

▶図6　胎盤母体面の急な血圧変化による絨毛内出血．

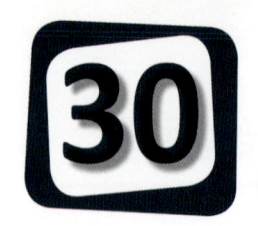

30 臍帯の長さと太さの異常

　臍帯は，正期産では約50cmの長さである．長い場合を過長臍帯，短い場合を過短臍帯と呼ぶ．著者は75cm以上を過長臍帯，25cm未満を過短臍帯と定義している．いずれも超音波で事前に疑うことができる．頸部巻絡など合併していると過長臍帯を疑うことができる．過長臍帯はBeckwith-Wiedemann症候群（BWS）や巨大児にも高率に合併する．巻絡に関連した分娩時のリスクにも注意が必要である．大切なことは，出生前診断ができなければ産婦人科医が分娩後，まず胎盤と臍帯をみて異常分娩と胎盤や臍帯の異常の関係を検索することである．細く短い臍帯には高率に心奇形の合併を認める．

　図2の児は短く細い臍帯でFGR，臍帯ヘルニア，単一臍帯動脈，VSD，馬蹄腎，腸回転異常，側弯，肺低形成を合併していた[1,2]．

　図3の児は4番染色体の異常で臍帯は短くないが，細い臍帯，臍帯過捻転，単一臍帯動脈，心奇形を合併していた．

　図4の様に太い臍帯の中には浮腫あるいは嚢胞を合併したものもある．臍帯浮腫単独の場合もあるが，嚢胞を形成する場合，臍帯嚢胞は尿膜管嚢胞や臍腸管嚢胞などの真性嚢胞とワルトンジェリーの変性による仮性嚢胞に分類される．また，単一臍帯動脈例も含まれ，先天異常との合併が報告されている．

　病理医にとって臍帯の長さで注意しなければならないことは，産科医，新生児科医，助産師によって残す臍帯の長さが違うことである．施設によっては臍帯を児側に長く残すので胎盤についてくる臍帯は実際のものではない．また，ホルマリン固定後も臍帯は縮むため，実際の長さではない．

---

1) 有澤正義，今井史郎，末原則之：Lower Celosomia の合併奇形と出生前診断．日産婦誌 41：105-108, 1989.
2) 有澤正義，末原則之，竹村 喬：臍帯ヘルニアの合併奇形と予後．日本新生児学会誌 25：435-439, 1989.

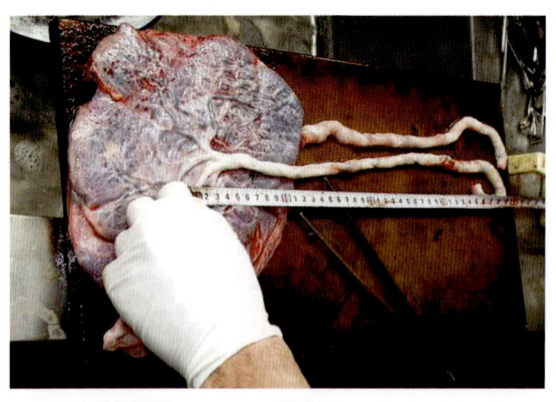

▶図1　過長臍帯．85cmの臍帯．

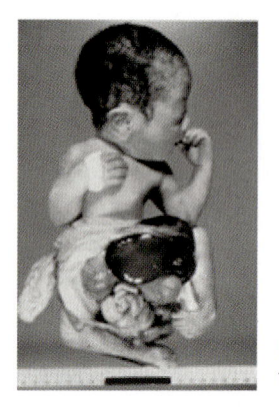

▶図2　巨大臍帯ヘルニア．17cmの臍帯．単一臍帯動脈．

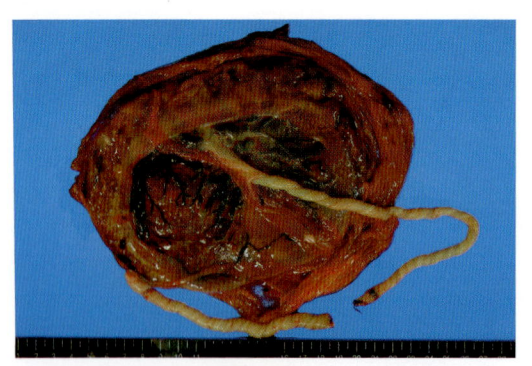

▶図3　細い臍帯．臍帯過捻転．単一臍帯動脈．2/3週の周郭胎盤を認める．

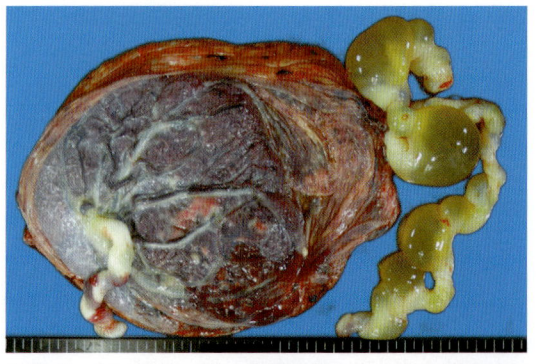

▶図4　太い臍帯．単一臍帯動脈．心奇形と臍帯捻転異常も伴う．

31 臍帯過捻転

　臍帯の捻転が過剰となると血流障害で静脈のうっ血を生じやすく，子宮内胎児発育不全，胎児死亡や染色体異常を合併することがあると報告されている．いまだに臍帯過捻転の原因は不明である．

　臍帯の過捻転として1周期の長さcmを用い，最近の593件の臍帯を検討したところ，臍帯の捻転は胎盤側で緩く，胎児側で急であった．臍帯の捻転周期の長さ大部分は0.5〜5cmに含まれていた．捻転が1cm以下のものは単胎39例（6.6％）認められた．それらは今までの報告と同様FGR，IUFDや染色体異常の合併が高率であった．検討は分娩後，約3時間から48時間で施行されており，分娩室での検討と時間が経過しているので病理検査での計測とは一致しない．

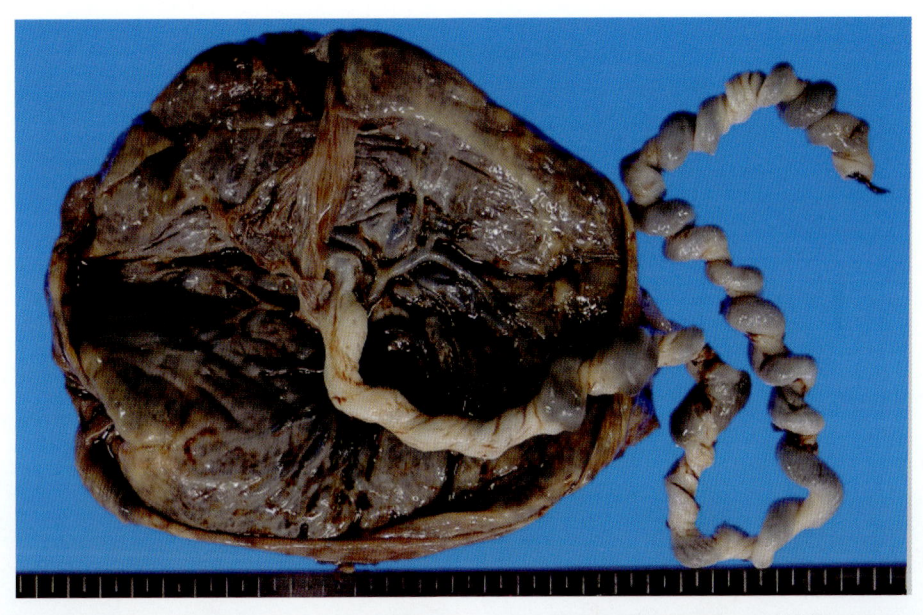

▶図1　臍帯過捻転．臍帯静脈のうっ血，捻転周期が1cm，捻転は胎盤側で緩く，胎児側で急である．

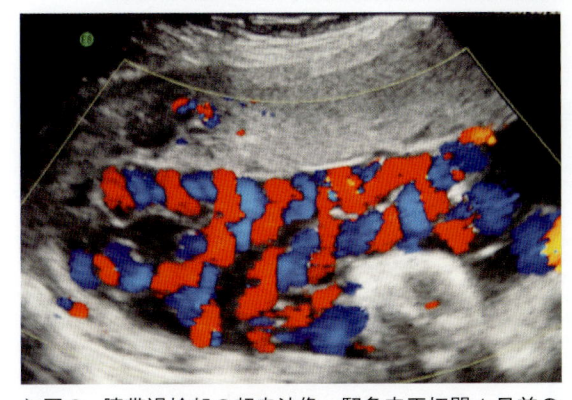

▶図2　臍帯過捻転の超音波像．緊急帝王切開1日前の超音波像．3日後，オキシトシンチャレンジテストを予定していた．これだけでは帝王切開に踏み切れなかった．胎盤実質は39週としては一様である．

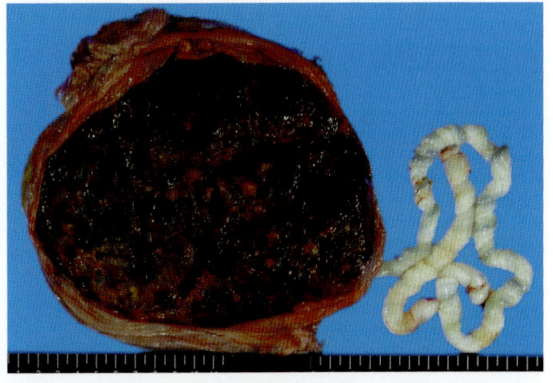

▶図3　胎盤床に多数の梗塞を認める．胎児はそれまでBPS（biophysical profiling scoring）では異常はなかったが，CTGで徐脈が出現したため帝王切開となった．絨毛は虚血性病変を伴い胎盤機能不全と診断した．出生前の超音波の対比では，臍帯は全く同じ像を示していた．胎盤の実質はフィブリンが沈着し絨毛が虚脱，凝集などの変化を認めた．

32 臍帯過少捻転

　臍帯過少捻転に児の奇形率が高いことは知られた事実である．最近著者が報告を書いた593例では捻転周期が10cm以上の単胎は13/593例（2.3％）認められた．そのなかに死産，染色体異常が認められた．胎盤には多数の幹絨毛の血栓，その下流の虚脱した絨毛やavascular villiを認めた．図1の第Ⅱ児は過少捻転で臍帯が短い．これは胎動が少なかったのかもしれない．図2に示すように，臍帯が頸部巻絡することで，物理的に引き延ばされ，臍帯は長く，捻転も少ない．図2の例は臍帯巻絡例である．巻絡により臍帯は延ばされ，過長臍帯と臍帯過少捻転を合併していた．絨毛は絨毛血管内血栓やavascular villiの合併が認められた．臨床像は胎児機能不全であった．

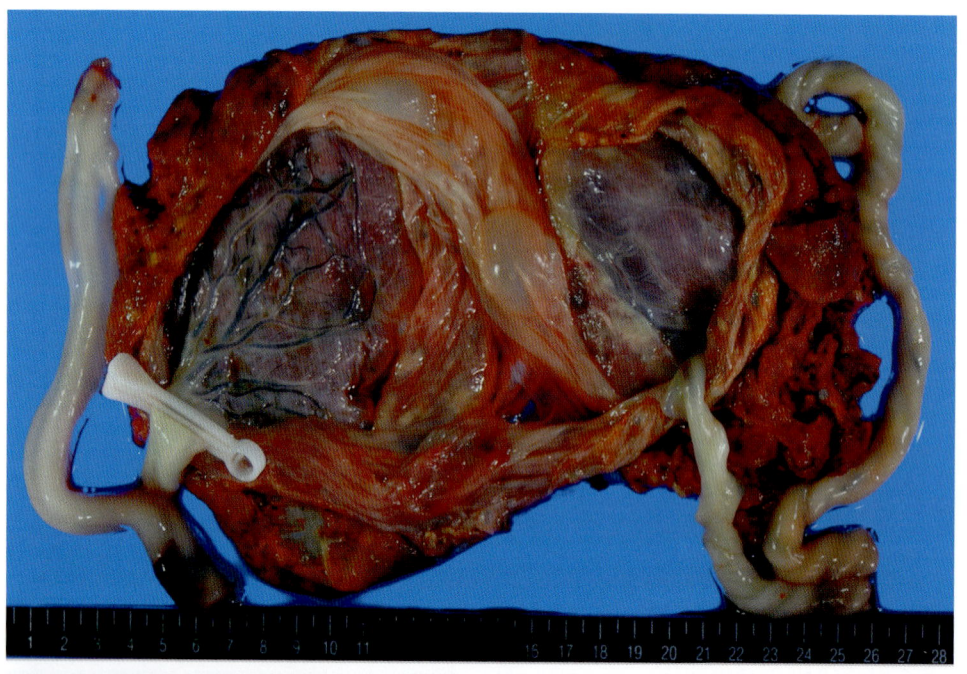

▶図1　2絨毛膜2羊膜の双胎胎盤．クリップ無しが第Ⅰ児，クリップ有が第Ⅱ児．第Ⅱ児の臍帯に過少捻転．

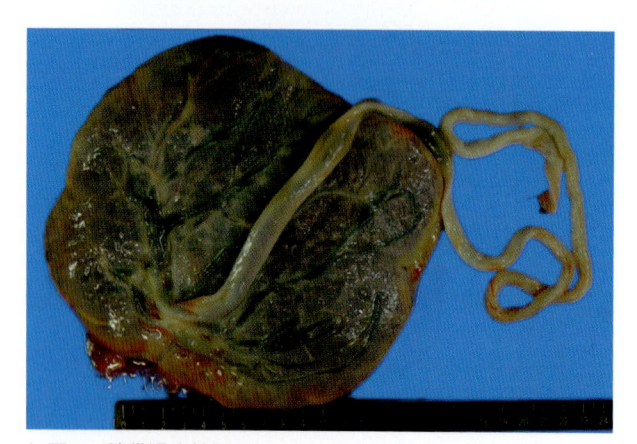

▶図2　臍帯過少捻転．81cmの過長臍帯，頸部巻絡2回，絨毛内血管に血栓，下流の末梢絨毛にavascular villi（図3）を認める．

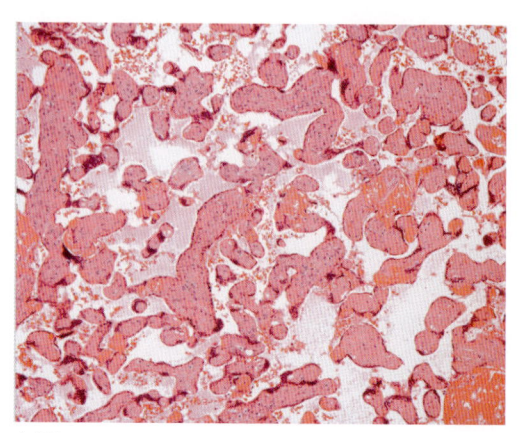

▶図3　avascular villi.

33 臍帯の血管異常

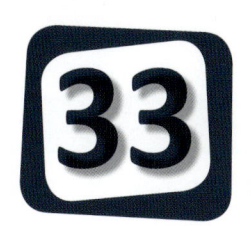

　単一臍帯動脈（以下SUAと略す）は奇形の合併が多いと報告されている[1]．その頻度は0.4％と報告されている[2]．また，胎盤近くのSUAは臍帯動脈の吻合であるため正常とみなされ，SUAに含まないとされている．著者は日常の胎盤検査で胎盤付着部位から約2cmのところと胎児側から2cmで標本を作製している．胎盤付着部2cmのSUAが異常でないかどうか，SUAの頻度や児の奇形の合併率について明らかにした．最近の自験データを次に示す．

① 分娩数2404例．その内，病理検査した胎盤と臍帯は574例あった．SUAの診断に際しては，産科医により超音波検査で十分検討され，分娩後は助産師が診察し，最後に病理学的に確認している．

② 2404例の分娩の中にSUAと診断したものは11例（0.46％）．

③ 11例のうち，初産婦が9人，児の性別は男3人，女7人，1人は不明．奇形症候群4人，FGR（胎児発育不全）7人．臍帯動脈のPIは高値ではなかった．

---

1) Frederick T Kraus, Raymond W Redline, Deborah J Gersell : Placental Pathology (Atlas of Nontumor Pathology), Armed Forces Institute of Pathology (AFIP), p190, 2004.
2) 相馬弘明：胎盤－臨床と病理からの視点．篠原出版社, p6, 2005.

SUAの範囲と発生の機序によるStage分類

Type 1：全体がSUA	6例
Type 2：血管吻合型．胎盤の付着部から2cm以上に認められるSUA	4例
Type 3：閉塞によるSUA．従来痕跡と呼ばれていたSUA	1例

◆ 33-1　Type 1

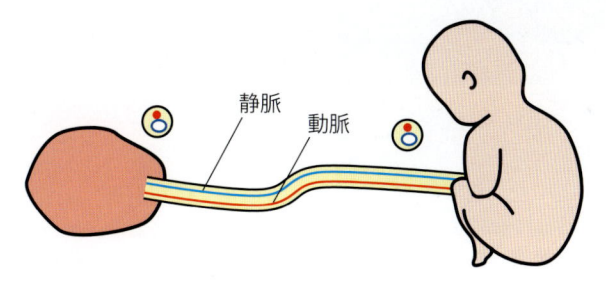

▶図1　Type 1．

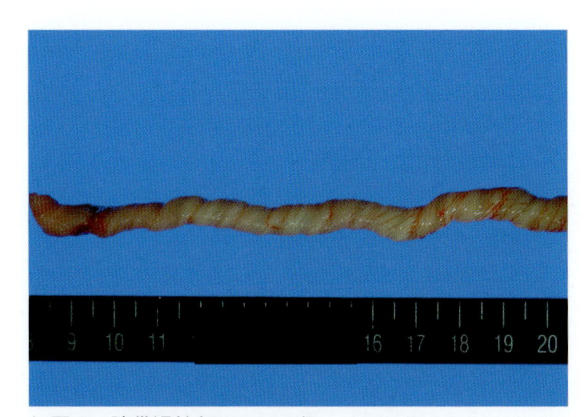

▶図2　臍帯過捻転＋SUA＋細い．Type1．

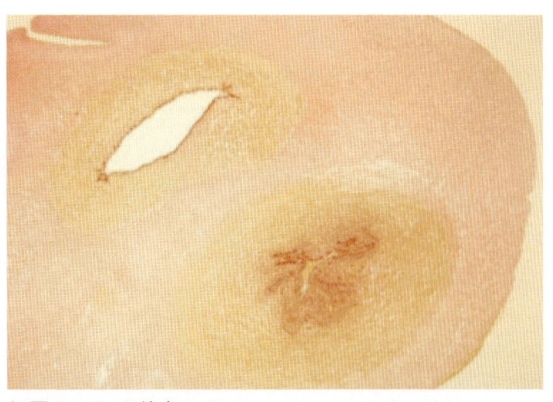

▶図3　EVG染色．SUA．

◆ 33-2　Type 2

　Type 2 は今まで，ただの血管吻合で SUA ではないと言われてきた．著者は 20 年以上，胎盤側では 2 cm のところで臍帯断面の標本を作成している．この部で SUA があれば，それより児側でさらに標本を作成し，吻合であるのか SUA であるのかを確認する必要がある．

　また，3 例の Type 2 の中に IUFD 1 例，ポッター症候群 1 例を認めたという事実は，これが異常で SUA として児の follow がなされるべきだと考える．従来の SUA の分類は，閉鎖による痕跡あるいは全体に 1 本の動脈の形成不全の 2 つであった．Type 2 なしでは児の予後は正しく評価できない．

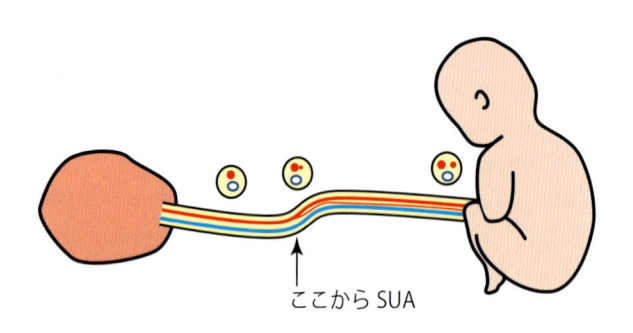

▶図 4　Type 2．

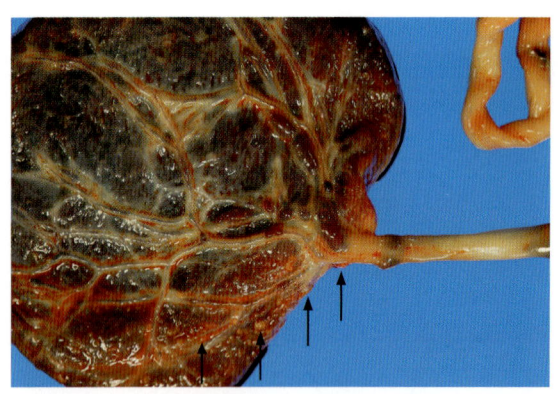

▶図 5　ポッター症候群の胎盤と臍帯．肉眼的に多数の白色結節（↑）を認める．

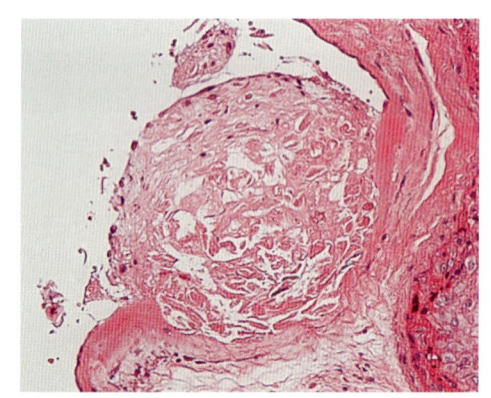

▶図 6　図 5 の白色結節の顕微鏡像．羊膜結節．羊水過少の病理像（胎児の表皮が羊膜にこすれて結節ができる）．

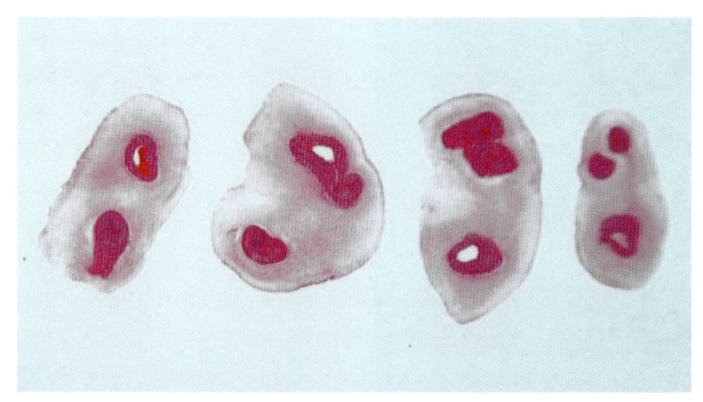

▶図 7　胎盤は臍帯付着部から 4 cm まで単一臍帯動脈であった．4 cm で血管が吻合する瞬間を示す．Type 2．

◆ 33-3 Type 3

Type 3 は閉塞による SUA. 従来, 痕跡と呼ばれていた.

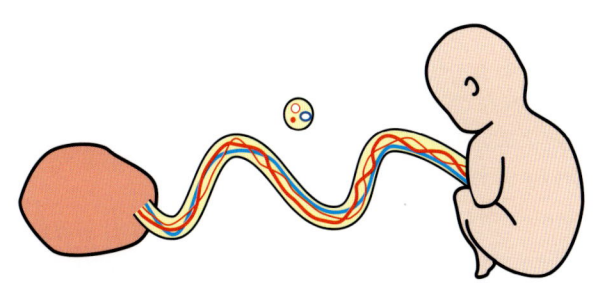

▶図 8　Type 3.

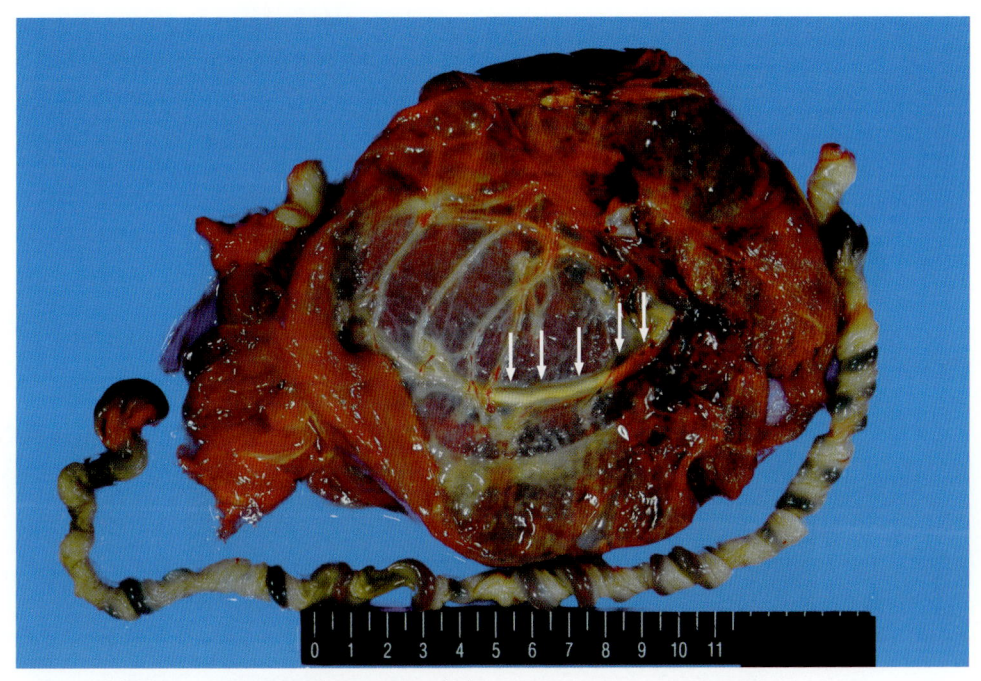

▶図 9　胎盤表面の血管が石灰化している. (↓)

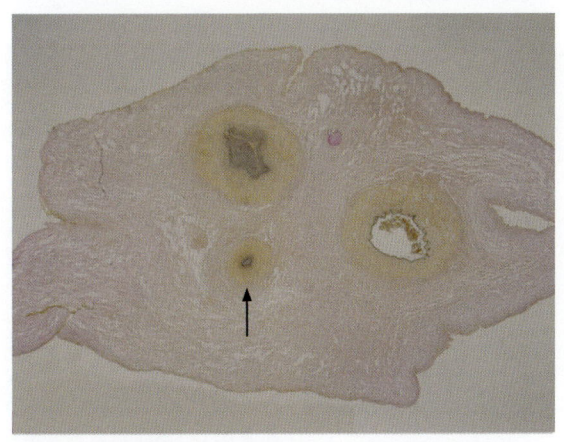

▶図 10　臍帯割面 (EVG 染色). 1本の動脈が狭窄している (↑). Type 3.

34 臍帯の付着異常

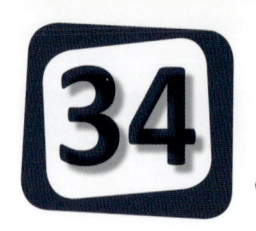

臍帯の付着部位については，中央付着（図31-1），側方付着，辺縁付着，膜付着がある．辺縁付着や膜付着は周産期異常が多いと報告されている[1]．

辺縁付着の定義として Battledoor と記されているが，側方付着との鑑別があいまいである．辺縁部から2cmという基準もあるが，著者は自分の基準を用いている．著者の基準を示し，最近の症例を用い，それぞれの付着部位の頻度を明らかにし，臨床像を検討した．

臍帯付着部位の定義（著者案）

中央付着：ほぼ中央に付着．
側方付着：付着部位から最短の外側胎盤縁に向かって胎盤表面の臍帯からの血管があるものとした．
辺縁付着：付着部位から最短の外側胎盤縁に向かって胎盤表面に臍帯からの血管がないものとした．
膜付着：膜付着は膠質を認めない臍帯血管が膜内を走行して胎盤表面にいるものとした．

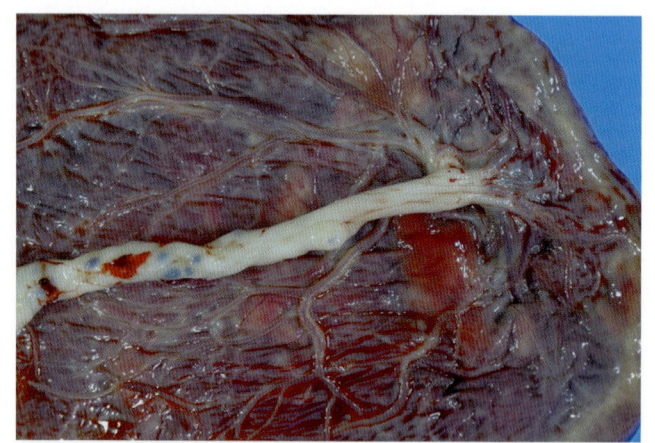

▶図1 側方付着．臍帯付着部外側に血管の走行を認める．この点を著者は側方付着と辺縁付着の鑑別としている．

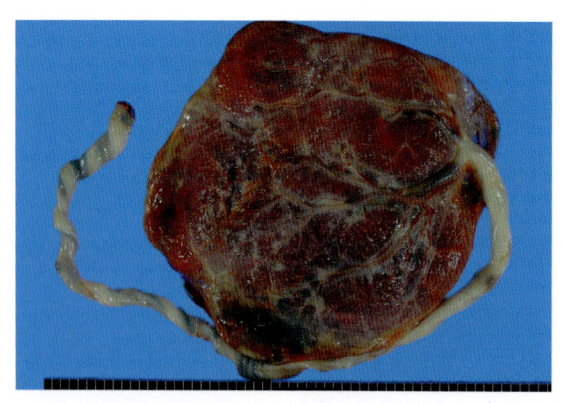

▶図2 臍帯辺縁付着．

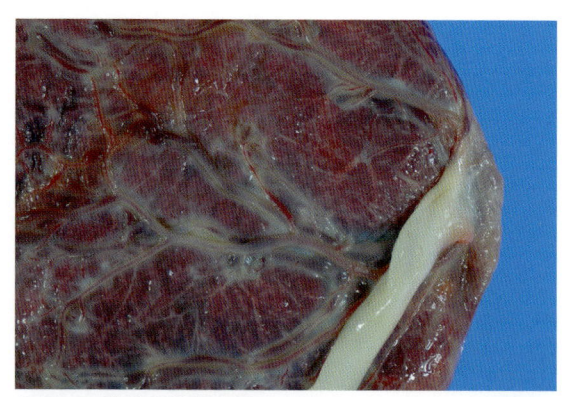

▶図3 臍帯付着部外側に血管がなく，ワルトン膠質は存在する．

▶付着異常の頻度と付着異常による臨床像

対象は最近の単胎の胎盤102例．胎盤の付着部位と胎盤依頼伝票に記されていた臨床情報(子宮内胎児死亡，胎児発育不全，奇形)を検討した．102例の胎盤で，臍帯の中央付着27例，側方付着51例，辺縁付着13例，膜付着11例であった．子宮内胎児死亡が辺縁付着と膜付着に認められた．胎児発育不全も辺縁付着，膜付着に認められた．児の奇形合併は，側方付着2例，辺縁付着1例，膜付着1例であった．

以上の結果は，中央および側方付着が約8割で，辺縁付着，膜付着がそれぞれ1割であるということが明らかになった．辺縁付着，膜付着は臨床的にも問題があるということであった．これは従来の報告と同じである．ここまでの臍帯の付着異常が問題になるのは付着部での胎盤表面への血管の分枝が側方付着，膜付着では少ない．胎児胎盤血流の障害や，血栓の可能性もある．膜付着ではワルトンジェリーが少なくなることによる血管へのダメージにもつながる可能性がある．また，膜付着の臍帯にはSUAの合併も多くリスクはさらに高くなる．

▶稀な付着

図6：臍帯のテント状付着（amniotic webs）．臍帯の動きが制限され，臍帯血流も異常を起こす可能性もあるが，臨床的な検討はほとんどない．

図7：Furcate insertion リスクは膜付着と同様である．ワルトンジェリーが欠損し付着部で断裂したり，血栓をつくれば，IUFD を起こすこともある．胎児死亡や分娩時の出血は有名であるが，十分な観察が必要[2]．　他の原因でも死産になることがあるので，臍帯の付着のみで決めるべきではない．

---

1) Steven H Lewis, Eugene Perrin：Pathology of the Placenta, Churchill Livingstone, p5, 1999.
2) Kurt Benirschke, Peter Kaufmann, Rebeca N Baergen：Pathology of the Human Placenta, 5th ed, Springer, p402, 2006.

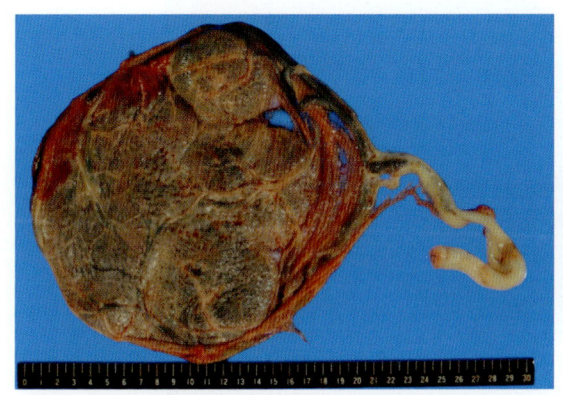

▶図4　臍帯膜付着．膜付着の定義は臍帯血管にワルトン膠質がなく臍帯血管がむき出しになっていることである．胎児面から観察する．

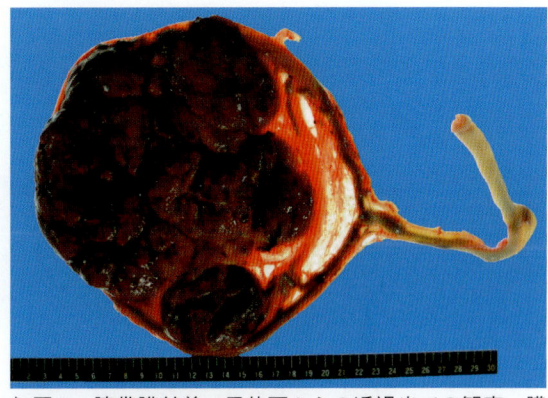

▶図5　臍帯膜付着．母体面からの透過光での観察．膜を走る臍帯は血管のみで，ワルトン膠質は認めない．

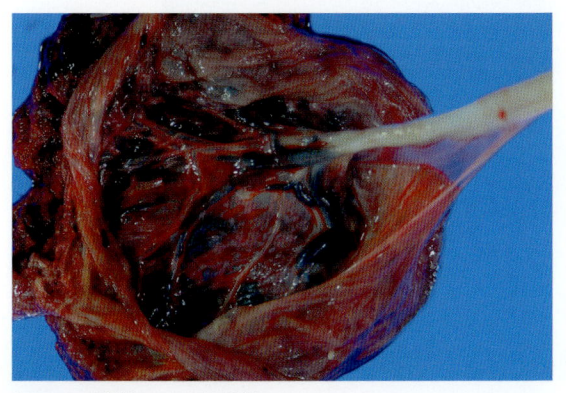

▶図6　臍帯テント状付着．

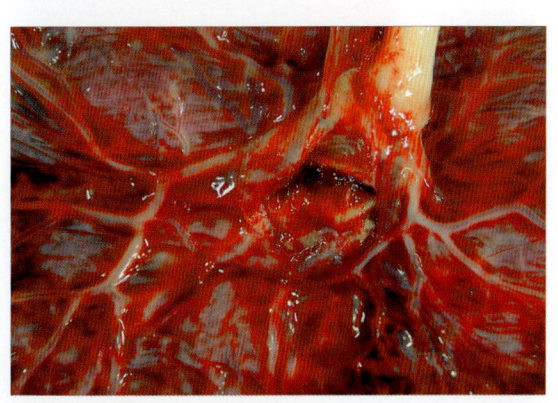

▶図7　臍帯フォーク状付着．

35 臍帯結節

　胎児の子宮内での回転運動の結果，臍帯は捻転し，ときに結節をつくる．臍帯結節の種類は真結節と，偽結節がある[1]．

　真結節は胎動により臍帯が結ばれて結節を生じたものをいう．ときに結節が強くなると血行障害を引き起こし，胎児機能不全，胎児死亡の原因となることがある[2]．

　偽結節は臍帯の発育異常のため，一見結節のように見えるが，結節の内部は臍帯血管が部分的に腫瘤状になったり，ワルトンジェリーが集積したりしているのみで，結び目はない．比較的頻繁にみられ，とくに胎児への影響などはないと言われている．

---

1) Steven H Lewis, Eugene Perrin : Pathology of the Placenta, Churchill Livingstone, p35, 1999.
2) Frederick T Kraus, Raymond W Redline, Deborah J Gersell : Placental Pathology (Atlas of Nontumor Pathology), Armed Forces Institute of Pathology (AFIP), p193, 2004.

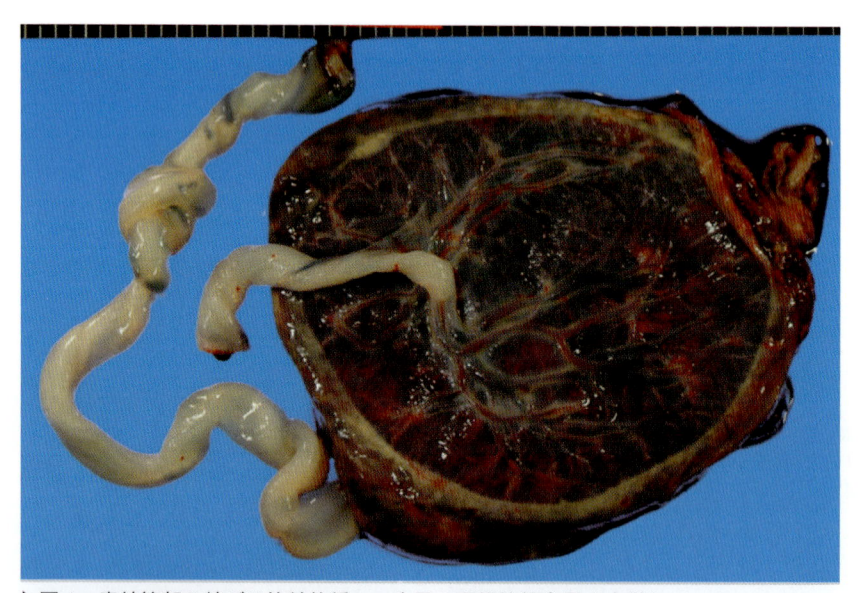

▶図1　真結節部の結びは比較的緩い．全周の画縁胎盤全周を合併している．

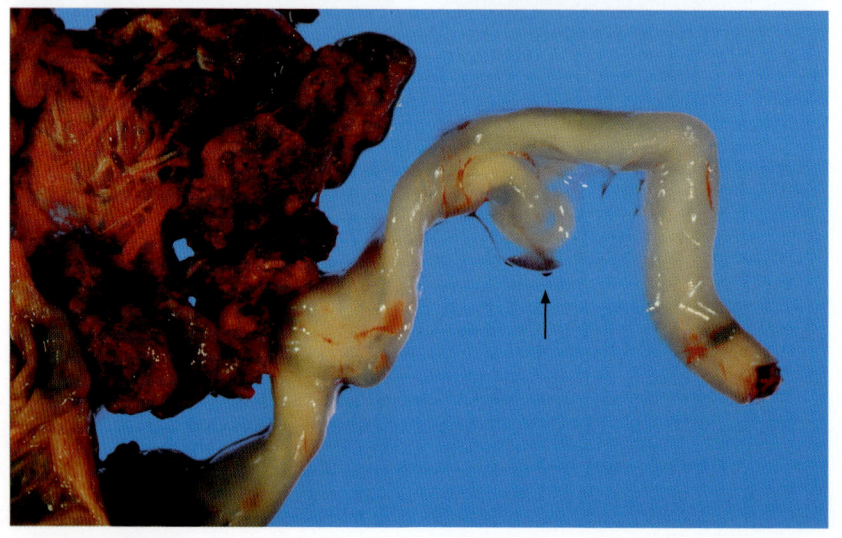

▶図2　偽結節部分（↑）のワルトンジェリーが浮腫状になり血管が透けて見える．

36 臍帯膠質の異常

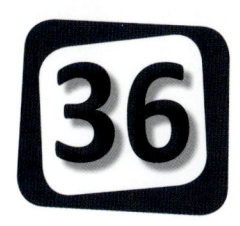

1. 臍帯血管の変性と臍帯潰瘍

絨毛異常があると，胎児は低酸素状態となり子宮内で胎便（メコニウム）を排出する．胎便は羊膜，絨毛膜に入っていくだけでなく臍帯にも入る．ワルトンジェリー内で，メコニウムはマクロファージに貪食される．マクロファージはサイトカインを放出し，臍帯血管の筋層を変性させる．周囲のワルトンジェリーはサイトカインだけでなくメコニウムの毒性で変性を起こしている．

このような変性した臍帯を合併した児は脳性麻痺や小頭症の合併が多いと報告されている．児はfollowが必要となる[1]．

これを防ぐためにはここに示した肉眼像と超音波像を比較し，リスクがあれば早めの分娩を考慮する．

---

1) Altshuler G, Arizawa M, Molnar-Nadasdy G：Meconium-induced umbilical cord vascular necrosis and ulceration: a potential link between the placenta and poor pregnancy outcome. Obstet Gynecol 79:760-6, 1992.

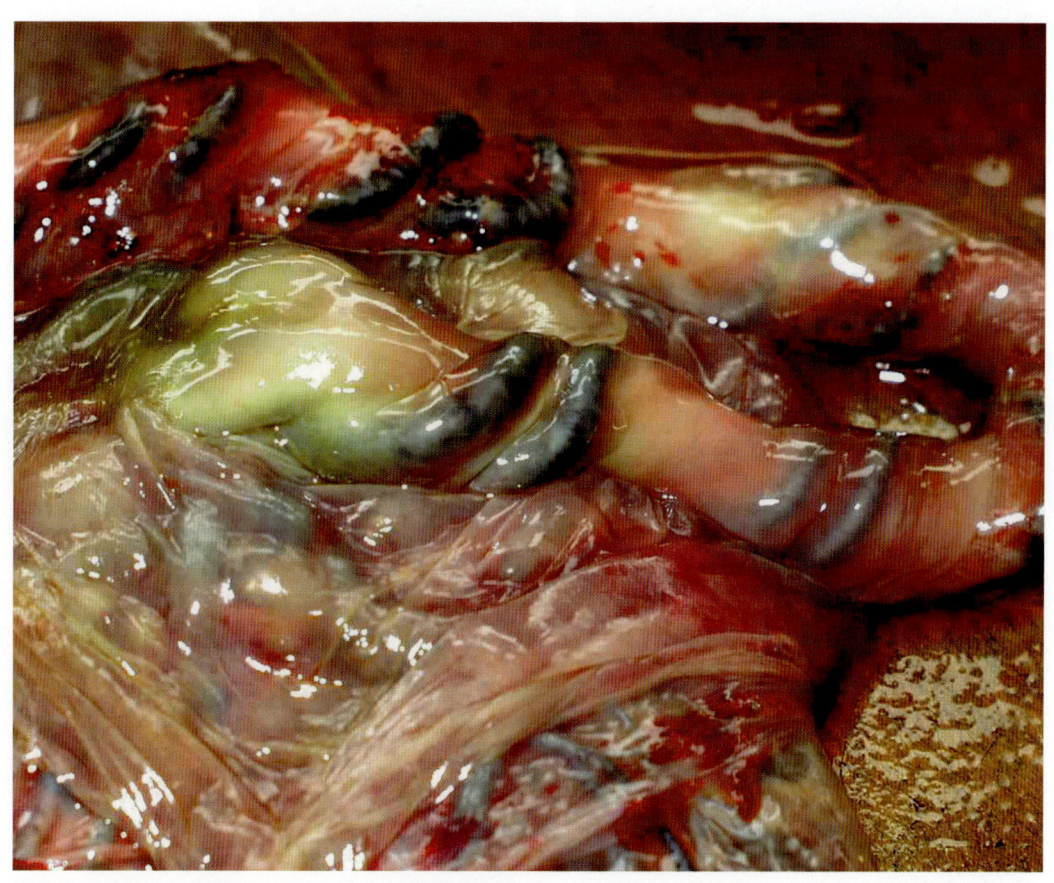

▶図1　臍帯変性・潰瘍：ぬるぬるとした臍帯・膜を認める．臍帯は血管が怒張し，ワルトン膠質は変性して，今にも溶けてなくなりそうである．臍帯に出血も認められる．

2. 亜急性壊死性臍帯炎（Subacute necrotizing funisitis；SNF）

　SNFは，臍帯の慢性化した炎症で，臍帯のワルトンジェリー部に石灰化を認める．児の慢性の呼吸器障害だけでなく，60例のSNF児の調査では，FGR（28％），死産（18％），壊死性腸炎（22％）の合併が報告されている．SNFはほぼ全長におよぶので，胎内で診断をつけていただきたい．

　血管の周囲が石灰化を起こしているのであるから，どのような血流異常があるのかもみていただきたい．

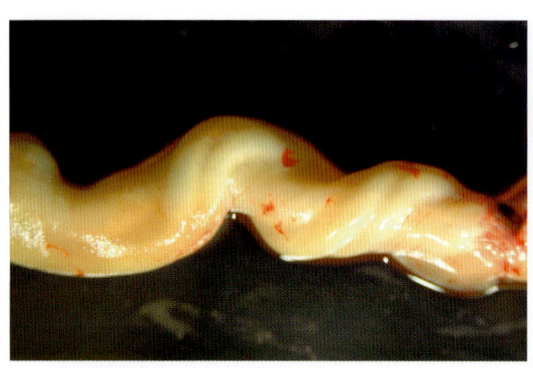

▶図2　亜急性壊死性臍帯炎（SNF）． 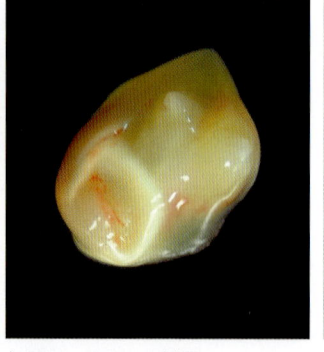　　▶図3　SNFの割面． 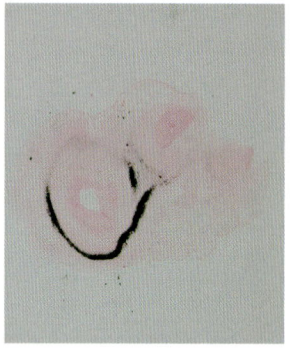　　▶図4　コッサ染色．

3. Omphalomesenteric duct and vitelline vessels

　臍帯は2本の動脈と1本の静脈以外に臍腸管の遺残，尿膜管の遺残（図5）以外に卵黄管やその周囲の血管の遺残物あるいは反応性の血管新生，あるいはomphalomesenteric vesselsまたはvitelline vesselsから発生した血管腫としてみられる（図6）．臨床的な異常は報告されていない．

1）Harold Fox, Neil J Sebire: Pathology of the Placenta, 3rd ed, Sunders Elsevier, p.497, 2007.

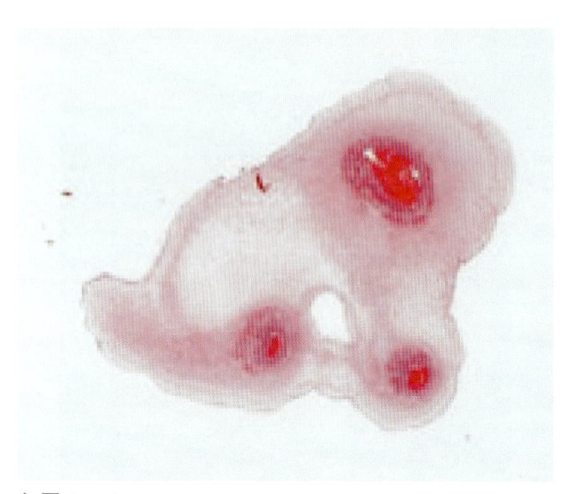

▶図5　Omphalomesenteric duct.

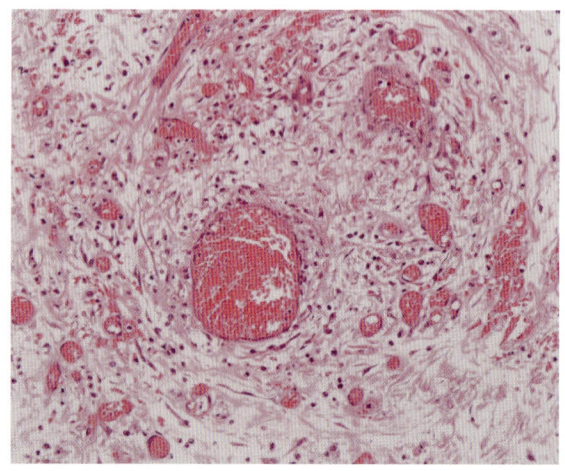

▶図6　Vitelline vessels．周囲に炎症性細胞の浸潤と血管の増生を認める．一見反応性に見えるが，血管腫と考える人もいる．

37 胎盤の形態異常

1. 絨毛膜外性胎盤（画縁胎盤，周郭胎盤）

胎盤の形態異常として，絨毛膜外性胎盤がある．正常胎盤では，絨毛膜有毛部よりなる絨毛膜板と基底脱落膜からなる基底板は同じ長さである．絨毛膜板が基底板より短いものは絨毛膜外性胎盤と呼ばれ，画縁胎盤と周郭胎盤がある．

表面から見て平坦なものを画縁胎盤，襞のあるものを周郭胎盤という．この様なことが起こるのは，胎盤がより深く脱落膜内に入り込むためと理解している．臨床的には画縁胎盤も周郭胎盤も胎児発育不全（FGR）の合併が高率であると報告されている[1]．

2. 絨毛膜外性胎盤の臨床的意義

①頻度：胎盤の病理検査のなかでの絨毛膜外性胎盤の頻度は19％と他の報告と同率であった．これだけの頻度の画縁胎盤，周郭胎盤があるので，臨床医は今以上に形態異常に注目すべきと考える．

②臨床像：27例の画縁胎盤に，FGR 8例，PIH 6例，NRFS 4例，早産3例が認められた．ただし，FGR，PIH，NRFS，早産には症例の重なりがある．今回の1例の周郭胎盤は，偶然，辺縁出血，早産以外，児の異常，母体の異常は見られなかったが，本来は画縁胎盤以上のリスクがある[2]．原因不明と考えられるFGRの原因，あるいはPIHの原因としても絨毛膜外性胎盤があることを知ることが重要である．

③解説：胎児機能不全を補うため，胎盤血流を上げようとする母体の反応，それでも充分ではないためFGRが発症する．胎児機能不全は，胎盤胎児面を見ても割面を見ても明らかである．

表面から見た胎児面の血管は，縁から外は血管がない．割面を見ると縁から外は血流が悪く，多くの場合梗塞に陥っている．胎盤機能にとって有効な容積が少なくなり，胎盤機能が低下することによりFGR，PIHが発症すると考えている．

また，絨毛膜外性胎盤は正常胎盤に比べれば膜が厚いので，日常の超音波検査でも，胎盤の形態異常の肉眼像を知ることは大切である．

④絨毛膜外性胎盤で大切なのは，部分的か全周で胎盤機能不全の程度は異なる．当然全周性の方が臨床的に意義は大きい．病理医は報告書に全周性あるいは1/3周の画縁胎盤などの記載が必要である．

---

1) Harold Fox, Neil James Sebire : Pathology of the Placenta. 3rd ed, Elsevier Saunders, p70-75, 2007.
2) 永光雄造，有澤正義，宮澤豊：画縁胎盤，周郭胎盤の臨床像．日本産科婦人科学会関東連合地方部会会誌 47：214, 2010.

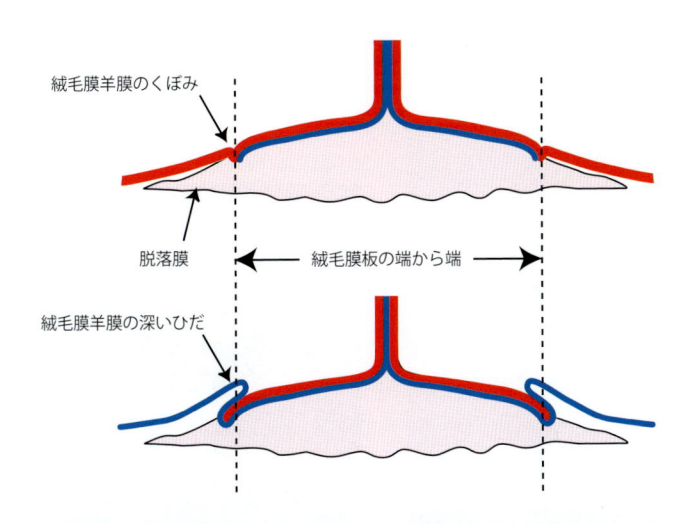

▶図1　絨毛膜外性胎盤の模式図．画縁胎盤（上），周郭胎盤（下）とも，胎盤が深く着床するために発症する．

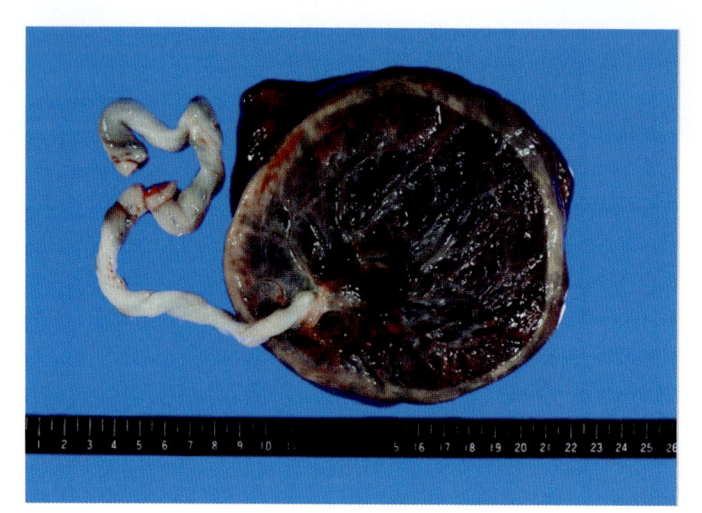

▶図2　画縁胎盤.

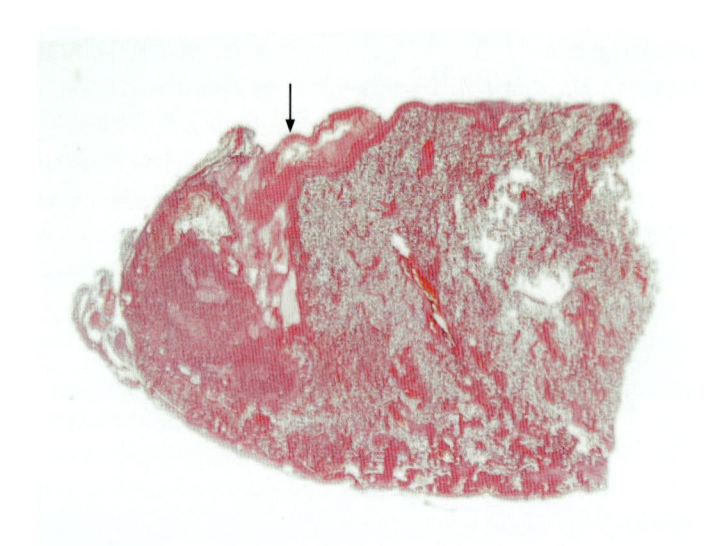

▶図3　画縁胎盤の辺縁部の梗塞. ↓より外側が梗塞と成っている.

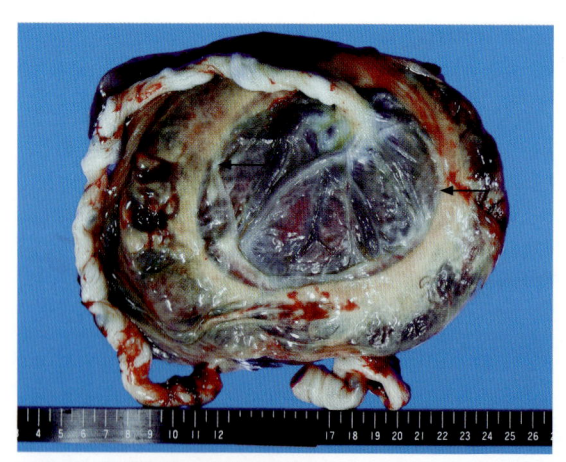

▶図4　周郭胎盤の胎児面の襞（←）.

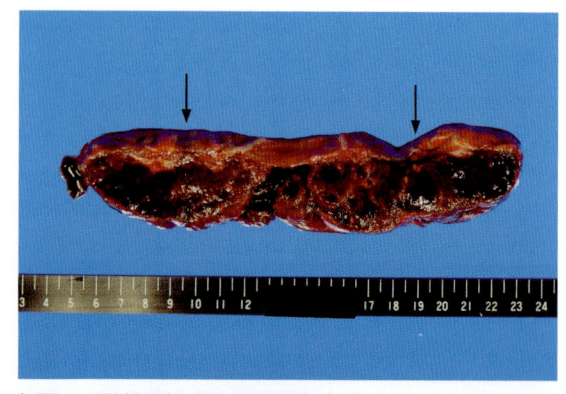

▶図5　周郭胎盤の胎児面の襞（↓）.

3. Fenestrate placenta（開窓胎盤，図6）

大変まれである．子宮内に遺残として胎盤の一部が残っている可能性もあるが，なければこの診断となる．臨床的な問題は報告がない[3]．

4. 分葉胎盤（図7）

分葉胎盤は架橋血管があり，完全に分かれているものもあるが，一部つながっているものもある．臨床的な意義は分葉が前置胎盤であったり，分葉胎盤が遺残胎盤となることである[3]．

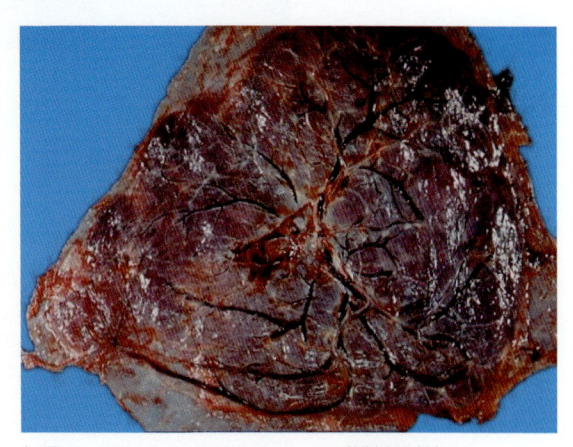

5. Placenta membranacea（膜様胎盤，図8）

膜様胎盤は子宮全体を覆うような大きく薄い胎盤である．臨床的には分娩後出血やFGRの合併が多い[3]．胎盤の形態異常も臍帯の異常と同様，児への影響が大きいということがわかった．これらは分娩室で簡単にわかるものであるが，決め付けることは避けた方がよい．何人かで観察し，病理医も交え，診断するのがよい．

---

3) Harold Fox, Neil James Sebire : Pathology of the Placenta, 3rd ed, Elsevier Saunders, p75-78, 2007.

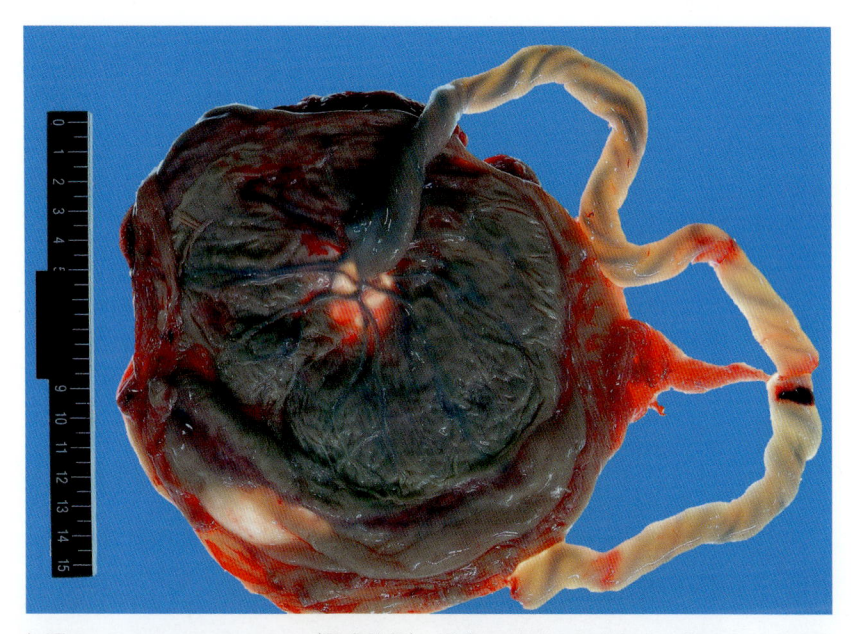

▶図6 Fenestrate placenta（開窓胎盤）．胎盤の絨毛は中央部では認めないが絨毛膜板はある．

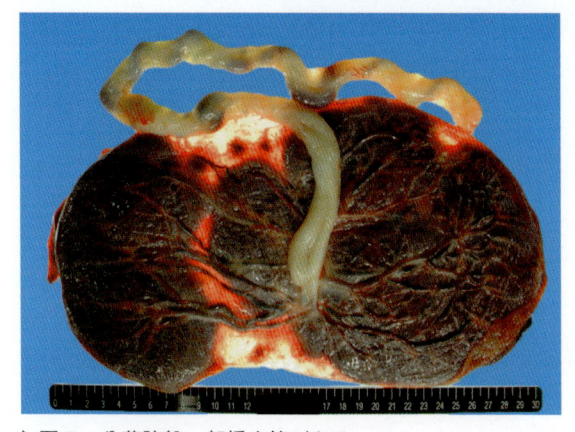

▶図7 分葉胎盤．架橋血管がある．

▶図8 Placenta membranacea（膜様胎盤）．

38 胎盤の位置異常

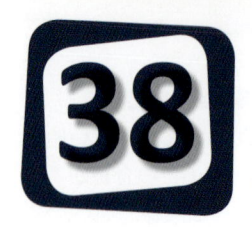

1. 前置胎盤

胎盤の一部または大部分が子宮下部（子宮峡）に付着し，内子宮口に及ぶものをいう．子宮口を覆う程度により次の3種類に分類される[1]．

①全前置胎盤（placenta previa totalis）：胎盤が内子宮口の全部を塞いでいるもの．

②一部前置胎盤（placenta previa partialis）：胎盤が内子宮口の一部を覆うもの．

③辺縁前置胎盤（placenta previa marginalis）：胎盤の下縁が内子宮口縁に達しているもの．

前置胎盤の頻度は全分娩数の0.5％程度で，突然に無痛性の性器出血を起こす．最初は少量の性器出血のことが多いが，大量に出血し高度の貧血を起こすこともある．

前置胎盤はしばしば辺縁部からの早剥を認める．また，辺縁部からの破水も多い．前置胎盤部分は胎盤床の形態異常や妊娠中の虚血や出血のため，胎盤内の絨毛の虚血や血栓を高率に認める．

子宮下部は脱落膜が薄いので，癒着胎盤を合併することもある．

2. 低置胎盤

胎盤の下縁が内子宮口に達しないが，内子宮口に近いものをいう

前置胎盤，低置胎盤で問題になるのは妊娠中の出血だけではなく，分娩時の胎盤の癒着もある．外来から十分な説明と準備が必要である．

---

1) 杉本充弘：前置胎盤．日産婦誌 59：712-715, 2007.

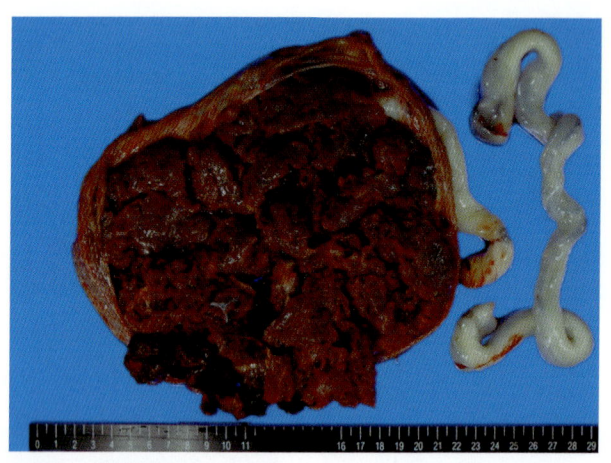

▶図1 前置胎盤．

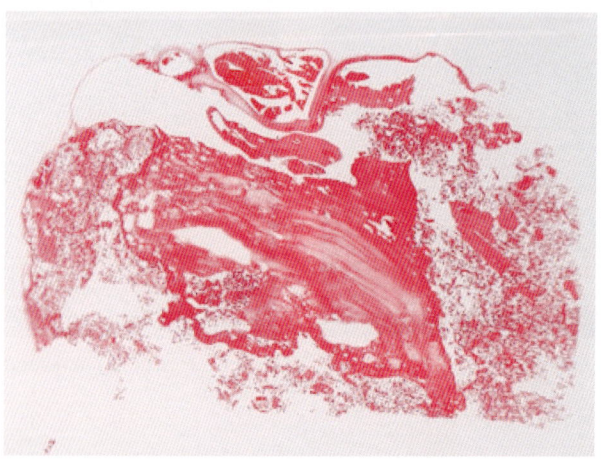

▶図2 前置胎盤部の血栓．図1の部分の組織像．

39 前置血管

　胎児血管が胎盤や臍帯に支持されず，頸管上部で胎児先進部以下の胎児膜を横切って走行する例を前置血管という[1]．

　前置血管には，①臍帯の卵膜付着と二葉胎盤，または，②副胎盤の間の卵膜の表面に血管走行がある2つのタイプがある．前置血管があると，破水時に前置血管の血管も破れる．胎児に悲惨な続発症が発生して，胎児死亡のリスクが増大する．

　発生頻度1/2,500 〜 1/3,000は知られた事実である．分娩前に診断されなければ周産期死亡率は70 〜 90 %であると報告され，前置血管の発生頻度が1：2,500で周産期死亡率が50 %と仮定すると，5,000人に1人の児が前置血管破裂で死亡することも知られている．

　最近の1,000例の分娩で約350例の胎盤病理検査をした．そのうち，1例の前置血管を臨床的（図1）にも，病理的（図2）にも診断した．

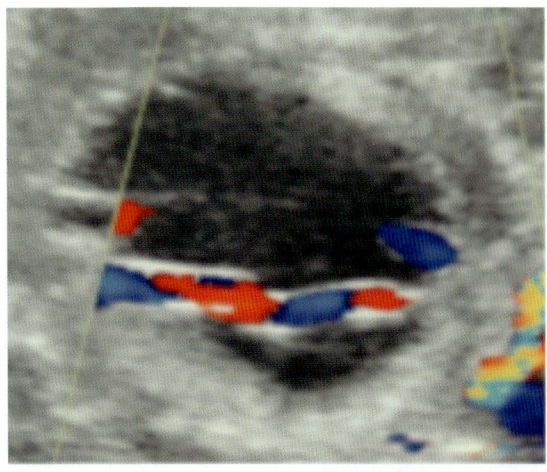

▶図1　内子宮口から，3本の血管（*）が見えている．

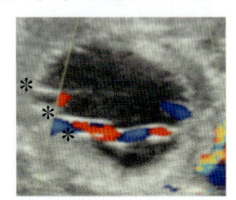

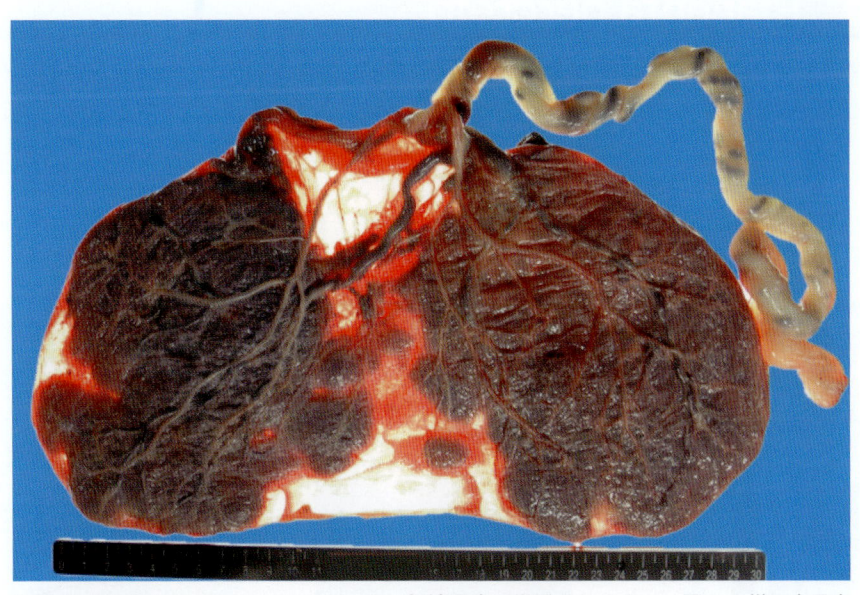

1) Kurt Benirschke, Peter Kaufmann, Rebeca N Baergen : Pathology of the Human Placenta, 5th ed, Springer, p454, 2006.

▶図2　bilobed placenta．Vaso plevia．切迫早産で搬送されてきた．図1の様に内子宮口から前置血管が見える．子宮収縮と外出血を認めたので緊急帝王切開となった．臍帯付着部に4本の血管を認める．このうちの3本が超音波で観察されている．

40 癒着胎盤

　癒着胎盤とは，妊娠・出産の際に発生する合併症の1つであり，胎盤が母体の子宮に癒着して剥離が困難となる疾患である．

　出産の際に児が娩出した後，正常分娩であれば胎盤が子宮から剥離して娩出される．しかし何らかの理由により，胎盤の絨毛組織が母体子宮の筋層に侵入していた場合，胎盤が子宮から剥離せず，積極的な医療的介入を行わない限り胎盤の娩出が不可能となる．

　①類似疾患として付着胎盤がある．癒着胎盤との鑑別は，胎盤と子宮の組織間に脱落膜あるいは子宮内膜があるか否かを組織学的に評価することで診断する[1]．脱落膜があれば付着胎盤，なければ癒着胎盤である．

　②病理組織学的分類：(1) 筋層を貫通して漿膜層に到達したものを Placenta percreta（穿通胎盤），(2) 筋層深くに侵入したものを Placenta increta（陥入胎盤），(3) 胎盤が子宮筋層表面に癒着したものを Placenta acreta（楔入胎盤）と分類する（日本産科婦人科学会）．

　③発生頻度は約 0.01 %（出産1万件に1件）であり，稀な疾患である．一方，容易には子宮から剥離しないが，用手的には剥離可能な付着胎盤は約 0.3 %（出産 1,000 件に3件）の頻度で存在する．経産婦に多く，癒着胎盤症例の約 80 %が経産婦である．

　④診断：分娩後に胎盤の遺残があり，用手剥離でも剥離できない時，臨床的に癒着胎盤を疑う．確定診断は，摘出した子宮もしくは胎盤の病理的検討により診断する．

　⑤重要：癒着した胎盤を用手的に剥離する際に大出血を来たし，それに続発する出血性ショックや播種性血管内凝固症候群（DIC）により，母体死亡の原因となる．稀な疾患ではあるが，母体死亡の報告もあり，産科的に重要な疾患である．

---

1) Frederick T Kraus, Raymond W Redline, Deborah J Gersell : Placental Pathology (Atlas of Nontumor Pathology), Armed Forces Institute of Pathology (AFIP), p50, 2004.

◆ 40-1 Placenta percreta

　Placenta percreta は過去に帝王切開の既往があり，胎盤の付着部位が子宮前壁であるものが多いが例外もある．

　組織学的には，絨毛の浸潤が漿膜に達するかどうかである．肉眼的には percreta と increta は肉眼で胎盤が透けて見えるかどうかという違いがある．病理検査では脱落膜が欠損していた場所ではその上が梗塞になっていた．癒着胎盤ではなく付着胎盤と診断したものは，すべて絨毛が脱落膜に接している所見が得られた．図1のMRI像は広範囲に前壁が薄くなって，部分的に穿通胎盤を疑う．肉眼で図2では胎盤母体面が透けて見えている．割面でもそれが明らかである．

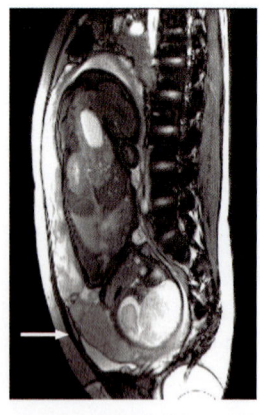

▶図1　妊娠中のMRI像．胎盤が前壁に付着している．穿通胎盤を疑う(→)．

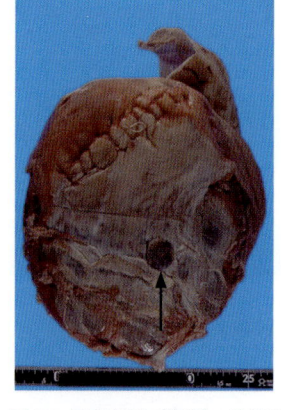

▶図2　子宮前壁（腹側）．胎盤が子宮の筋層を超えている（↑）．

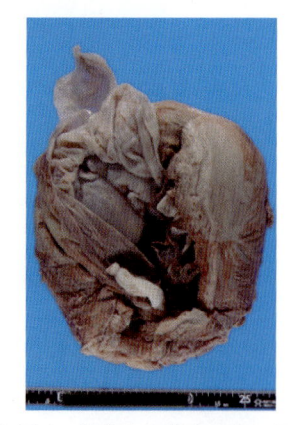

▶図3　胎盤と子宮を全摘．子宮後方（背側）から見た像．

この病理像をみると，図5, 6は癒着胎盤の証拠を示している．肉眼では漿膜から透けて見えている．肉眼像でも割面でも顕微鏡像でも漿膜に接している（図4, 7）．この様な例は剥離が困難で，化学療法で胎盤に壊死に陥らせると，大出血を起こす．

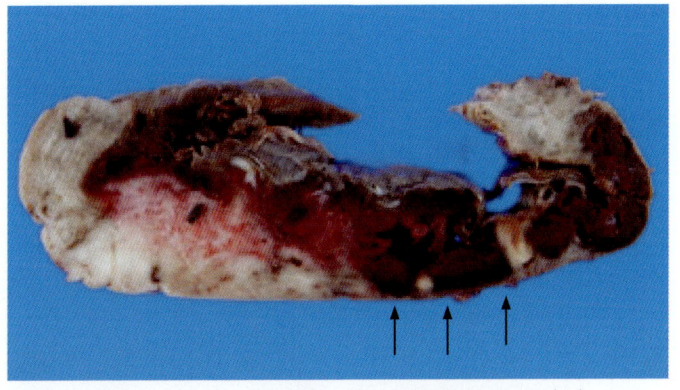

▶図4 胎盤をつけたままの割面．薄い子宮壁がわかる（↑）．

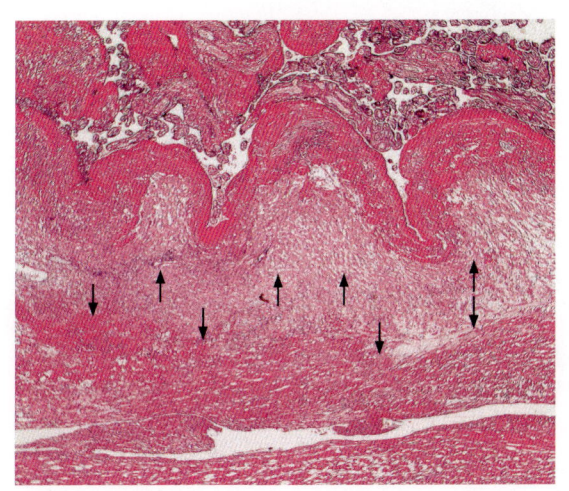

▶図5 脱落膜（↑），筋層（↓）がある．

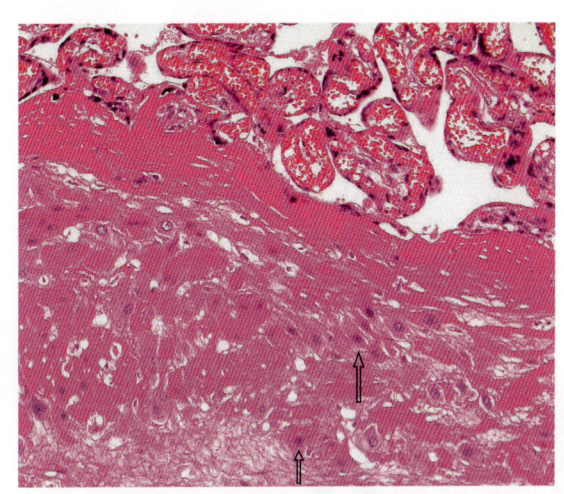

▶図6 脱落膜はなく筋層（⇑）への直接のトロフォブラストの癒着を認める．

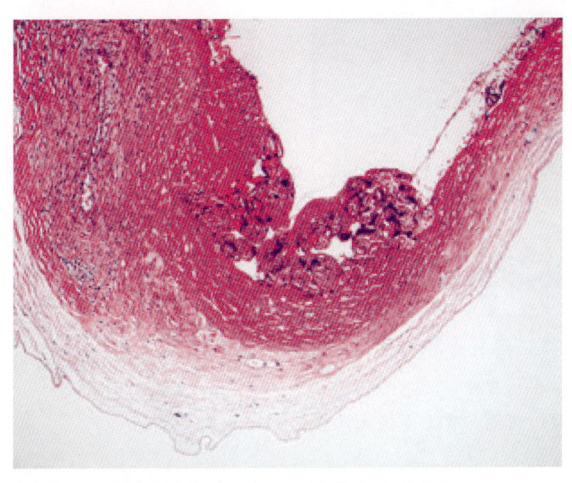

▶図7 筋層も脱落膜もない．漿膜のみである．

◆ 40-2 Placenta increta

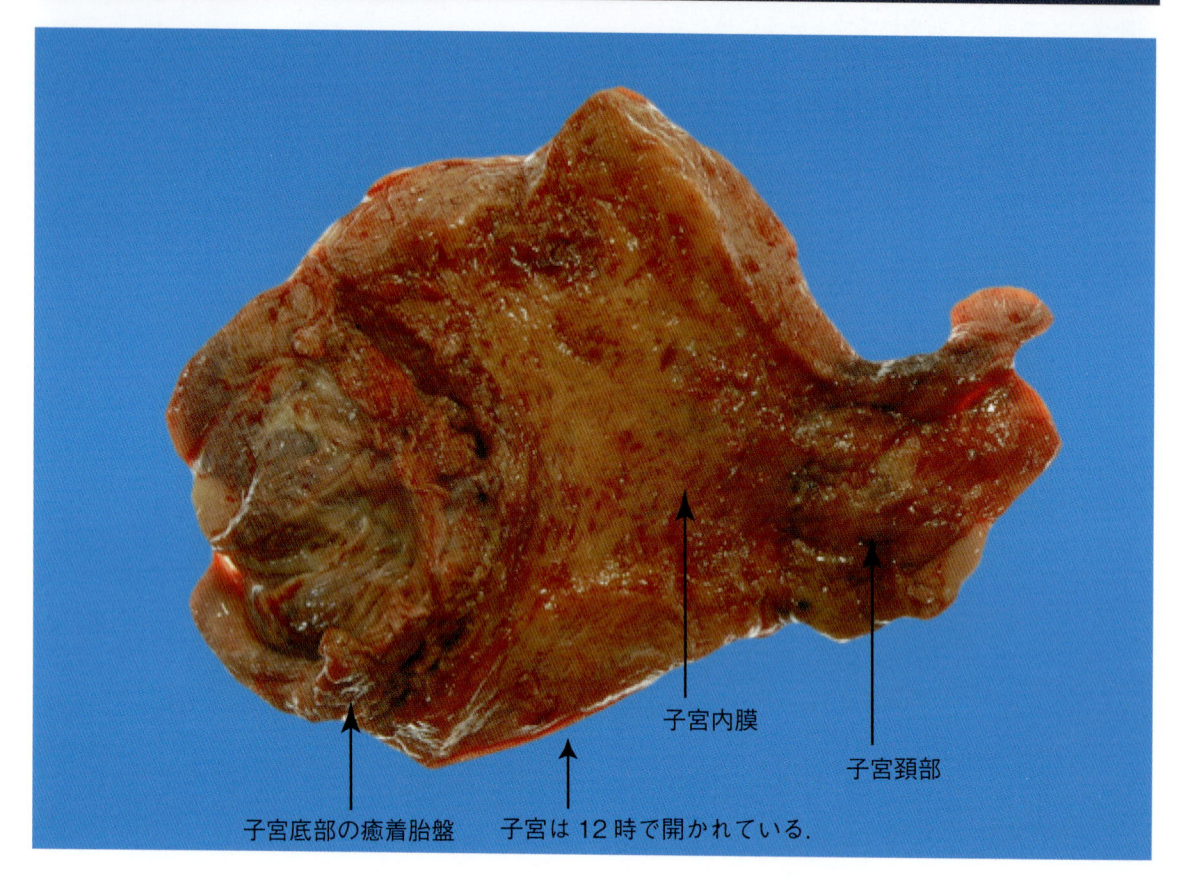

子宮内膜
子宮頸部
子宮底部の癒着胎盤
子宮は12時で開かれている．

▶図8　既往帝切歴や子宮内搔爬術などの既往歴はない．子宮底部に癒着した胎盤のため子宮全摘術となった．卵管開口部から子宮底部の脱落膜に炎症細胞浸潤が認められた．脱落膜は慢性の炎症により部分的に欠損し，絨毛が直接筋層に接着することがあるのかもしれない．

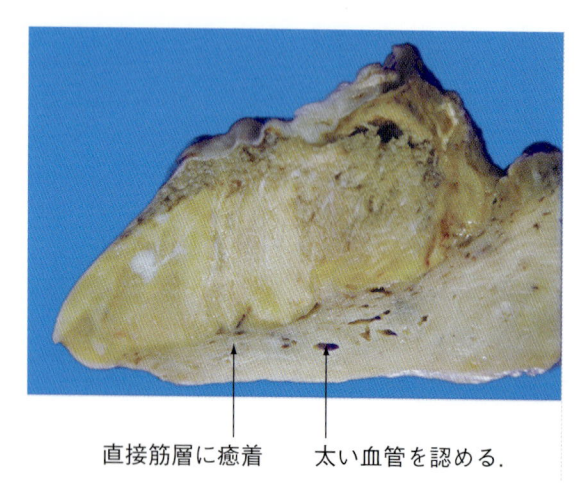

直接筋層に癒着　　太い血管を認める．

▶図9　癒着胎盤．胎盤を剥がせそうだが，用手的にはがすと大出血につながる．胎盤付着部のすぐ下に大きな血管がある．

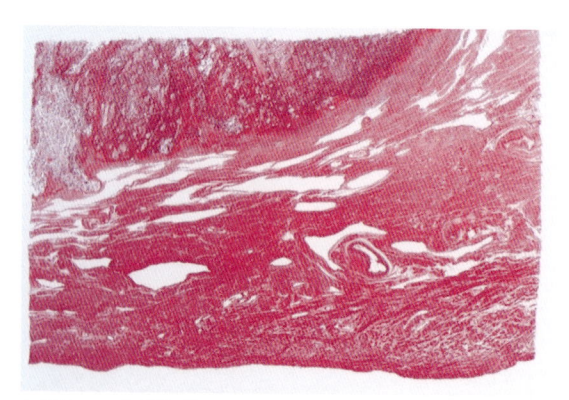

▶図10　癒着胎盤のHE像．脱落膜はなく，絨毛が筋層に直接接着している．癒着部分の筋層には大きな血管を認め，不用意に剥離を進めると大出血につながる．

◆ 40-3　Placenta acreta

臨床的に癒着胎盤を疑う．分娩後胎盤が完全には娩出せず，1週後，子宮内用除去術施行．

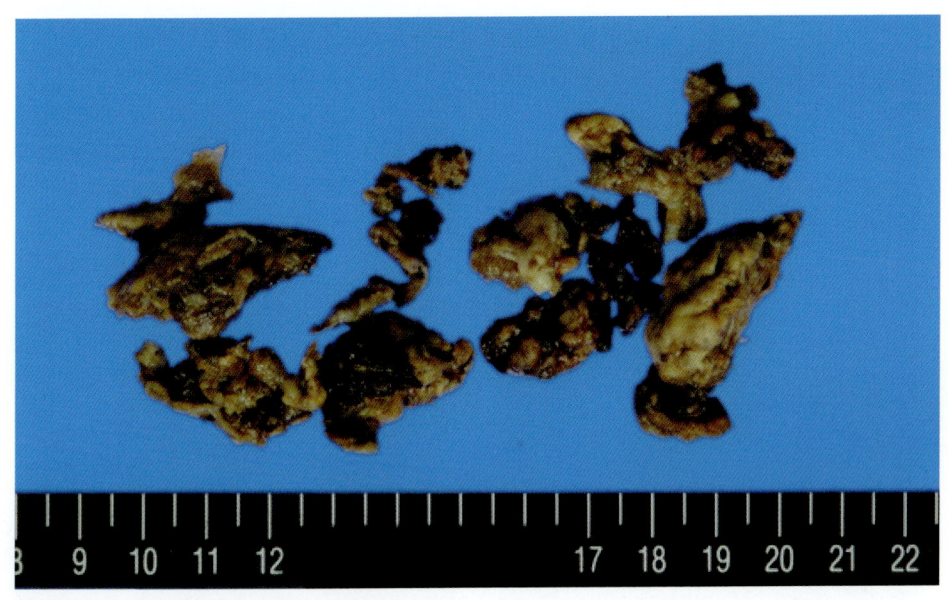

▶図11　子宮内容物．提出された内容物．

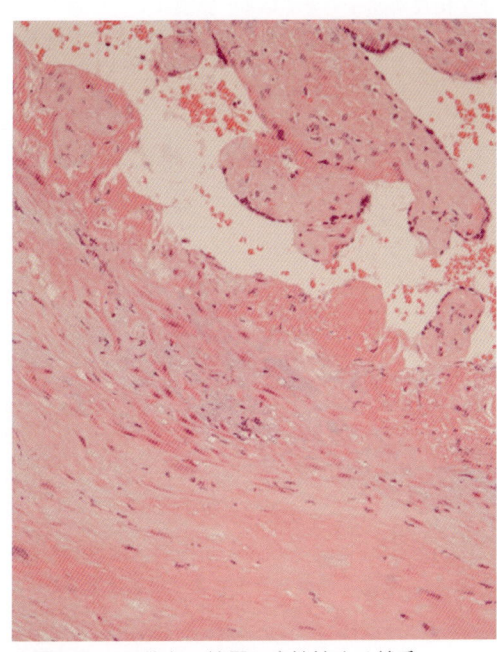

▶図12　HE染色．筋層に直接接する絨毛．

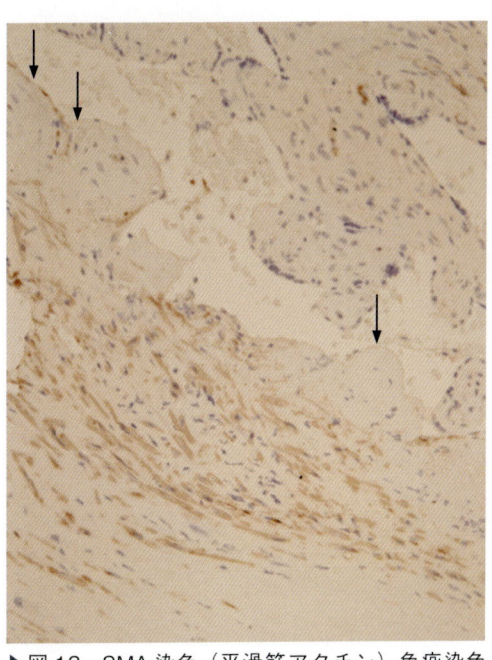

▶図13　SMA染色（平滑筋アクチン）免疫染色（茶色部分が子宮筋層）．筋層に直接接する絨毛（↓）を確認した．

◆ 40-4　瘢痕部癒着胎盤

　本症例は，20代女性．1回の人工妊娠中絶術と1回の帝王切開術の既往がある．帝王切開術は入院の6ヵ月前である．今回妊娠6週から出血があり患者は生理と思っていたが，瘢痕部癒着胎盤による出血と診断され，子宮全摘術が施行された．この時の尿中HCGは800IU/Lであった．

　肉眼的に，子宮頸部の腫大および子宮頸部前壁にほぼ全層に出血を認めた．顕微鏡所見は，瘢痕部から絨毛が筋層を越え浸潤する癒着胎盤であった．子宮頸部外側0.2mmまで出血を認めた．病理診断は，瘢痕部妊娠とPlacenta increta である．癒着胎盤は多くは脱落膜が欠損することにより絨毛が筋層に直接付着する．また，絨毛が筋層に浸潤することにより分娩後，胎盤が剥離しない状態をいう．

　本症例は帝王切開後の切開層から側方，切開層から頸管の方向に癒着する，瘢痕部癒着胎盤が頸管に広がったと考えた．きわどいが漿膜側に絨毛が達していないのでPlacenta incretaと診断した．

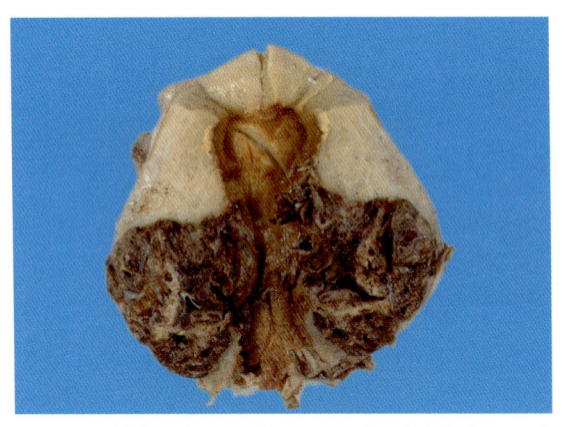

▶図14　摘出子宮．19時から12時の方向を含み4時まで出血は広がっている．出血は漿膜側から見えない．

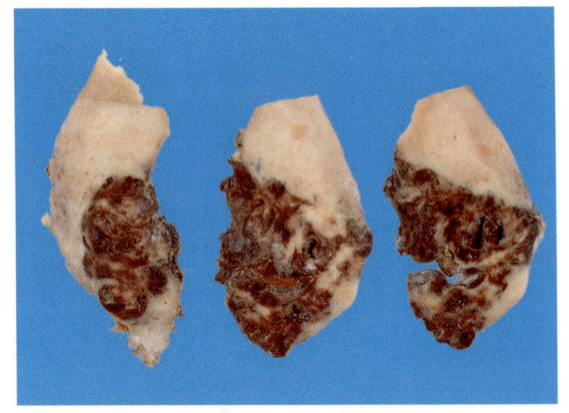

▶図15　割面．瘢痕部に絨毛と出血を認める．0.2mmまで出血が迫ってきている．穿通はしていない．ここまできたら穿通胎盤と呼んでもよさそうだが，定義上は侵入胎盤である．

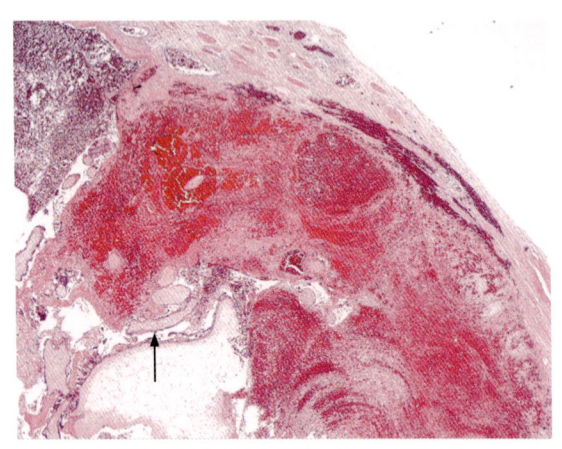

▶図16　割面．出血の中に絨毛（↑）を認める．

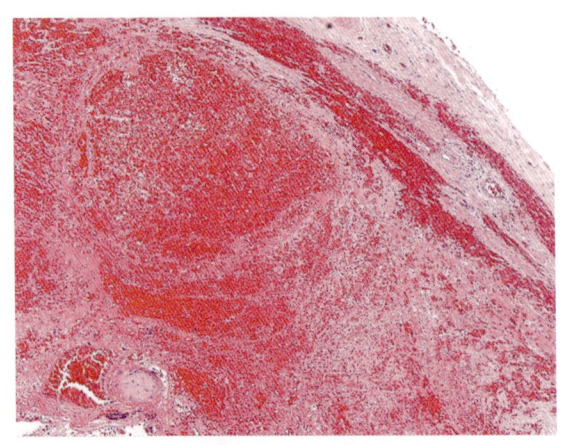

▶図17　割面．筋層0.2mmまで出血がある．

41 付着胎盤

　容易には子宮から剥離しないが，用手的には剥離可能な付着胎盤は，約0.3％（出産1,000件に3件）の頻度で存在する．

　検体に，筋層に直接接着する絨毛があるかどうかで診断する．絨毛が1つでも筋層に付着していれば癒着胎盤，なければ付着胎盤と診断している．所見がなければ，臨床医とともに胎盤母体側を全割する．

　臨床医にとっても次の方針を早く決めなければいけない大切な症例なので，私は必ず臨床医とともに追加切り出しを行う．臨床医が忙しく立ち合いができなければ何度も催促する．最初娩出した胎盤には筋層に接する絨毛はなかった（図1）．当然全割である（図4, 5）．

　症例は2週間で自然排出された例である．全割し，標本を38枚追加した．どの切片にも筋層に直接接する絨毛は見られなかった．脱落膜にCD3陽性のリンパ球とその上に広がる絨毛炎が見つかった．

　Benirsheは癒着胎盤に合併したVUEをPathology of the human placenta. に書いている．本症例の遺残した胎盤には血流はすでになかった[1]．

　胎盤娩出後，母体は菌血症になったが，一命はとりとめている．病理診断はなんとかついたが，ここで考えるべきことは臨床の厳しさである．今後このような症例を積み重ね，臨床に生かしていただきたいと思い，忙しい臨床医を呼び出し，答えを出すまで何度も顕微鏡を見てもらった．

---

1) Kurt Benirschke, Peter Kaufmann, Rebeca N Baergen : Pathology of the Human Placenta, 5th ed, Springer, p725, 2006.

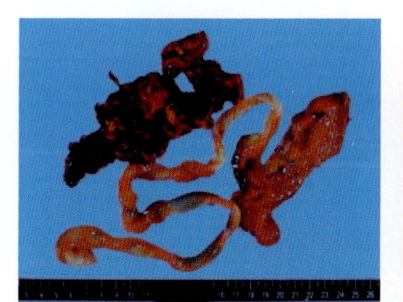

▶図1　最初に出した胎盤．

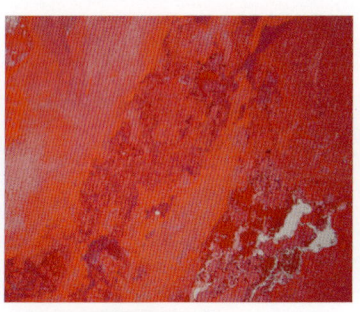

▶図2　脱落膜の出血．

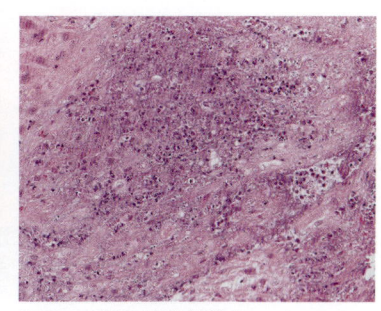

▶図3　壊死性脱落膜炎．

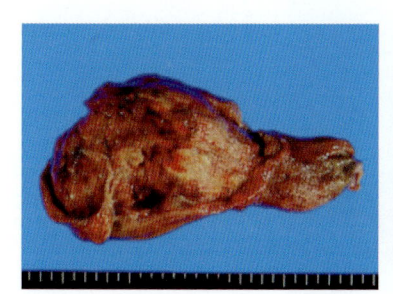

▶図4　2週後自然排出された胎盤．

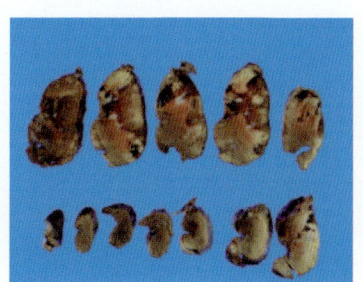

▶図5　割面．

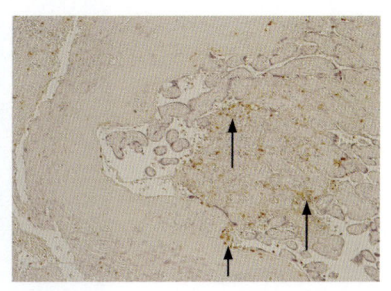

▶図6　Basal plate. VUE. CD3免疫染色陽性（↑）．脱落膜を認める．

42 Breus' mole

　Breus' mole（胎盤内巨大血腫）は胎盤胎児側の絨毛膜の直下に生じる巨大血腫であり，稀な疾患である．本疾患は胎盤内に巨大な血腫が生じ胎児胎盤の循環が損なわれ，FGRや子宮内胎児死亡をきたす頻度が高く，児の予後が不良であることが多いとされている[1, 2]．

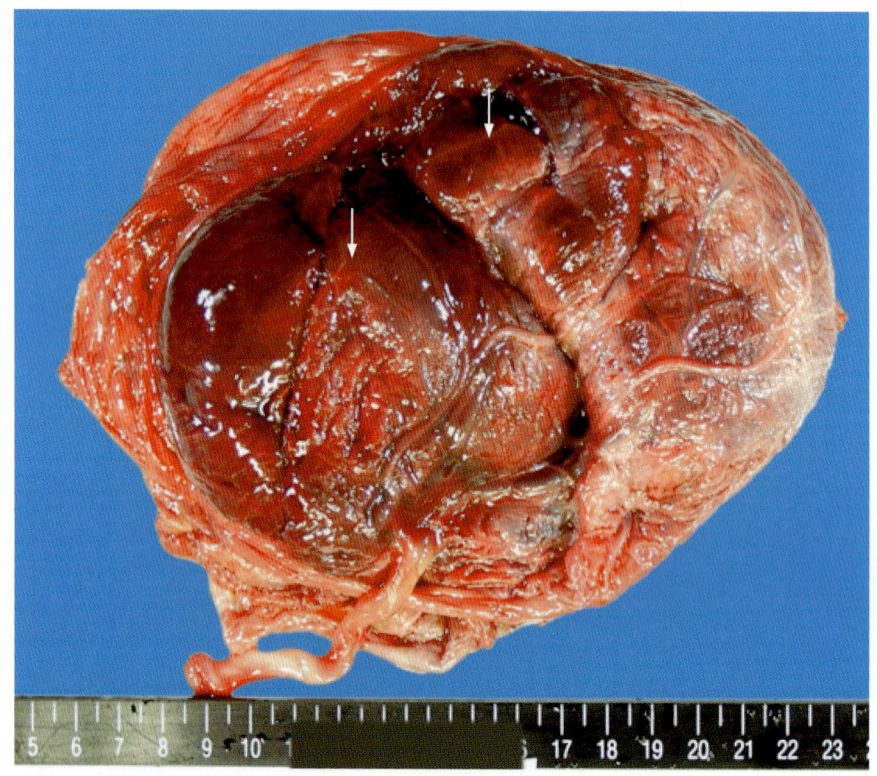

▶図1　胎児面から見た，割の入った巨大絨毛膜下血腫2つ（↓）．最大は8cm大．

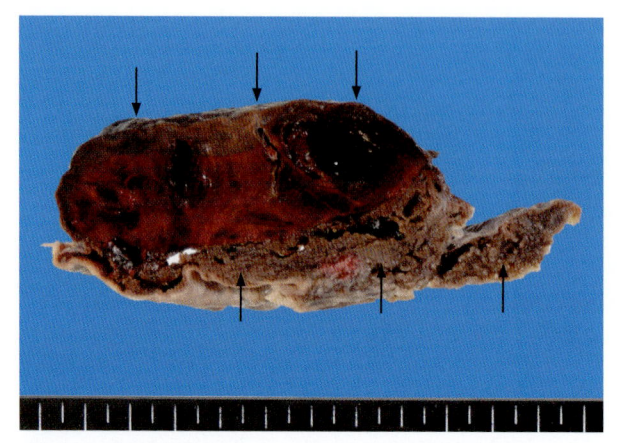

▶図2　絨毛膜下の血腫．肉眼像．絨毛膜下の血腫（↓）と下に追いやられた絨毛部（↑）．

児はFGRやIUFDの合併が多いことは知られている．血腫だけでなく，残った絨毛もほとんど機能がない．いつ分娩させるかを決めるのは胎児評価，それを理論的に支えるのが胎盤病理である．

1) Harold Fox, Neil James Sebire: Pathology of the Placenta, Elsevier Saunders, p116-118, 2007.
2) 有澤正義，若浜陽子，中山雅弘：Breus' mole の頻度と病理的特徴について．臨産婦 44：267-269, 1990.

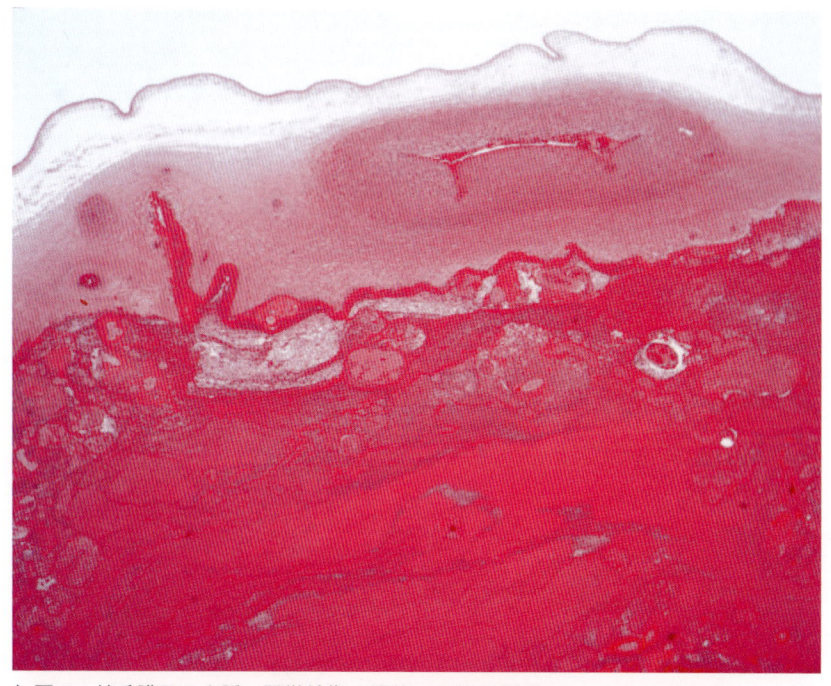

▶図3　絨毛膜下の血腫．顕微鏡像．層状に血栓がある．

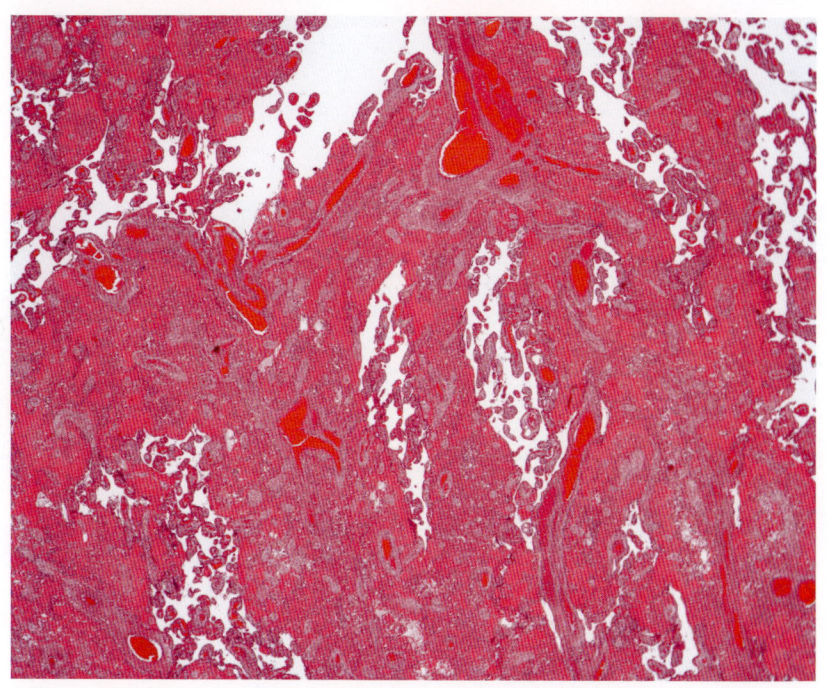

▶図4　下に追いやられた絨毛．

43 胎盤周囲の血栓（血腫）

　胎盤および胎盤周囲の血栓や出血について，正確な用語の使用は難しい．正しく理解しないと間違った診断，病態の不正確な把握につながり，治療方針や患者への説明が，違ってくる．

　胎盤には頻度の高いものとして脱落膜内血栓，絨毛間血腫，絨毛膜下血腫がある．胎盤周囲の血栓と出血の模式図を参考に，ブロイス血腫と血栓を比べていただきたい．

　図3の血栓は母体面と胎児面の中間あるいはやや母体面にできるのに比べ，ブロイス血腫はやや胎児面側にできる．これは胎盤内の血流を考えると，胎児面直下の方が胎盤内血流は遅いからである．その理由は，ガス交換，絨毛内血管への栄養物の移入，老廃物の排出が胎盤の中間部で盛んに行われているからと想像する．

　ここまで考えると，ブロイス血腫も治療したいと考える．ブロイス血腫の自然治癒の症例ではないかと考える．

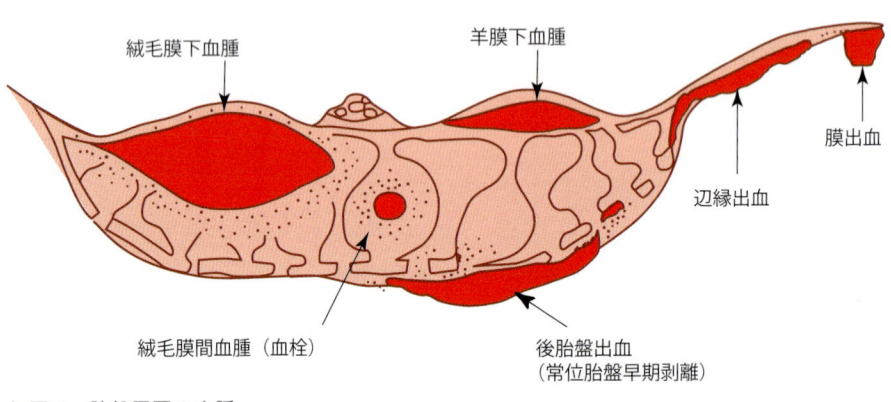

▶図1　胎盤周囲の血腫

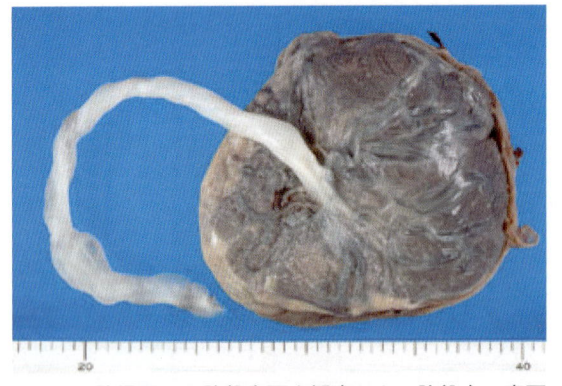

▶図2　胎児面から胎盤表面を観察した．胎盤右に表面の血管怒張と大きな盛り上がりを認める．

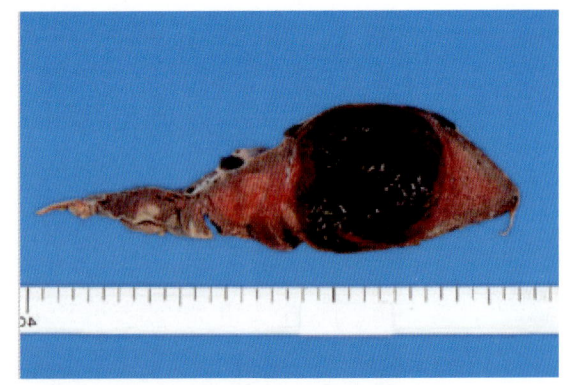

▶図3　割面．血腫を認める．絨毛膜下血腫というより大きな絨毛間血腫，血腫が胎盤の中心にある．

44 Subchorionic fibrin plaque

　血腫あるいは血栓の末期像はフィブリン沈着となる（図1）．ブロイスも初期に自然治癒経過をたどれば，胎児側の絨毛がやられず何とか生き延びる．

　図42-1，42-2 で示したブロイス血腫が 25 週で分娩となり，図1～3の subchorionic fibrin plaque[1] は 32 週で分娩となった．いずれも −2.5 SD 以上の FGR，臍帯動脈の途絶，逆流を両方に認めた．

　図1の胎盤表面の血管の怒張像と図2，3の絨毛のうっ血は，FGR や臍帯血流の異常を裏付ける所見である．層状の血栓，血腫が subchorionic space に広がり，周囲の絨毛も巻き込んでいる．それ以外に絨毛膜板の血管の再疎通像を認める．臨床像の臍帯の

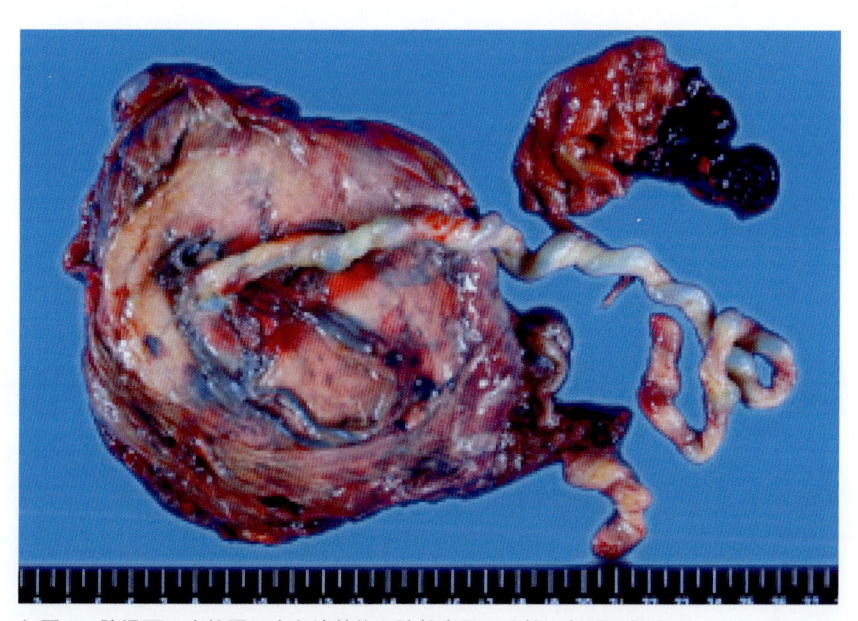

▶図1　胎児面の広範囲に白色沈着物と胎盤表面の血管の怒張を認める．

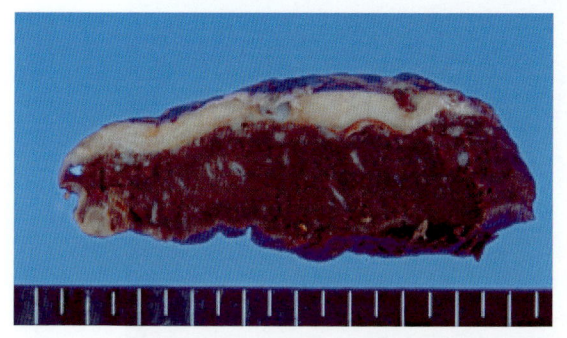

▶図2　絨毛膜下に約 7mm の白色沈着物を認める．胎盤実質はうっ血を示す．胎盤表面の血管の怒張と一致した所見．胎児胎盤循環不全である．

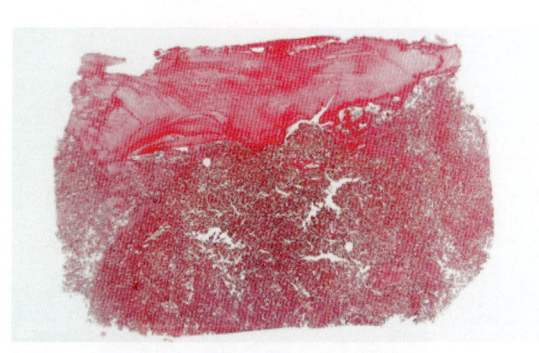

▶図3　絨毛膜下の血腫，血栓のなれの果て．Subchorionic fibrin plaque.

血流異常, FGR と合致する.

図4は subchorionic fibrin plaque だけでなく, 羊膜囊胞も認める. 羊膜囊胞自体は臨床的意義は少ないが, 羊膜血腫との鑑別が必要であるとかフィブリンの上に発症しやすいとかその他の問題も含むかもしれない. いずれの症例も超音波検査で推測できるかもしれない. ブロイス血腫を治療すれば, 図1～5のようになるのかもしれない.

---

1) Harold Fox, Neil James Sebire : Pathology of the Placenta, Elsevier Saunders, p100-103, 2007.

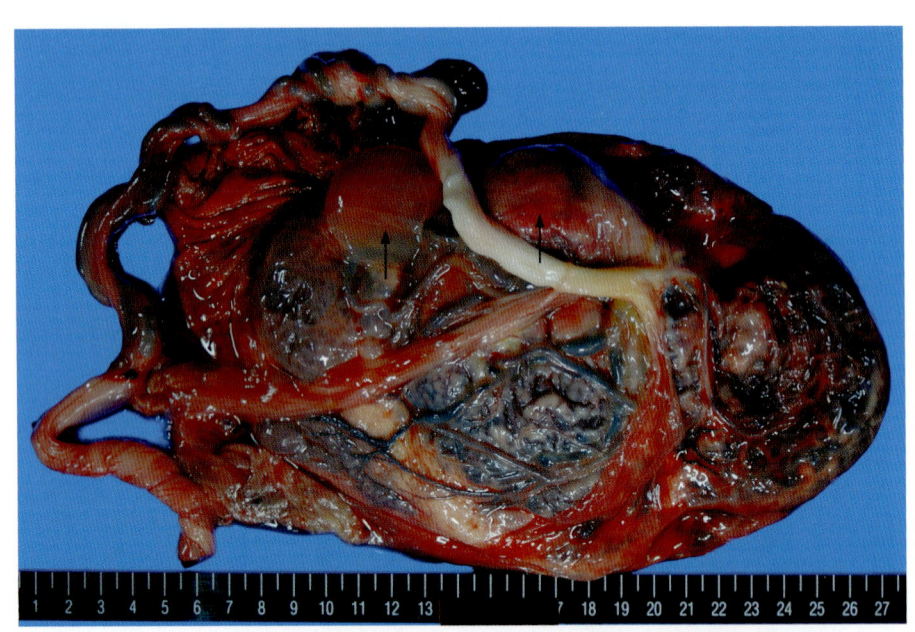

▶図4　Subchorionic fibrin plaque, 臍帯血管の怒張, 羊膜囊胞（↑）を認める.

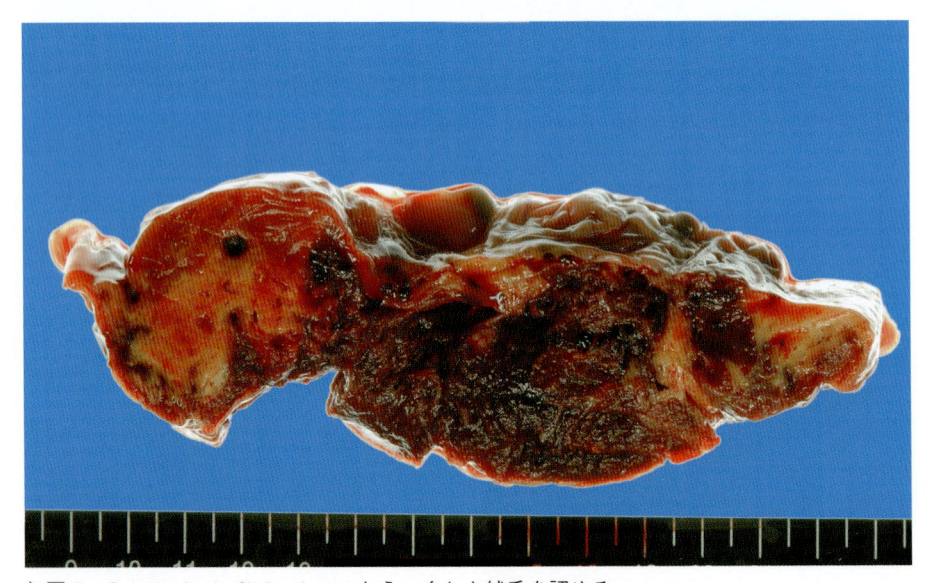

▶図5　Subchorionic fibrin plaque とうっ血した絨毛を認める.

45 胎盤血管腫

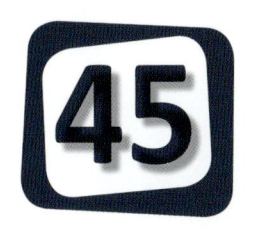

　胎盤血管腫は初期胎盤の血管形成の異常に基づく良性腫瘍で，胎盤腫瘍の中では最も発生頻度が高い．胎盤血管腫は多くは腫瘍径が小さく単発で，被膜をもち，胎盤内の臍帯付着部付近に発生する．図1は6 cm大の血管腫である．ただし付着部から離れ，変性をしているが（図2），CD34で血管腫が明らかになる（図3）．

　1 cmぐらいのものは臨床症状を伴わず，約1％の頻度で発見される．

　直径4 cm以上のものが臨床症状を示す．羊水過多，早産，早剥，胎児の心肥大，胎児水腫，貧血，血小板減少，FGR，胎児機能不全（NRFS）などが生じる．中でも羊水過多を来たすことが多く，14〜22％に発生し，児に重篤な心不全を生じさせることがあると言われている．図4のように小さい血管腫は発見が難しいが，肉眼でみつけた．標本（図5，6）と免疫染色（図7）で確認できる．その他，血管腫の周囲は血流が悪く，胎盤表面の血管に血栓やfibrin cushion（図8）をみる．超音波断層検査法の普及により本疾患は出生前に診断されるようになってきた．

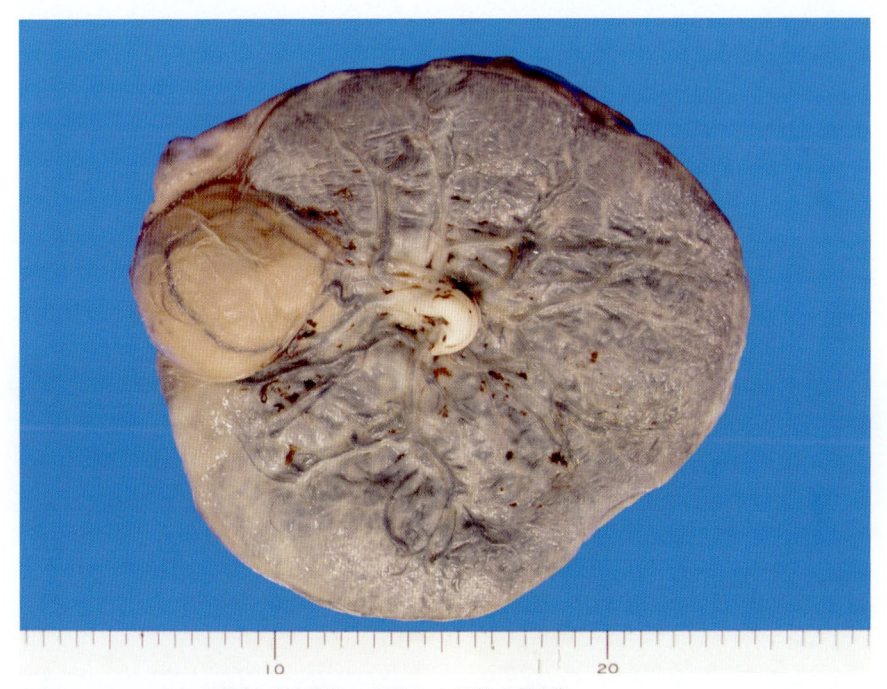

▶図1　6 cm大の血管腫（付着部から離れた胎盤血管腫）．

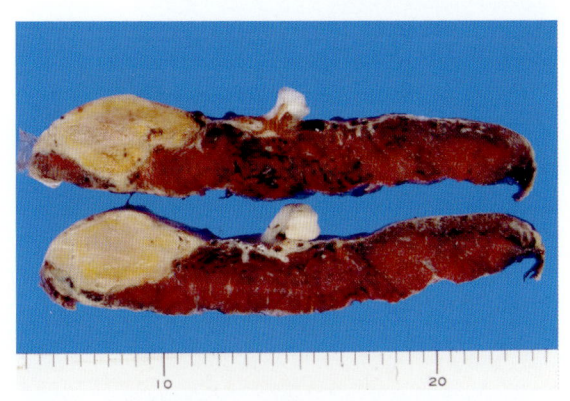

▶図2　血管腫の割面．血管腫は内部に変性を認める．

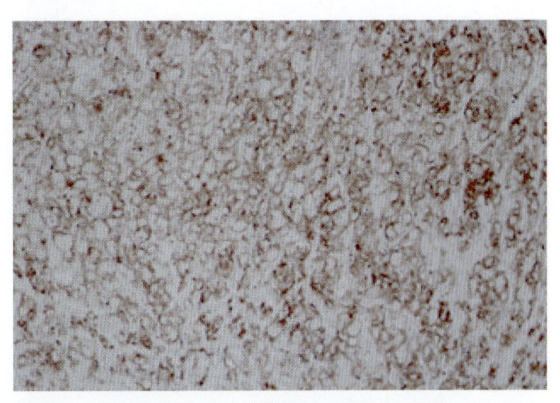

▶図3　CD34が示す，血管腫の変性した血管．

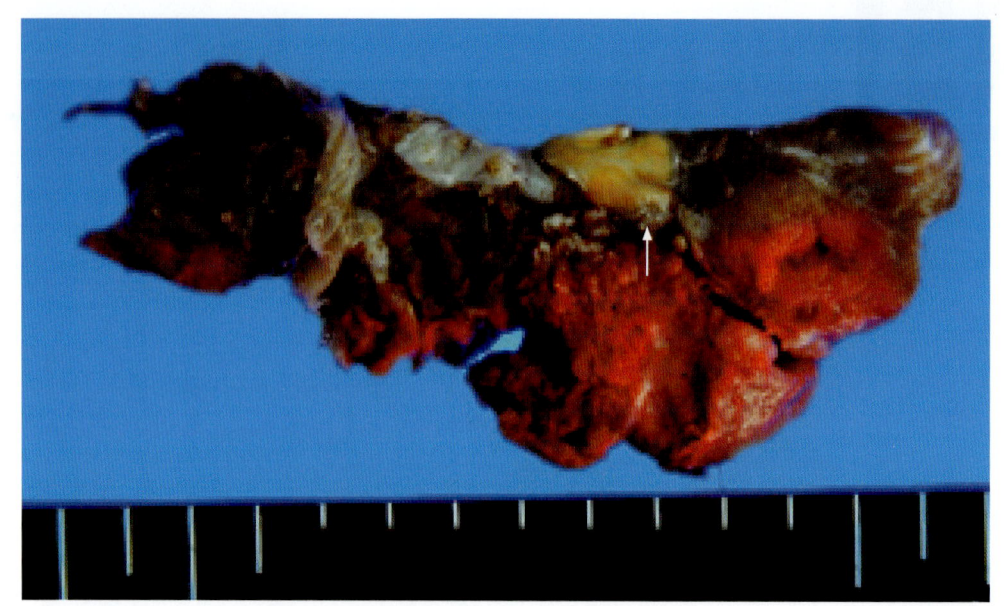

▶図4　1 cm 大の黄金色腫瘤（↑）.

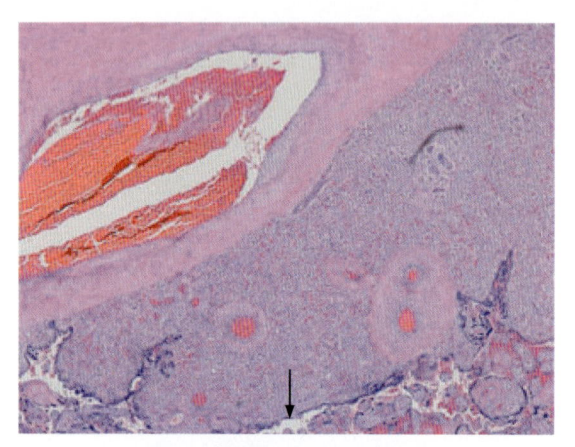

▶図5　絨毛膜下の血管腫. 図4の矢印部分（↓）.

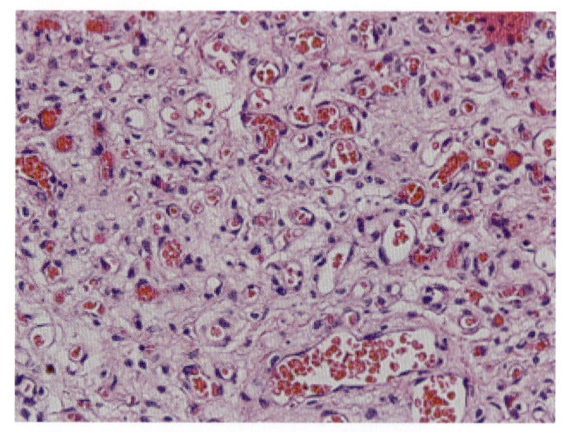

▶図6　血管の増生を認める（血管腫の強拡大）.

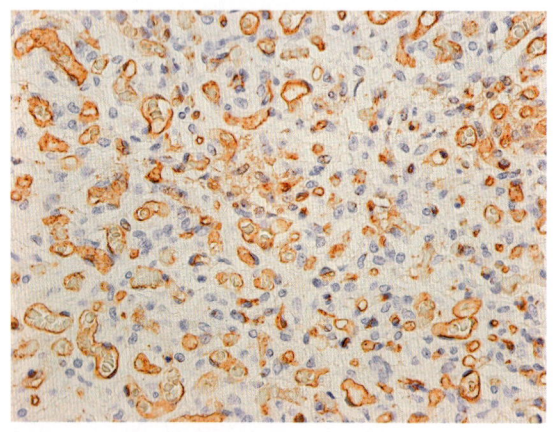

▶図7　CD34（血管内皮細胞の免疫染色）.

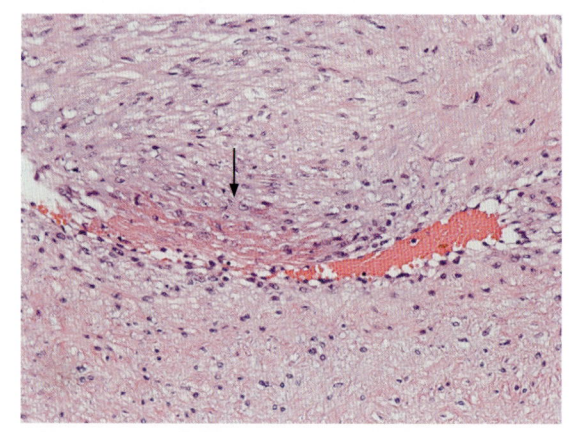

▶図8　fibrin cushion（↓）.

46 臍帯血管腫

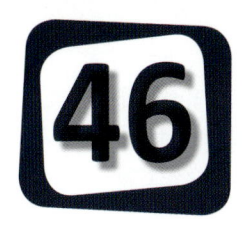

臍帯血管腫は妊娠中，AFP値上昇，羊水過多，先天奇形や胎児死亡との関連性が報告されている[1]．また，血管腫の増大に伴い，胎児水腫，胎児心不全，児の貧血や血小板減少などを起こすことも知られている．

症例1（図1～3）は，1cm大で血管腫としては小さいし，viteline artery の遺残との鑑別が問題になるが，今のところ血管腫と考えている．Chorangiosis を認めた．妊娠中，GDM合併のためインスリン療法をしていたので胎盤が病理検査され，偶然に見つかった．18トリソミーも合併していた．

同様の症例がBenirschke教科書に血管腫として載っている[2]．

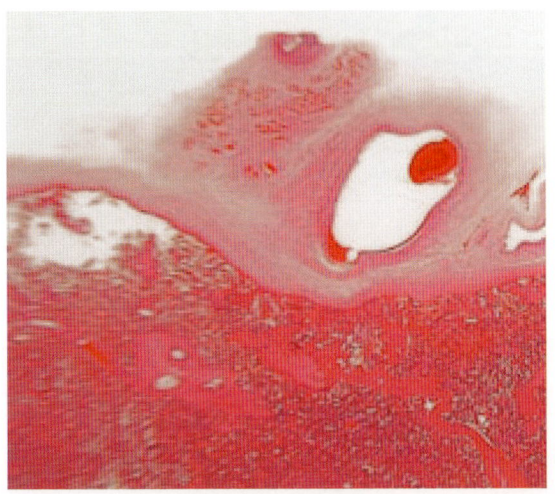

▶図1　1cm大の臍帯付着母の血管腫．

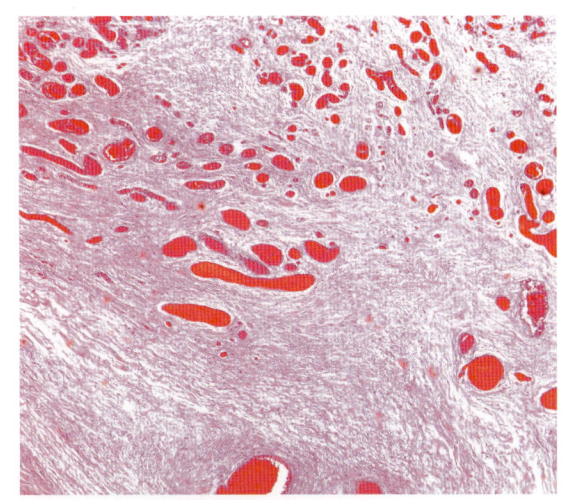

▶図2　血管腫の顕微鏡像．

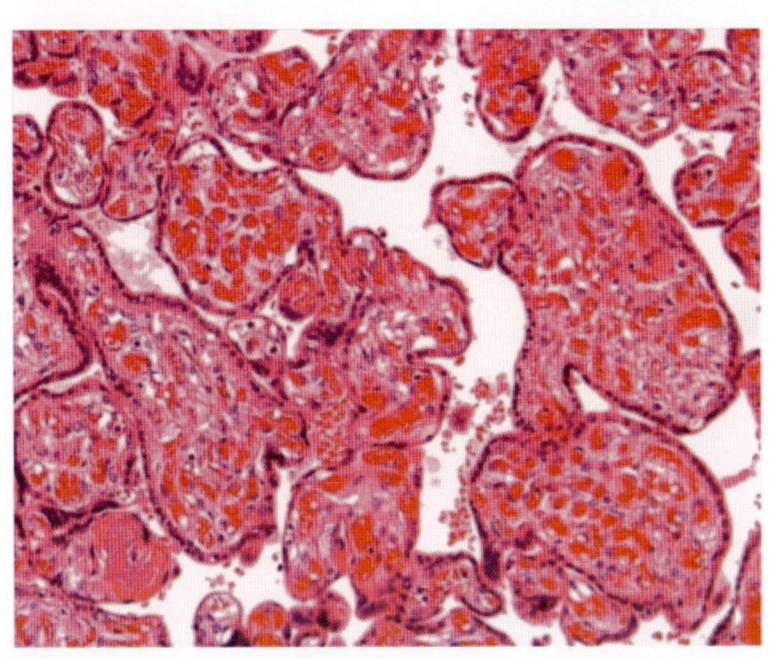

▶図3　Chorangiosis の合併を認めた．

症例2（図4〜6）は慢性の炎症の末，発生し，肉芽組織と著者は思うが，肉芽とも腫瘍ともせず，記載のみにしている．同様の症例が教科書に腫瘍として記載されている[3]．

症例2の血管の増殖は1層の内皮細胞で囲まれた多数の小管腔の増殖で真の腫瘍か，組織奇形（過誤腫）か，妊娠初期の遺残物，あるいは刺激による反応であるのか病態は難しい．Benirschke や Altschuler と話したとき，臍帯のみが臓器の中で肉芽形成を認めないので彼らはこれを hemangioma と考えている．

症例3は，p.56 に記載して Fox は small hemangioma としている[4]が，著者は妊娠のごく初期の血管の遺残と考えている．著者の経験ではどれも小さく先天奇形との関係以外，臨床的な意義も不明であった．大きくなれば，羊水過多や胎児死亡の合併はありうる．

---

1) Frederick T Kraus, Raymond W Redline, Deborah J Gersell: Placental Pathology (Atlas of Nontumor Pathology), Armed Forces Institute of Pathology, p.197, 2004.
2) Kurt Benirschke, Peter Kaufmann: Pathology of the Human Placenta, 5th ed, p.434-435, Springer, 2006.
3) Stacey E Mills: Histology for Pathologists, 3rd ed, Lippincott Williams & Wilkins, p.1101-1102, 2007.
4) Harold Fox, Neil J Sebire: Pathology of the Placenta, 3rd ed, Sunders Elsevier, p.497, 2007.

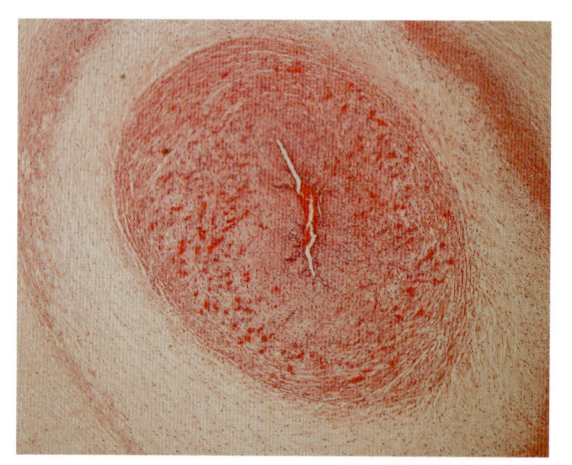

▶図4　臍帯断面．筋層内に血管の増殖を認める．炎症の跡がワルトン膠質にリング状に見られる．

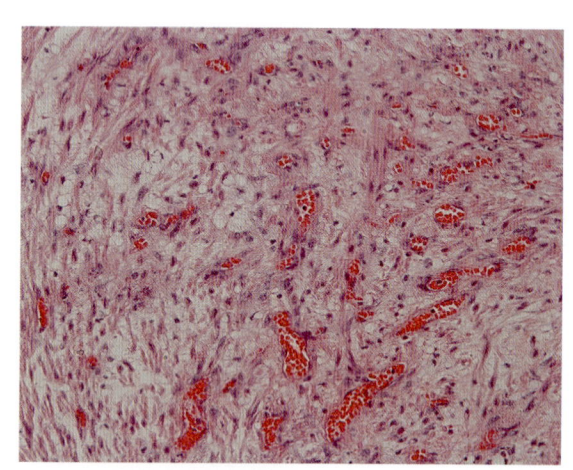

▶図5　筋層内の血管の増生．

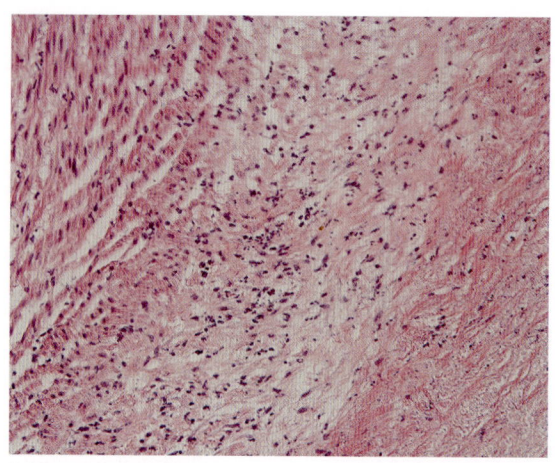

▶図6　肉芽形成以外にワルトン膠質内に好中球の浸潤を認める．

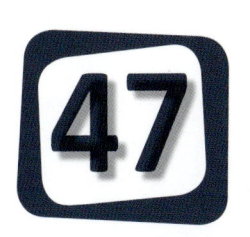

47 Placental mesenchymal dysplasia (PMD)

◆ 47-1 通常の PMD

　PMD の胎盤の特徴は，大きい，胎児面の血管怒張，絨毛の囊胞化，異常大型絨毛，chorangiosis，過長臍帯などである．PMD は稀な疾患で，頻度は 7/30,758（0.02％）と報告している[1]．PMD の間葉系の免疫染色は，ビメンチン，デスミンが陽性で，平滑筋アクチンは未熟な血管の周囲だけが陽性であることが多い[2]．

　PMD では子宮内胎児発育不全，子宮内胎児死亡および新生児 BWS の合併が知られている．Beckwith-Wiedemann syndrome（BWS）合併例は 11 番染色体のインプリンティング異常のため，父親由来の IGF2 の過剰発現が胎児胎盤の過成長を招くと考えられている．また，女児が 8 割であるという事実があり，PMD の発症はその他の遺伝子異常があるのかもしれない．典型的な像と PMD の診断は満たさないが，BWS の症例および PIH，FGR から発症した血管病変による絨毛の囊胞化，異型大型絨毛，chorangiosis を合併する例を示す．

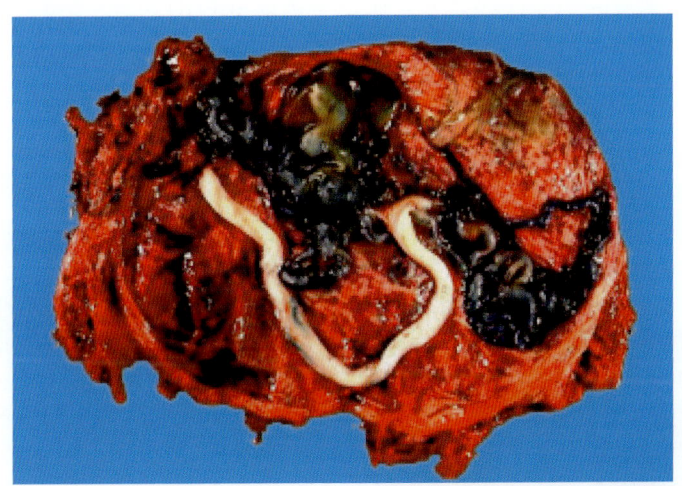

▶図1　PMD の胎児面．600 g を超える巨大胎盤で胎児面の血管の怒張を認める．

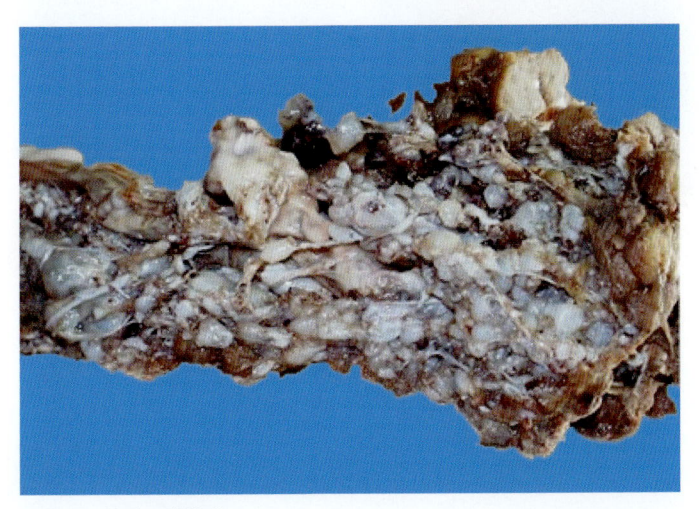

▶図2　絨毛の囊胞化．

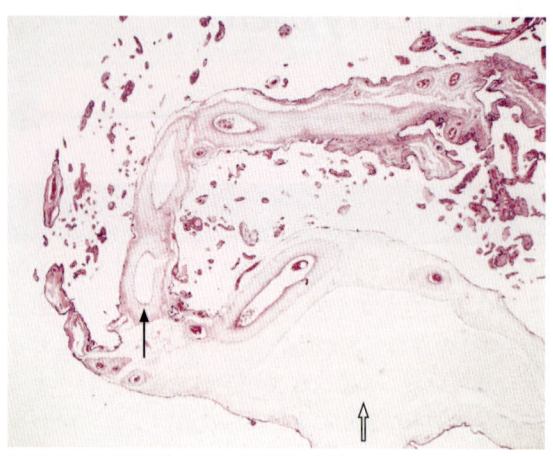

▶図3 血管異常（↑）と囊胞（⇧）．

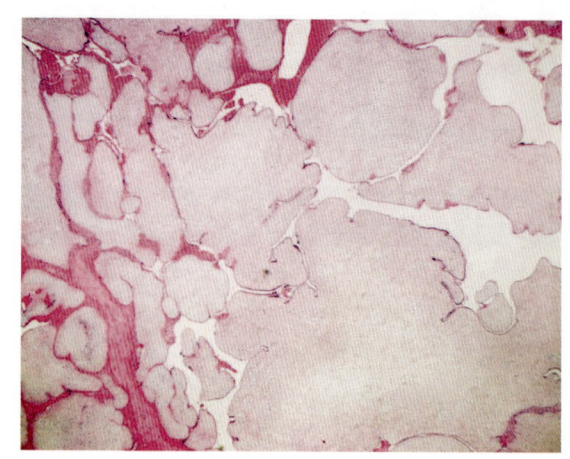

▶図4 異型大型絨毛．

◆ 47-2 BWS の胎盤，PMD，異常大型絨毛，chorangiosis の合併

　このBWSの症例は，囊胞がないということで通常のPMDとは違うが，2008年，2009年にPMDとして日本胎盤学会および日本産婦人科学会で問題を提起した．

　発表した当時はPMDとの診断に異論もあったが，2011年の日本胎盤学会総会で同様の症例が天草中央病院，熊本大学からPMDとして報告された．彼らの報告では囊胞はないが，胎盤は1005gの重量で囊胞以外はPMDの所見を認めた．児は4335gのBWSの女児でpUPD11を呈するにもかかわらず，胎盤はpUPD11を呈しなかった．今後，BWSだけでなくPMDについてもさらに解析が進むことが期待される．

1) Arizawa M, Nakayama M : Suspected involvement of the X chromosome in placental mesenchymal dysplasia. Congenit Anom (Kyoto), 2002.
2) 有澤正義：巨大児と胎盤病理．GDMとDM合併妊娠，BWS症候群を含めて．産科と婦人科 78：672-680, 2011.

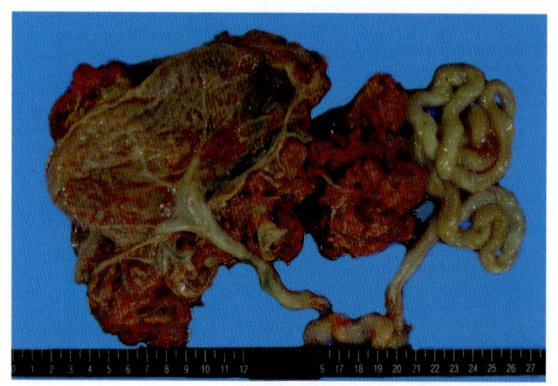

▶図5 BWSの胎盤．胎盤重量は正常である，浮腫状でもろく絨毛は貧血像を示す．囊胞は見られないが1本の胎盤表面の静脈の怒張を認める．臍帯は115cmと過長臍帯である．

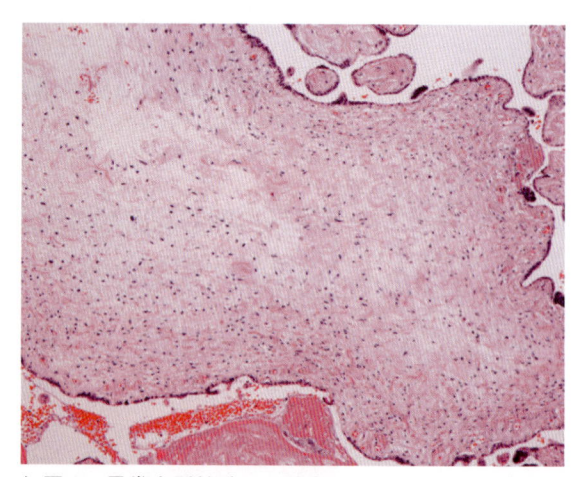

▶図6 異常大型絨毛(HE染色)．絨毛は大型で浮腫状幹絨毛であるが太い血管は認められない．浮腫が進めば水腫状絨毛や囊胞の形成となる．

◆ 47-3　Pseud PMD

　複数の 1〜2 cm 囊胞を母体面に認める（図7）. 胎盤の大きさは正常大. 胎児面の血管に怒張はない. 顕微鏡的に囊胞（図8）および大型絨毛大型絨毛を認める. 虚血性変化, 顕微鏡的梗塞を認める（図9）. 脱落膜の血管に atherosis を認める（図10）.

　この胎盤の囊胞は妊娠の途中で絨毛血管の異常が発生し, 大型異形絨毛や囊胞が発生したと考えられる. Chorangiosis は合併していなかった. 母体は PIH を合併していた. 絨毛の血管の異常から発生した大型異形絨毛や囊胞と考えた 1 例（PMD 類縁疾患）である. よって, 通常の PMD ではなく, PMD 類似の疾患（PMD 類縁疾患）と今は診断している. PIH 以外に 13 トリソミーの胎盤（p.178）にも合併する[1].

　しかし, すべての PIH や 13 トリソミーの胎盤にこのような囊胞を認めることはないので, 何らかの遺伝子が関与しているのかもしれない.

1） 有澤正義：胎児・新生児疾患・胎盤病理. 産婦人科の実際 62：1091-1104, 2013.

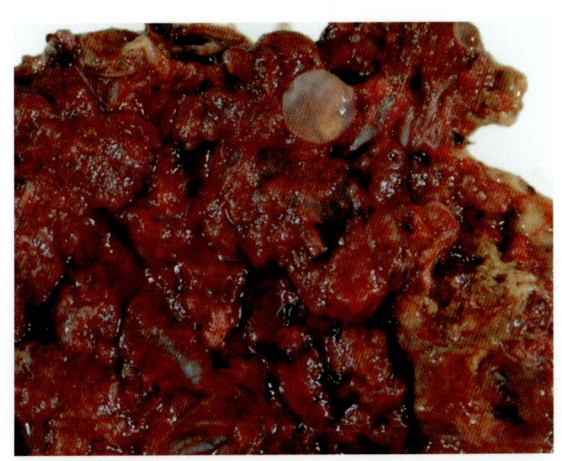

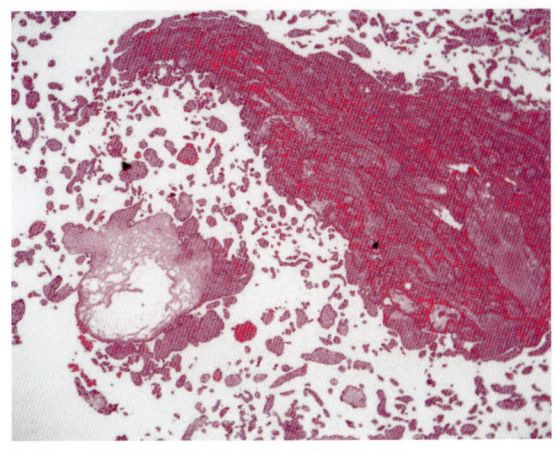

▶図7　囊胞.

▶図8　囊胞の顕微鏡像.

▶図9　顕微鏡的梗塞と絨毛の虚血性変化.

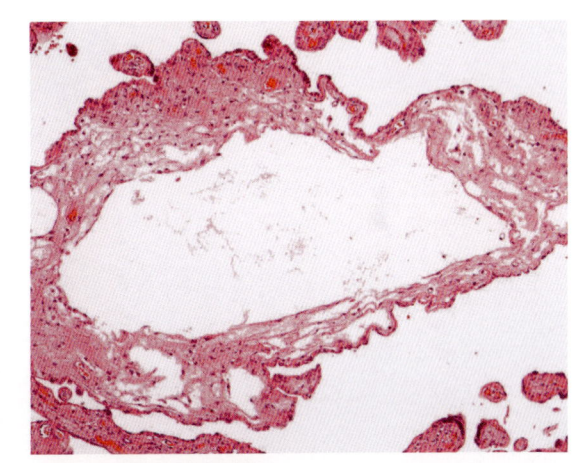

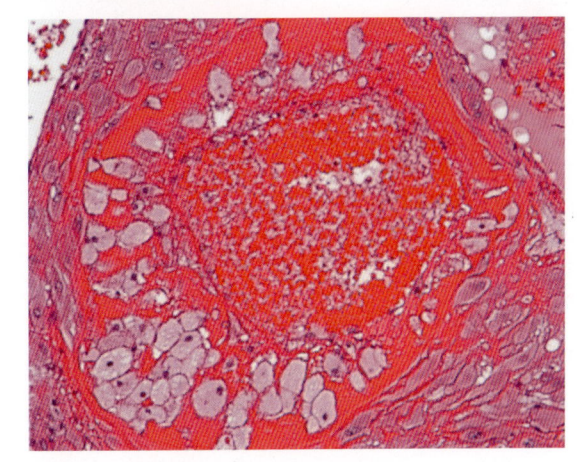

▶図10　脱落膜の血管の atherosis.

2章　母体異常と胎盤

　早産の原因として，絨毛膜羊膜炎（CAM），常位胎盤早期剝離，慢性早剝，正期産の問題として，胎児機能不全（過期産も含む）について述べる．次に母体の問題として，糖尿病（DM），妊娠糖尿病（GDM），妊娠高血圧症候群（PIH），高血圧，膠原病，絨毛の異常については，血行性感染である絨毛破壊型のCMV，炎症などの痕跡を残さないパルボウイルスの胎盤，カンジダ，VUE（Villitis of unknown etiology），Chorangiosisについて述べる．

　ポイントは，次の2点である．
1. 胎盤を見て母体の背景を推測する．
2. 胎盤を見て児の予後を考える．

1 早産

　日本では早産とは，妊娠22週以降37週未満の分娩のことをいい，その頻度は約5%である．自然に起こる早産が3/4，残りの1/4は，母体合併症などの胎児機能不全や胎盤異常（前置性胎盤など）のための人工的な早産である．自然早産の原因としては，大きく分けて3つある．

1) 絨毛膜羊膜炎（CAM）
　炎症が起こるとサイトカインが局所で分泌され，その後プロスタグランジンも分泌される．これらが子宮収縮を起こし早産となる

2) 絨毛虚血・低酸素状態
　絨毛の虚血や低酸素は胎児にストレスがかかりステロイドが分泌される．このことが子宮収縮を招き早産となる．

3) 妊娠の継続の生理的破綻
　妊娠の継続が困難になる生理的な状態として，頸管無力症などによる妊娠継続が不可能になること，子宮筋腫や双角子宮などで子宮が大きくなりにくくそれ以上妊娠が継続できないこと，早剥による子宮収縮，破水などがある．

　1) はCAMの項で，2) はPIHやFGRの項で，3) は早剥や破水の項でそれぞれ解説する．

　早産にかかわりのある炎症として絨毛膜羊膜炎，脱落膜炎，臍帯炎，細菌性腟症がある．これらについて病理学的に解説する．

◆ 1-1　絨毛膜羊膜炎（CAM）

　自然早産の原因として絨毛膜羊膜炎（CAM）が知られている．ここで言うCAMは病理的に診断したもので胎盤部分の絨毛膜下，あるいは絨毛膜，羊膜内に好中球が浸潤しているものをさす．早産の原因として，32週未満は約6割がCAMである．その他の早産の原因としてはPIHやFGRによる人工的早産や胎盤形態異常を報告している．32週から37週未満では，CAMの割合は減り人工的早産や胎児機能不全や形態異常等の原因による早産が増えてくる．32週未満の切迫早産の管理に関する問題は，児の未熟性ゆえにいつ分娩に持っていくかということである．CAMは早産の原因だけでなく，早剥，児の敗血症，慢性肺疾患（CLD），脳性麻痺（CP）に関与している．

●自然早産におけるCAMの合併

　まず，早産におけるCAMの合併率を週数で比較する．特に週数が早ければ，胎児を感染から守ることを考えれば，週数によるCAMの合併率を知ることは重要である．週数によるCAMの合併率を図1に示す．

　次に早産におけるCAMの合併率がこの21年間に増えたかどうかについて明らかにする．図2で示す様に21年間で早産におけるCAMの割合は変わらなかった．図1，2のCAMの合併率についてはCAMの有無だけのものである．診断基準だけでなく，精度管理し，診断の標準化を施行したデータである．

　最後にCAMの程度を現在Blanc分類[1]で決めているが，Blanc分類では母体の感染の程度と相関しないとの報告もあるのでそれらの問題点を明らかにする．

　Blanc分類の問題は2つある．1つは各施設，各診断医による解釈の違いにより，同じBlanc分類も違った基準となっている．もう1つは，Blanc分類は浸潤度分類ではあるが，炎症の強度や組織の損傷の評価がなされていないということである．2つの問題を解決する新しい分類を考えたので解説する．

　児への影響は，炎症が直接的に新生児のCLDに関することの1つは，胎内からの肺胞上皮の障害である．羊水に接する羊膜上皮の損傷と同様のことが羊水に接する肺胞上皮に合併すると推測している．羊膜上皮が壊死になる像と肺胞上皮のダメージは程度の差はあっても合併し，CLDに移行するのかもしれない．間接的には，胎盤の炎症が慢性化することにより放出されるサイトカインによるFIRSから発症するCLD，新生児壊死性腸炎，脳室内出血や脳室周囲白質軟化病（PVL）がある．最後に正期産でCAM合併率の上昇は，1つは破水後24時間以上たった場合の上行性感染や胎便が羊水に排便されることによる好中球の反応があった．

● CAM の問題

　CAM には 2 つの山がある．1 つは 32 週未満の早産ともう 1 つは 40 週以降の分娩である．

　2 つの山にはそれぞれ違った問題がある．32 週未満の早産の原因となっているということと，40 週以降の山は遷延分娩などによる NRFS →胎便の排出→反応性の炎症，破水後 24 時間以上のものに上行性感染が増えているということである．27W，28W で CAM の合併率が減少しているのは，PIH，FGR などの人工早産の増加が理由であろうと考える．

---

1) Blanc WA:Pathology of the placenta, membranes and umbilical cord in bacterial, fungal and viral infections in man in Naeye, Kissane, Kaufman Ed perinatal disease, International Academy of Pathology Monograph, Williams & Wilikins, Baltimore/London, p.67-132, 1981.
2) 中山雅弘：目でみる胎盤病理. 医学書院, p57-60, 2002.

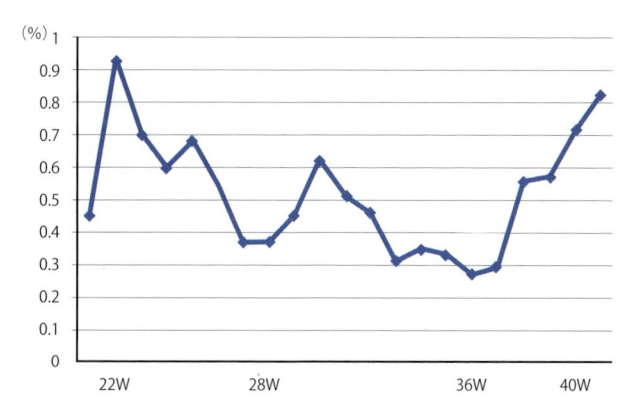

▶図 1　妊娠週数による CAM の合併率（2005 〜 2010，1696 例，都立大塚病院）（週数別）．これらはすべて，妊娠分娩異常があった例が病理検査されている．全体的にみると，正期産の CAM の合併率はこれほど高くない．参考としては，p. 91 図 28 がある．

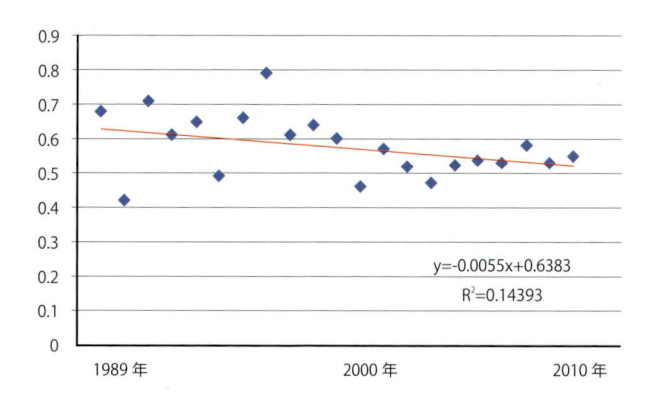

▶図 2　32 週未満の早産における CAM の推移（1989 〜 2010，都立大塚病院）（年別）．CAM の合併率推移の検討では，早期早産における CAM 合併率はこの 21 年間変わらない．CAM の合併率を報告している中山[2]と比べると約 10 〜 20％，大塚病院のほうが高率である．年度による差はなかったが病院による差はある．

◆ 1-2 Blancの子宮内感染

　これは，Blanc[1]が解説した子宮内感染の図である．子宮内感染についてウイルス，真菌，細菌の感染経路を示している．ウイルスなどは血行性感染が主で母体の血液を介して胎児に感染する．真菌や細菌は主に上行性感染で経腟的に子宮内に感染が広がる．

　経腟感染では 胎児に到達する2つのルートがある．①1つは経腟的に上向する感染が羊水に入り胎児に到達する．②もう1つは経腟から被包脱落膜，基底脱落膜から胎盤，臍帯と感染が広がるルートである．あるいは2つが混ざったものもある（図3）．
1）上行性感染：真菌，細菌が羊水にいるのであるから，それに反応して母体胎児白血球が羊水に向かって浸潤する．

　浸潤度でCAMの程度を示す分類は理論的にはわかりやすかったが，実際分類していくといろいろの問題点がある．

　日本では，CAMの診断は胎盤表面の膜を診断に用いている施設は少なく，胎盤外の絨毛膜羊膜を用いて診断している施設が多い．また，好中球の浸潤も絨毛膜下だけのものは採用せず，絨毛膜内に少し浸潤したものをStage Iと診断しているところが多い．絨毛膜内の浸潤も少しのものは採用していない施設もある．また絨毛膜と羊膜の鑑別がつきにくい場合もある．オリジナルのBlanc分類を使用している施設は少ない．

　根本的な問題は，Blanc分類の文章記載が浸潤度のみで，炎症の質，強度を反映していないところにある．炎症の質，強度を考えないと病理像と臨床像は相関しにくいことをわかっていただきたい．

　しかし，Blancの論文を見ていると図6の様にStage IIIの場合は羊膜上皮側に一番強い炎症があることを示している．図4と同じであることが分かる．また，論文についているStage IIIの写真は壊死を伴ったものであり，Blancの天才ぶりを示しているが分類には羊膜壊死という考えが充分に生きていない．

　炎症の質についていえば，Blancは好中球浸潤のみでStage分類しているが，マクロファージや単球の浸潤も考慮されなければならない．炎症の強度については，著者の新分類ではCAMは好中球の数あるいは組織の損傷で分類し，炎症細胞の種類は記載することにした．

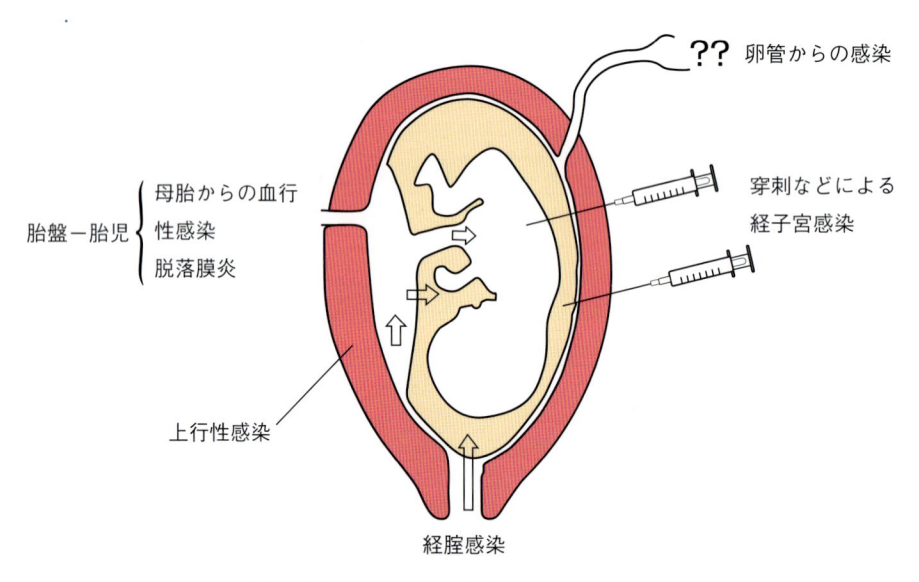

▶図3　子宮内感染の感染経路図（Blanc WA, 1981）.

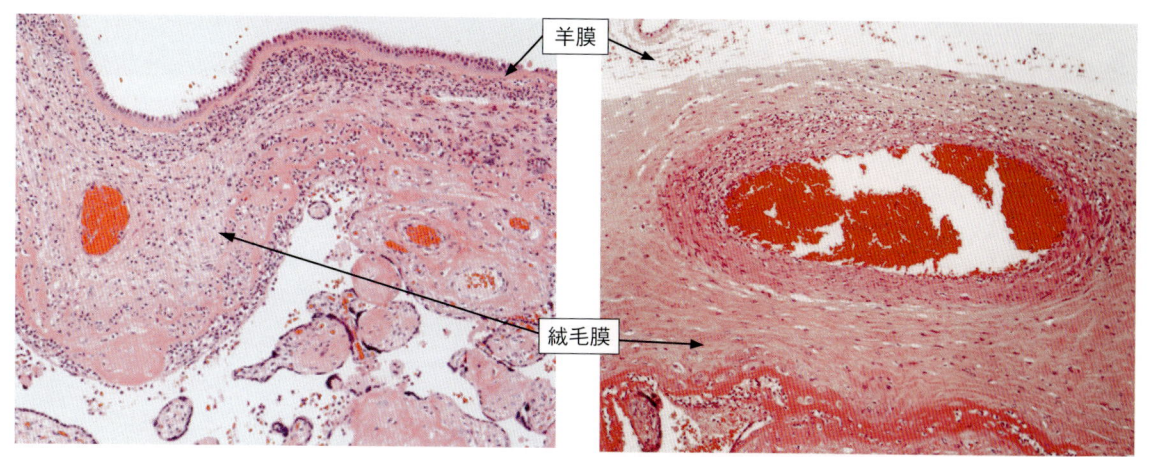

▶図4 絨毛膜羊膜炎 CAM. 胎盤表面および胎盤表面の血管はいずれも上方が羊水腔. 母体好中球が羊水腔に向かい絨毛膜下から羊膜に浸潤している.

▶図5 胎盤表面の胎児の血管. 胎児好中球が羊水腔に向かい浸潤している.

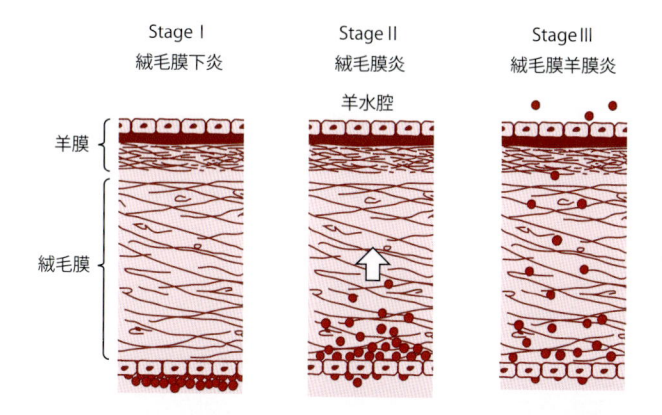

▶図6 胎盤表面の炎症の Stage 分類（Blanc WA, 1981）

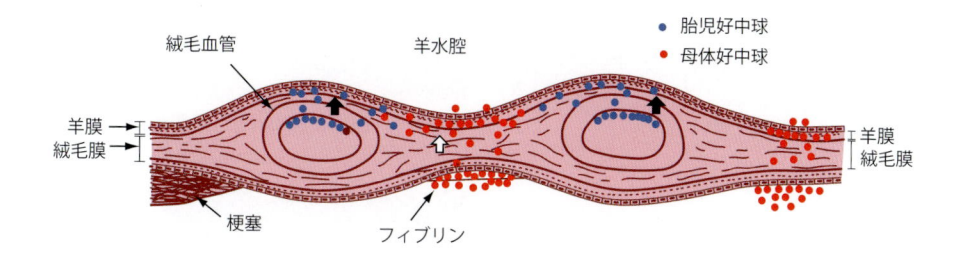

▶図7 母体および胎児の胎盤表面における反応（Blanc WA, 1981）

Blanc WA: Perinatal Disease, p70-71, ed by Naeye RL, et al, Williams & Wilkins, Baltimore/London, 1981.

◆ 1-3 Blanc 分類

　まず，Blanc 分類で問題になる炎症の強度が加味されていないことについて説明する．

　図8，9は同じ Stage I であるが，これだけ炎症細胞の量が違うと，当然母体の炎症反応も差がある．

　Stage II も Stage I と同様に好中球の数に差がある．ここで注目することは，図10では絨毛膜と羊膜が離れているのでどこまでが Stage II と診断しやすいが，図11は診断が難しい．経験豊富な病理医にしか診断できない診断基準である．それ以上に問題なのは図10と図11，図12と図13では，好中球の数が違うことが一目瞭然である．

　図13の児は CLD を合併した．当然母体の CRP 値も，新生児の IgM 値も図12と13では違う．

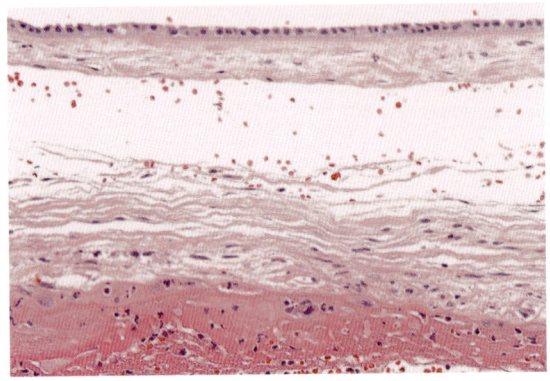

▶図8　Blanc Stage I. 炎症が弱い．

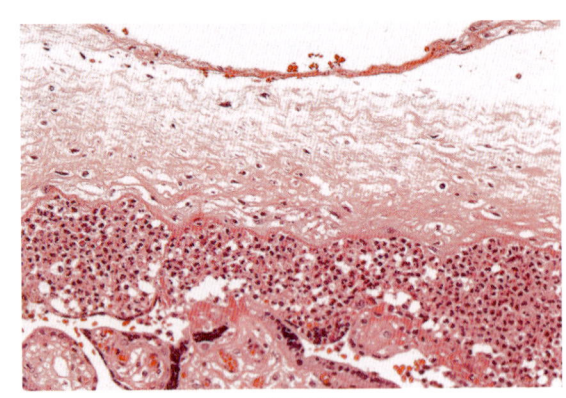

▶図9　Blanc Stage I. 炎症が強い．

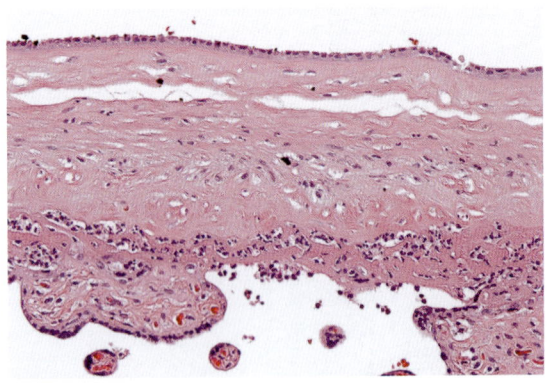

▶図10　Blanc Stage II. 炎症が弱い．

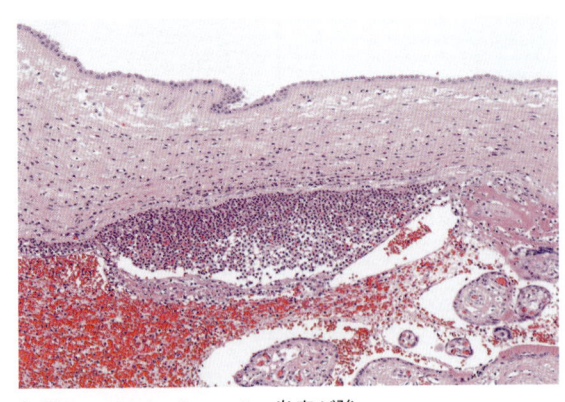

▶図11　Blanc Stage II. 炎症が強い．

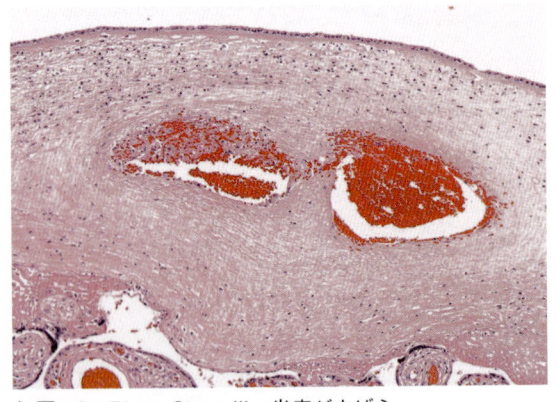

▶図12　Blanc Stage III. 炎症がまばら．

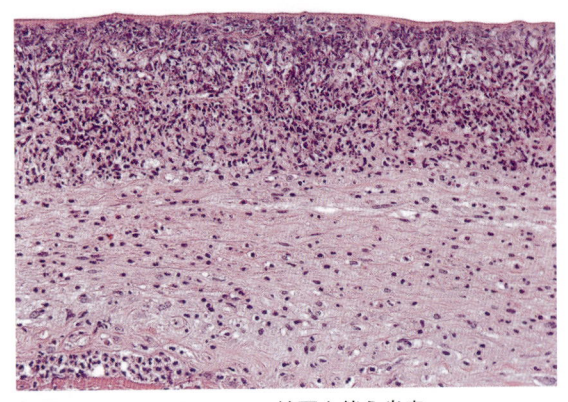

▶図13　Blanc Stage III. 壊死を伴う炎症．

◆ 1-4　新生児慢性肺疾患（CLD）の胎盤

次に，組織の損傷である羊膜壊死で，慢性肺疾患（CLD）の合併率を検討する．

CLDを後方視的に検討したところ，CLDに一致する胎盤所見は羊膜壊死と関係があった（表1）．マクロファージの浸潤で診断した慢性のCAMも児のCLDの合併に関しては羊膜壊死の方がより関係するので，今は好中球以外の炎症細胞浸潤は記載のみにしている．

羊膜上皮は正常であれば，やや扁平な立方上皮で核は中央にある．炎症などの影響で，炎症細胞浸潤やサイトカインの放出により羊膜上皮は壊死を起こす．羊膜上皮だけでなく基底膜，その下のコラーゲン層も障害を受ける．羊水に接する羊膜上皮，羊水に接する肺胞上皮は同様の障害を受けると推測する．

表1　羊膜壊死とCLDの比較：32週未満であれば羊膜壊死の合併は有意にCLDの合併率が高い

	羊膜壊死を伴わないBlanc分類Ⅲ度のCAM	羊膜壊死を伴う図21のようなCAM
CLD合併	2例	15例
CLD非合併	13例	12例

($p < 0.05$)

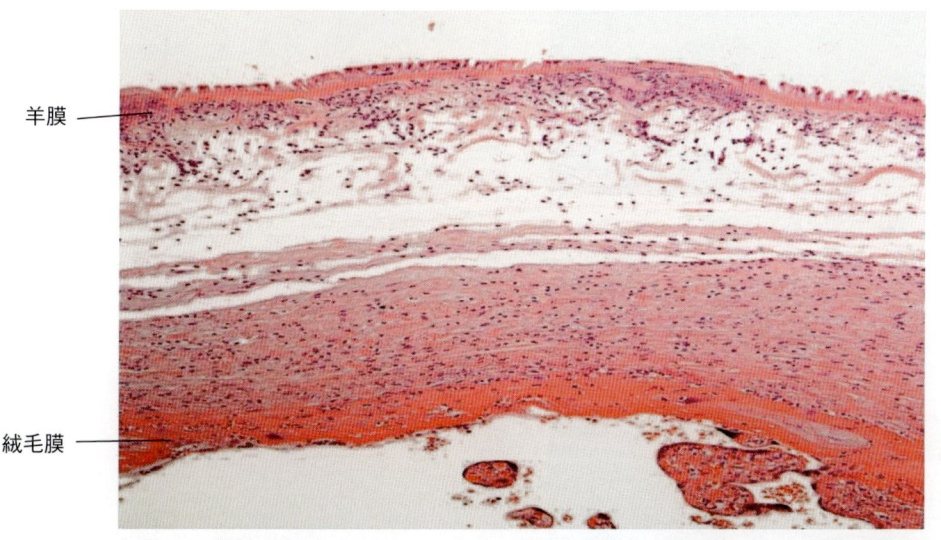

▶図14　慢性の炎症．マクロファージの浸潤と組織の浮腫を認める．羊膜は保たれている．CLDは合併しなかった．

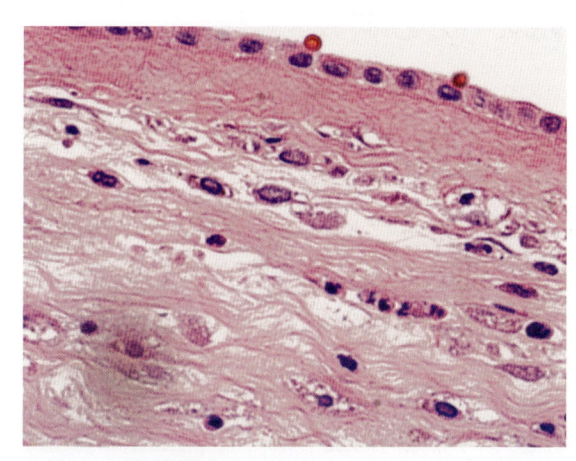

▶図15　正常羊膜上皮 CLD（－）．

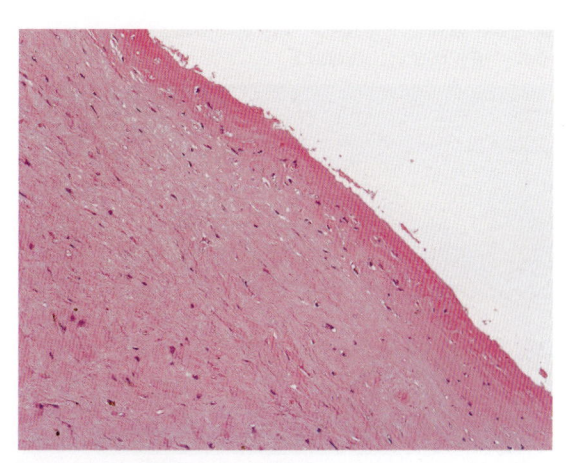

▶図16　羊膜壊死．CLD合併．

◆ 1-5　CAMの新分類の試み

　炎症の強度，羊膜壊死を考慮してCAMの新分類を考案し，著者は現在下記に示す分類を用いている．
Grade 1：絨毛膜下，絨毛内，羊膜内に最高部分で100個未満/HPF好中球浸潤．
Grade 2：絨毛膜下，絨毛内，羊膜内に最高部分で100個以上/HPF好中球浸潤．
Grade 3：羊膜に壊死を認める．マクロファージや単球の浸潤は記載のみにする．

　HPFとは対物レンズ40倍×接眼レンズ10倍で，接眼レンズは視野22で検鏡する．

　Grade 3の炎症を見ると，病理的には尋常のことではない．他の臓器，例えば肺，腸，胆嚢などに，もしこのような高度の炎症があれば，死亡に至る例がある．子宮内というのが特別な環境であることも考えて戴きたい．

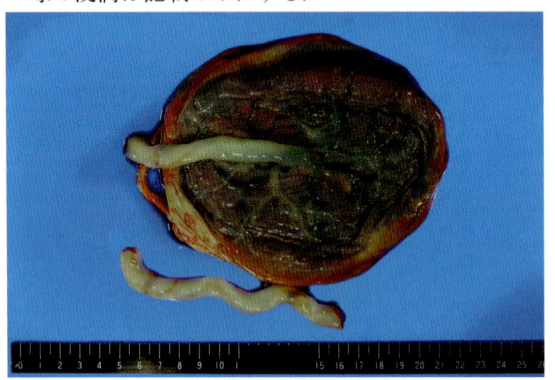

▶図17　やや灰白色調の胎児面．Grade 1．

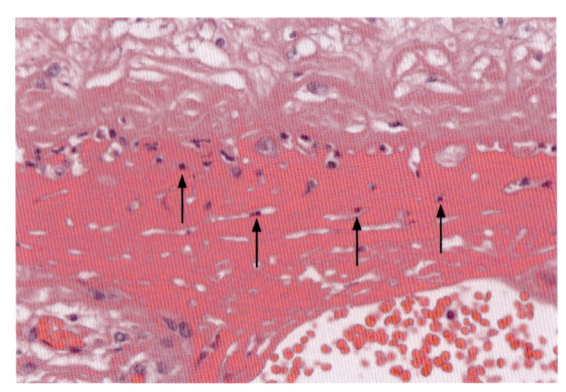

▶図18　絨毛膜下にフィブリンの沈着と約40個/HPFの好中球浸潤（↑）．Grade 1．

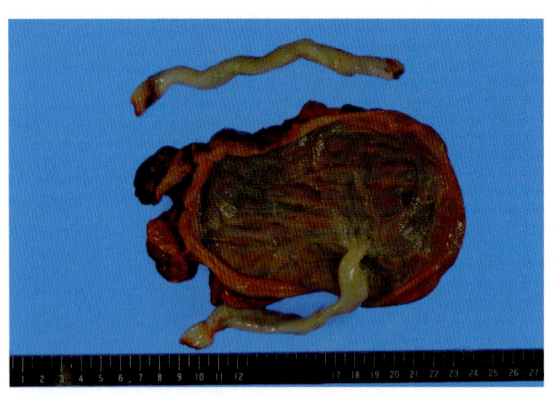

▶図19　くすんだ黄色調の胎児面．臍帯は黄染している．絨毛膜羊膜はやや浮腫状．羊膜まで炎症細胞浸潤を認めるが，壊死はない．Grade 2．

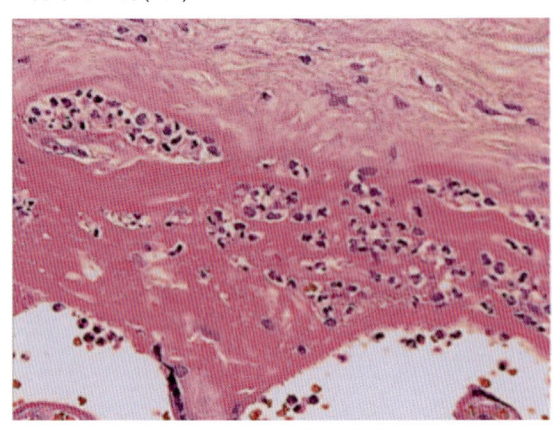

▶図20　100個/HPF以上の好中球浸潤．Grade 2．

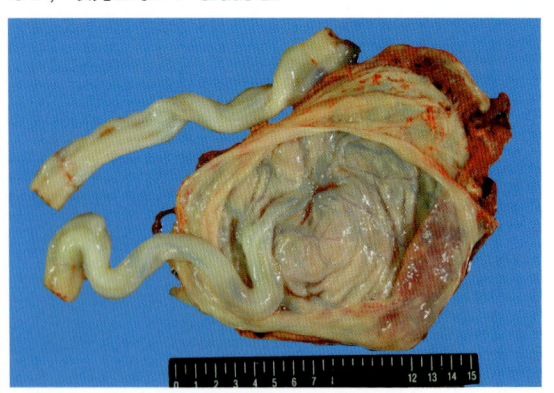

▶図21　強い黄灰色調の胎児面．Grade 3．

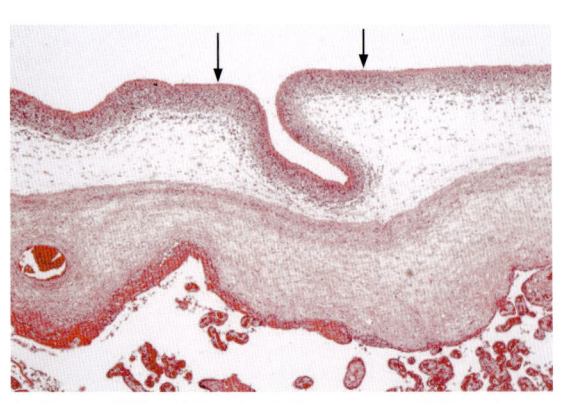

▶図22　羊膜に壊死（↓）を認める．Grade 3．

◆ 1-6　慢性絨毛膜羊膜炎

　汚れた白色調の胎盤胎児面である．壊死を伴うものは羊膜上皮がなくなるので触ると滑りが悪く，輝様な光った灰白色調にみえる．羊膜上皮の脱落が推測される．膜は浮腫状および好中球が少ないので下の組織は透けて見える．臍帯は固く，壊死性の臍帯炎であった（図23）．慢性絨毛膜羊膜炎は図21も23も肉眼像を見ただけで顕微鏡像が容易に推測される．週数を加味するとCLDの可能性が心配される．慢

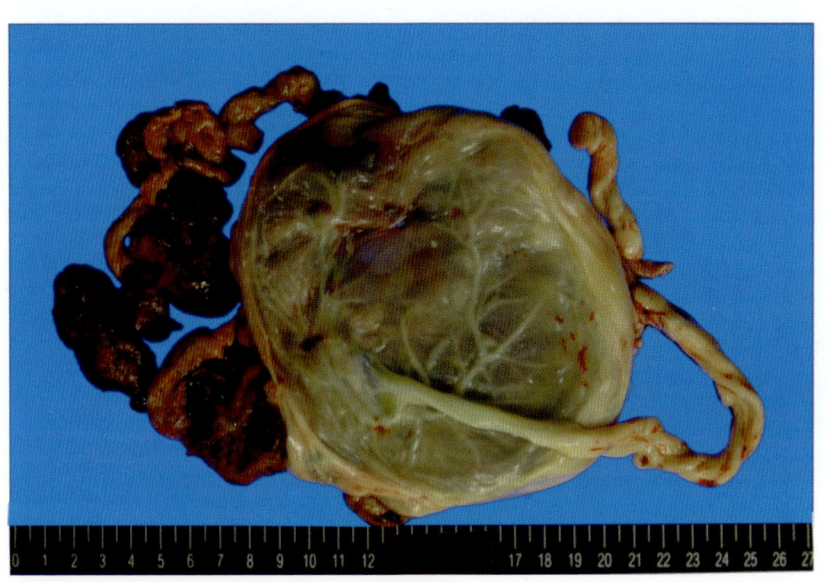

▶図23　慢性絨毛膜羊膜炎．図21の肉眼像．

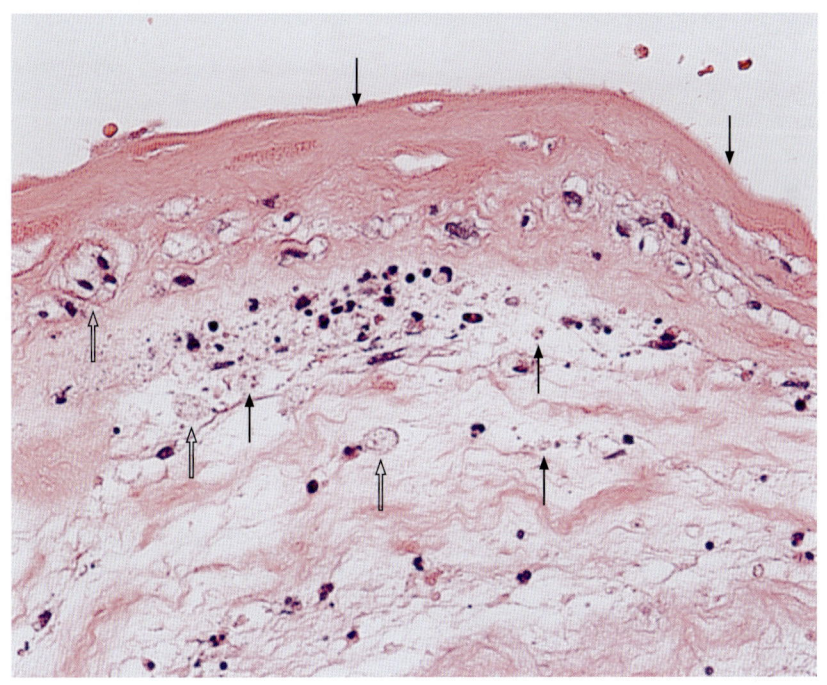

▶図24　慢性絨毛膜羊膜炎．好中球は少ないが，マクロファージ（⇑）の浸潤とkaryorrhex（核崩壊像）（↑），および羊膜壊死（↓）を伴っている．慢性の炎症だけでなく，膜壊死を伴うようなものが児のCLDに発展していく．胎盤の組織診断をしていると，時にこの様な膜を見る．

性絨毛膜羊膜炎の病態が分かり，肉眼診断できるようになった今，新生児科医は強い炎症だから器内酸素のみ，CPAPで頑張る，早めのステロイドなどとCLDを何とか回避できるような方針も考えていただいている．

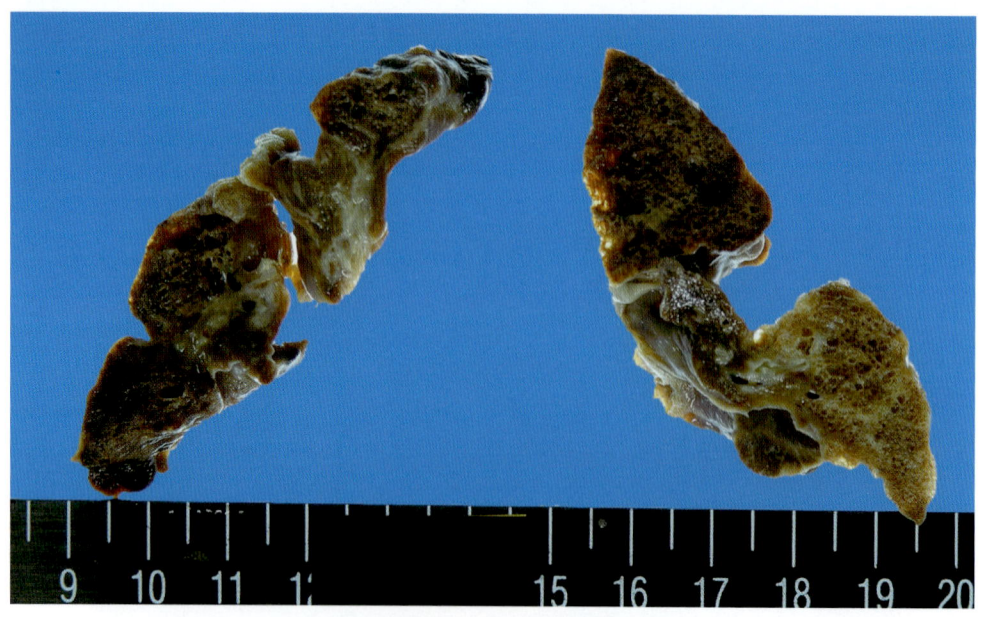

▶図25　CLDで解剖になった児の肺の肉眼像．びまん性の気腫を認める．

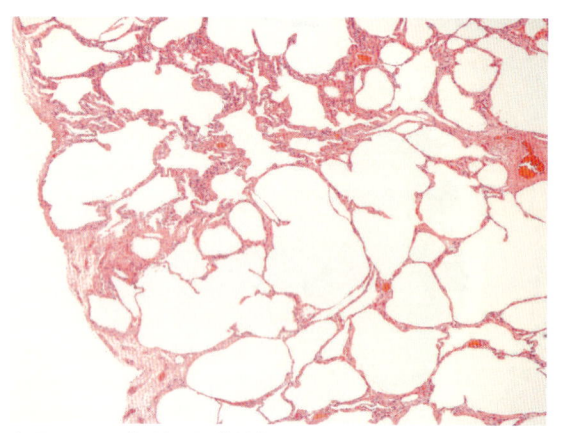

▶図26　肺気腫の顕微鏡像．肺胞壁は部分的に肥厚している．

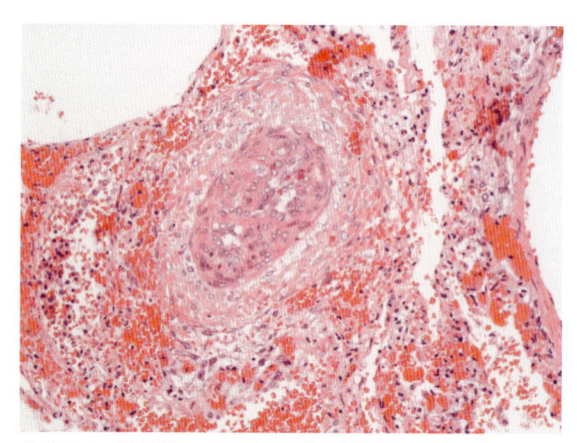

▶図27　肺気腫に合併する動脈壁肥厚．酸素を得るため肺への血流を増し，動脈壁が肥厚する．

　図25～27は早産，CLDで死亡した児の肺の肉眼像，組織像である．産婦人科医や新生児科医がこの肺を見てどのように感じるかであろう．呼吸状態が良くならず，児は死亡した．この児は産婦人科医や新生児科医に大きなメッセージを残している．

◆ 1-7 正期産 CAM

　約20年前，連続した660例の分娩すべての胎盤病理検査で絨毛膜羊膜炎の発症週数を検討した．535例の正期産でのCAMは54例合併していた．その中には死亡例もあった[1]．

　現在でも，正期産でCAMの合併は対照例と比べ，破水後24時間以上の分娩時間，帝王切開率，児のNRFSやCRP上昇が高率に認められる．図29の症例はGBS感染で髄膜炎発症例である．正期産のCAMにも注意が必要である．

　図28は24年前のデータであるが，傾向は今もそれほど変わっていない．このことは正期産の中に今でも感染による死産や下に示す先天性の髄膜炎が残っているということであろう．

　正期産のNRFSのCAMについては今後も臨床的に注意が必要であることは疑いない．

---

1) 有澤正義，若浜陽子，中山雅弘，他：絨毛膜羊膜炎の発症時期について．産婦人科の進歩 42：762-763, 1990.

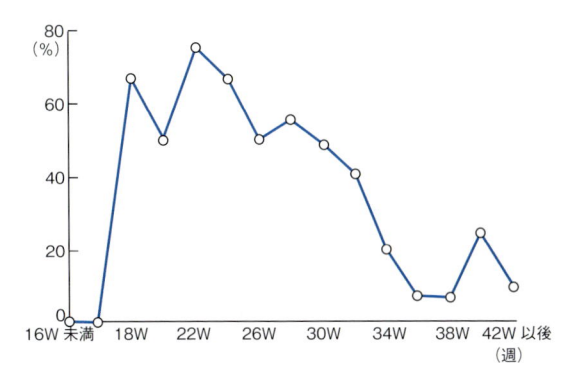

▶図28　在胎週数別の絨毛膜羊膜炎の頻度

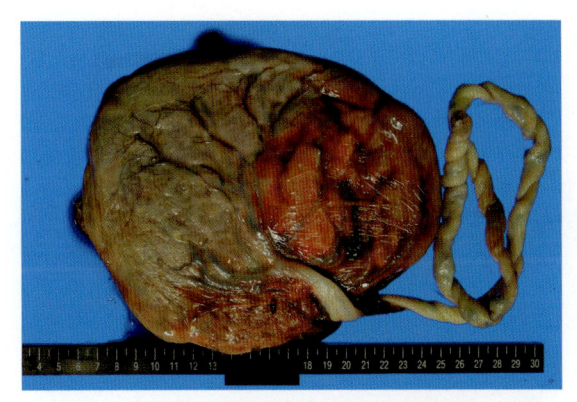

▶図29　白色調で浮腫状の膜．CAMを考える．

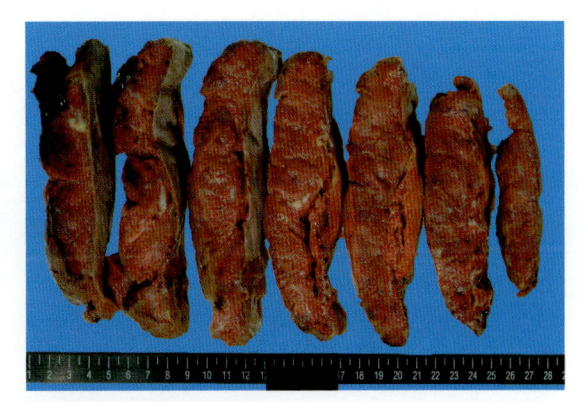

▶図30　浮腫状の絨毛．

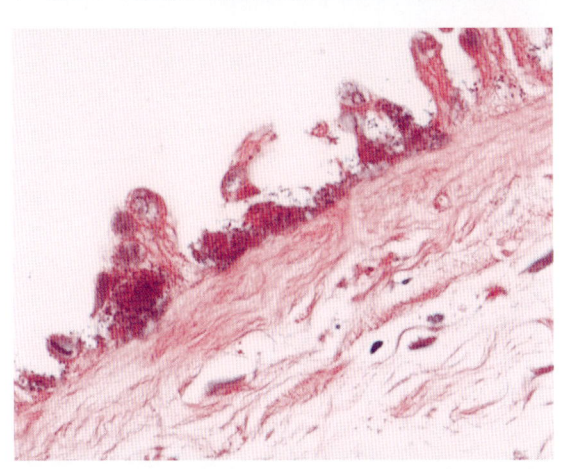

▶図31　羊膜に細菌のコロニーを認める．(HE染色)

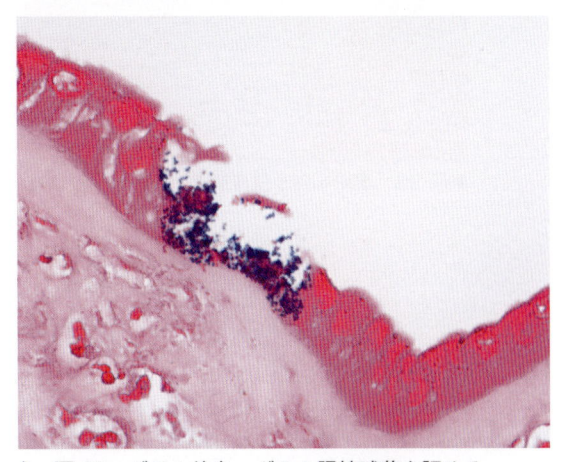

▶図32　グラム染色．グラム陽性球菌を認める．

1-8　脱落膜炎

　CAMを質的あるいは強度により分類した後も，母体の炎症反応と一致しない時もある．上行性感染の経路である脱落膜の炎症も検索しなければならない（p.84図3）．炎症反応だけでなく常位胎盤早期剥離となる例もある．

　図33は子宮頸部からの炎症は胎盤の母体側の辺縁から始まり，そこから辺縁出血，常位胎盤早期剥離に発展している．

　腟から脱落膜を経由する脱落膜炎．多数の好中球浸潤と脱落膜壊死（↑）を認める．脱落膜炎のみで早産になる例もあるが，多くは羊水を経由する感染も合併する．脱落膜炎のみのものは羊水感染がなく臍帯炎もほとんどない．

　高度の脱落膜炎の症例は，時に母体の敗血症やDICを合併し，管理が難しい例もある．図33の症例は常位胎盤早期剥離（⇡）の合併も認められた．

　臨床的CAMと病理的CAMが一致しないことがしばしばあるが，この様な脱落膜炎のことが加味されていないのが原因の1つである．さらに母体の炎症反応を上げる原因には，脱落膜炎以外にも子宮収縮や腟炎などの可能性がある．脱落膜炎はあまり知られていないので，今後検討されることが望まれる．

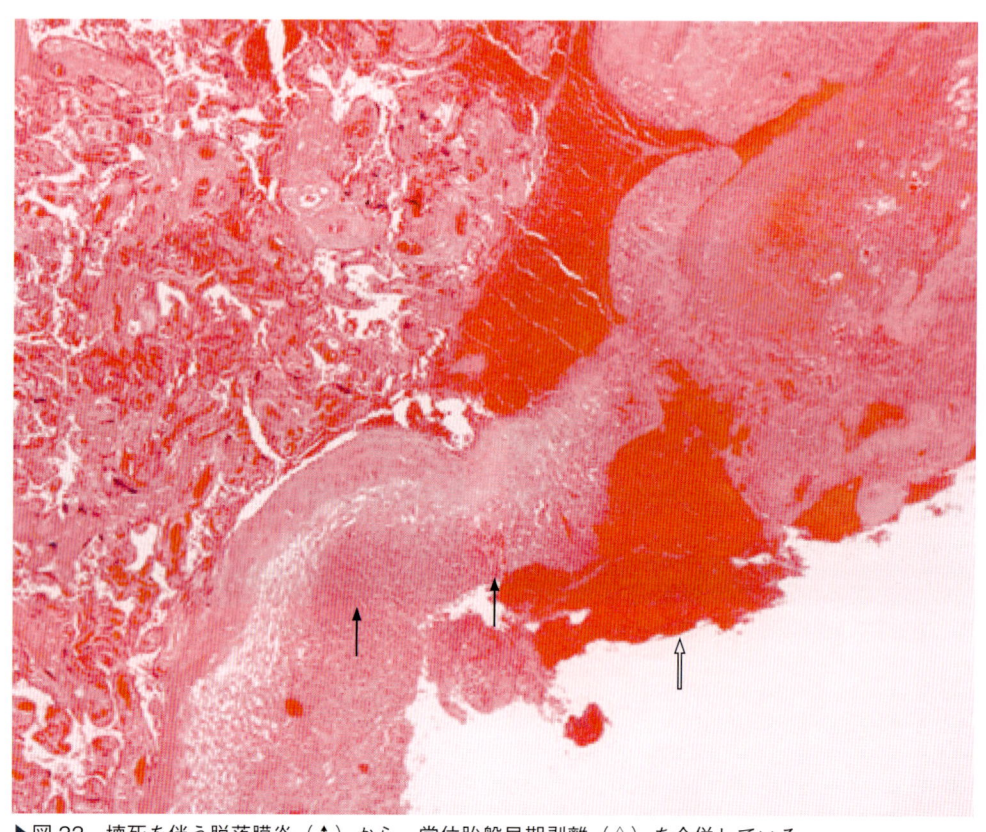

▶図33　壊死を伴う脱落膜炎（↑）から，常位胎盤早期剥離（⇡）を合併している．

◆ 1-9 臍帯炎

多くの施設では，臍帯炎のStage 1は胎児白血球が臍帯静脈の血管内皮までのもの，Stage 2は血管筋層まで，Stage 3はWharton膠質まで炎症が及んでいるものと分類している．

以前，中山も著者も静脈だけでなく動脈も評価し，胎盤の報告書には，v:II, a:Iなどと記載していた[1,2]．より高度の炎症の場合，動脈炎も合併している．実際検査をしているものでないとその程度が分かりにくいので，現在著者は臍帯炎としては好中球の浸潤を，静脈筋層，動脈筋層，あるいはWharton膠質と壊死でGradeしている．

Grade 1：好中球浸潤が静脈筋層内のもののみ．
Grade 2：好中球浸潤が動脈筋層内に認められる．Wharton膠質まで炎症がおよんでいるものとする．
Grade 3：Wharton膠質に壊死を伴うもの．

臍帯炎で重要なのはどれだけ胎児が好中球を増加させているかである．臍帯静脈は羊水の影響を動脈より受けているのでほとんどが動脈より炎症反応の程度は高度である．実際の胎児の反応は胎児から出る動脈壁への好中球浸潤が相関している．さらに臍帯を胎児側と胎盤側で検査していると胎児の炎症と胎盤側と胎児側の動脈壁への好中球浸潤を比べると，胎児の炎症とより相関しているのは胎児側の臍帯動脈である．

---

1) 中山雅弘：目で見る胎盤病理，医学書院，p19-22, 2002.
2) 中山雅弘：目で見る胎盤病理，医学書院，p7, 2002.

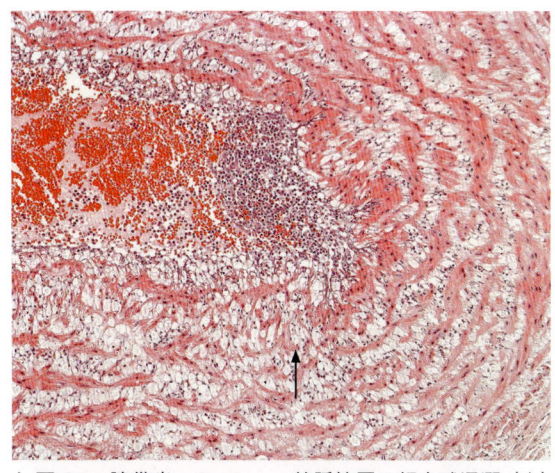

▶図34 臍帯炎．Grade 1．静脈筋層に好中球浸潤（↑）を認める．

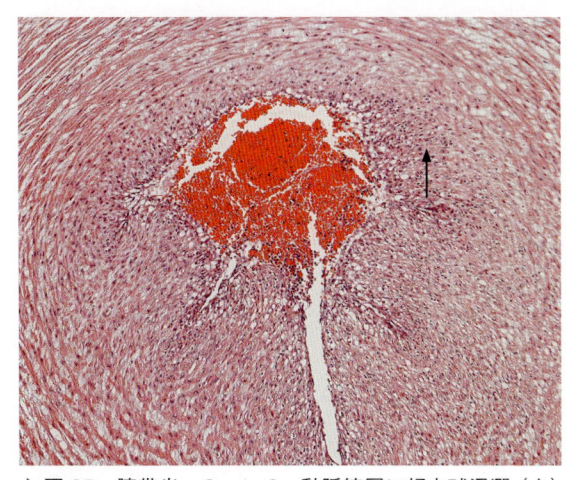

▶図35 臍帯炎．Grade 2．動脈筋層に好中球浸潤（↑）を認める．

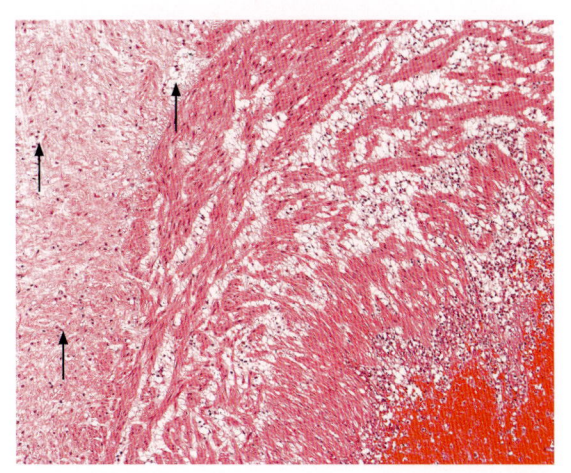

▶図36 臍帯炎．Grade 2．ワルトン膠質内に好中球浸潤（↑）を認める．

1. 壊死を伴う臍帯炎．Grade 3．Subacute necrotizing funicitis (SNF)

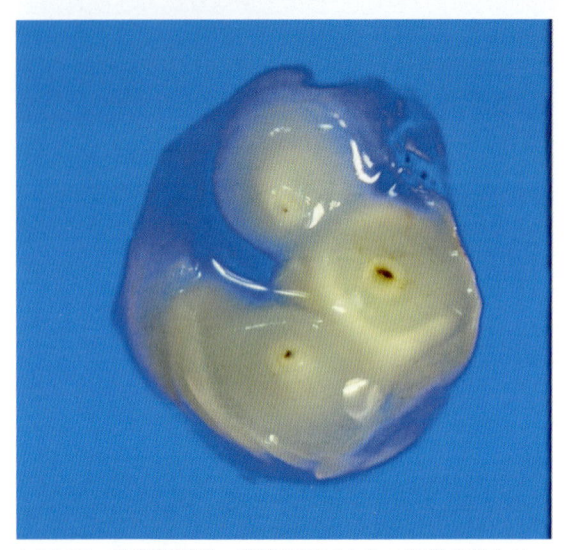

▶図37 臍帯割面像．静脈周囲に白色の沈着を認める．

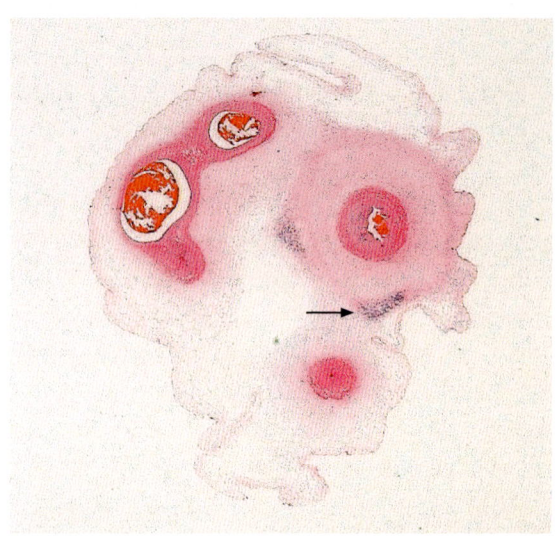

▶図38 スライドのルーペ像．静脈周囲に壊死と石灰化（→）を認める．

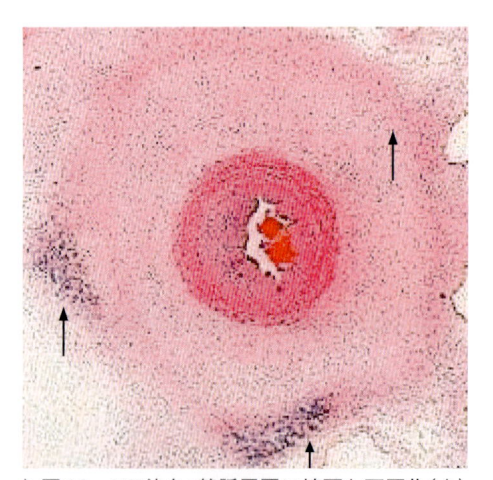

▶図39 HE染色：静脈周囲に壊死と石灰化（↑）を認める．

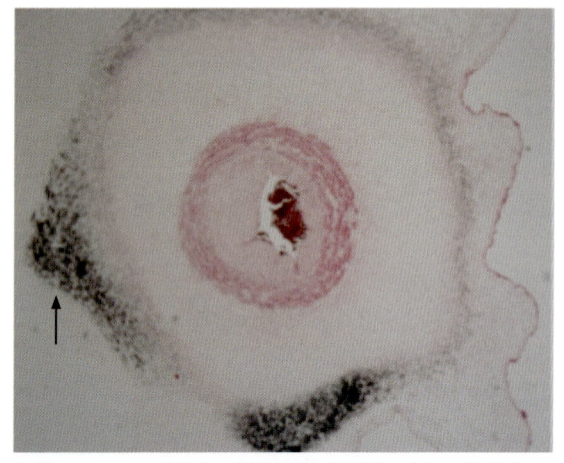

▶図40 コッサ染色：静脈周囲に石灰化（↑）を認める．

2．SNFとCLDの合併

24例のSNFを検討すると，新生児のIgMが高いほどCLDの合併が高率で28週以上ではCLDの合併が少なかった．

表2　24例のSNFの検討

	SNF（+）	平均分娩数	平均IgM
CLD (+)	7	25.4週	92.3
CLD (−)	17	28.6週	26.1

◆ 1-10　細菌性腟症

　早産の最大の原因は，胎児や羊水を包んでいる膜の炎症で，絨毛膜羊膜炎（CAM）であることは説明した．CAMの発症と同時に，細菌性腟症の関与が考えられている．

　腟の中の常在菌であるLactobacillus桿菌（乳酸桿菌）は腟内を酸性に保つ働きがある．一般的に，細菌は中性の環境を好むため，腟内を酸性に保つことで異常細菌の増殖を防いでいる．この作用を腟の自浄作用といい，妊娠中は乳酸桿菌が増加しさらに守りを強化している．

　しかし，免疫力の低下などにより腟内環境のバランスが崩れ，浄化作用が低下，消失すると異常な細菌が増殖する．妊娠，非妊娠期にしばしばみられるカンジダ（真菌）腟炎も自浄作用の低下によるものである．

　このように乳酸桿菌に代わって異常細菌が増殖した状態を，細菌性腟症（Bacterial Vaginosis；BV）という．細菌性腟症は特定の細菌が関与しているというより，腟の自浄作用の減少や母体の局所での免疫反応の異常等と考えている．

　しかし，細菌性腟症だけでは，切迫早産の症状である子宮収縮や頸管長の短縮や子宮口の開大になることは少ない．頸管での免疫反応の異常等と同様の現象が子宮内で起こり，CAMと呼ばれる状態となり，CAMがサイトカインを分泌し，炎症をさらに悪化させ，子宮を収縮させるプロスタグランジンを分泌させる．

　これらが作用して子宮を収縮させるとともに頸管を熟化させ，頸管長を週数に比し短縮させる．炎症を起こした組織には白血球が集まり，白血球がエラスターゼという酵素を放出する．この酵素が絨毛膜羊膜を溶かすことにより絨毛膜羊膜が破れ破水する．

　このような病態が重なって早産に至る．この免疫状態の異常を解明することがCAMの克服につながると考えている．

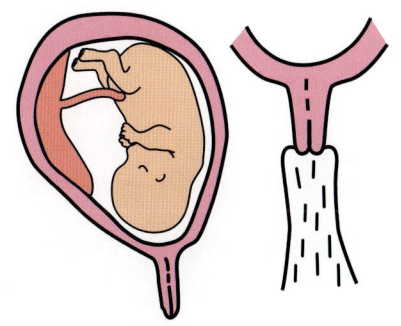

▶図44　正常．正常の子宮頸管と腟．頸管は長さを保ち腟内には乳酸桿菌が見られる．病原微生物は認めない．絨毛膜羊膜炎を認めない．

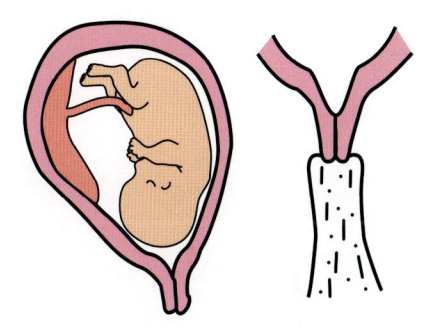

▶図45　切迫早産重症（入院）．内子宮口が開いた頸管と腟．頸管は短くなり，腟内には乳酸桿菌に変わり病原微生物を認める．絨毛膜羊膜炎が始まる．

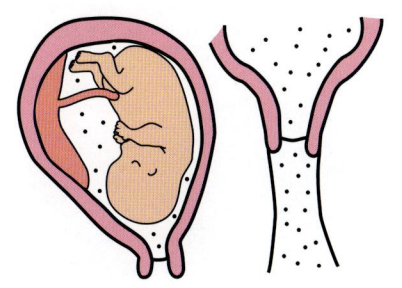

▶図46　切迫早産最重症．内子宮口だけでなく外子宮口も開く．頸管はなくなる．羊水内に病原微生物を認める．絨毛膜羊膜炎が広がる．

1. Nugent score

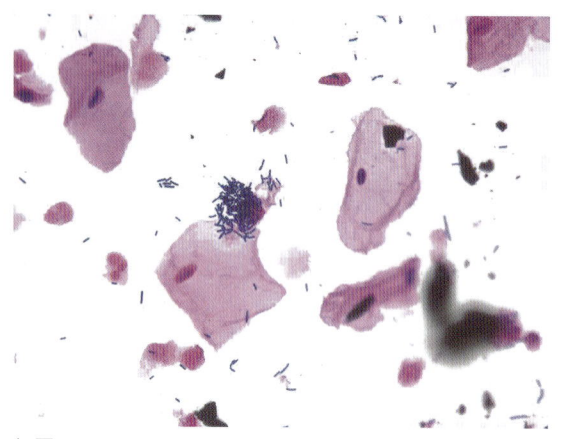

▶図 47　Nugent score 0-3. 正常.

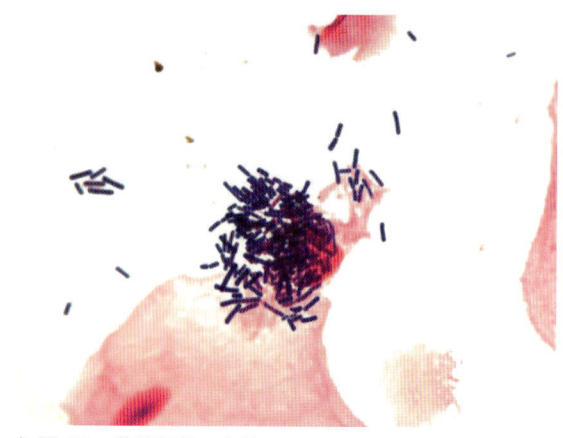

▶図 48　乳酸桿菌. 多数.

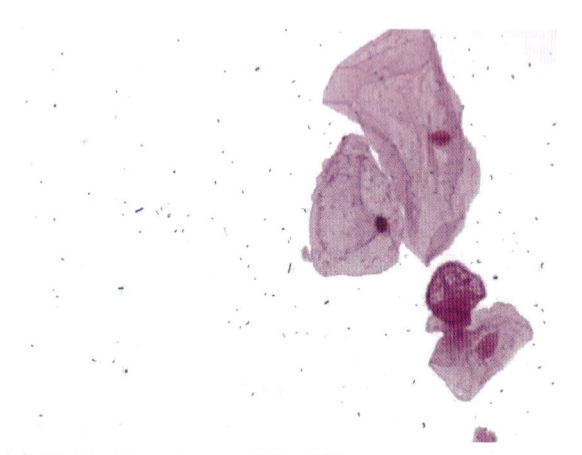

▶図 49　Nugent score 4-6. 中間.

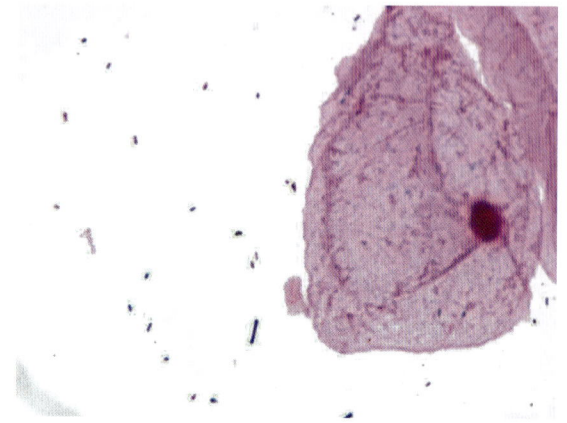

▶図 50　乳酸桿菌と Gardnerella V の競合.

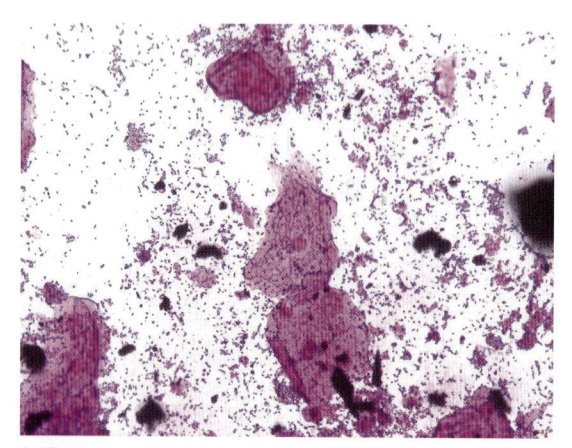

▶図 51　Nugent score 7-10. 細菌性腟症.

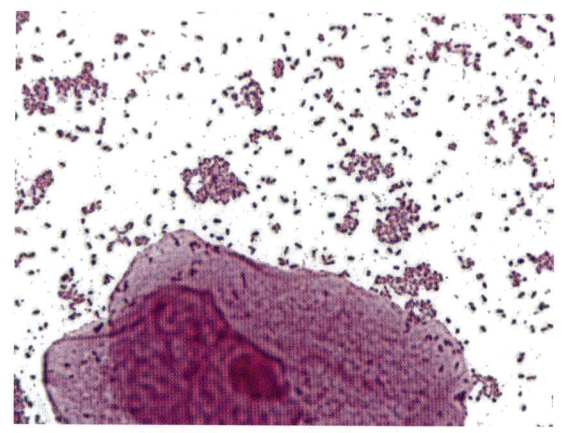

▶図 52　乳酸桿菌がほとんど見られない.

2．細菌性腟症（BV）

細菌性腟症については Nugent score[1] を用いて評価し，治療している．

最近，コクランのメタアナリシスでは，妊娠中に細菌性腟症を治療することで，有意に早産が減少することが報告されている．細菌性腟症が進行すればさらに免疫異常が進み早産になることを，少しでも防げるのかもしれない．

細菌性腟症は上行性に進展し CAM を発症し切迫早産につながるだけでなく，妊婦の何らかの特殊な免疫状態を惹起していると考えられている．

治療には，消毒，メトロニダゾール，クロラムフェニコール，ウリナスタチン等が主流であるが，私は特殊な免疫状態の改善という目的でビフィズス菌製剤も経口で併用している．現在までの成績は有効である．他施設の報告でも，同様に有効であるとの報告がある．これらを考えると，細菌性腟症は1つの指標であり，妊婦の免疫状態を解明することが CAM→早産を防ぐことになるのかもしれない．

▶表3　BV（Nugent）スコアリング

	Nugent score=a+b+c					
Lactobacillus form						
個数／視野	0	<1	1-4	5-30	>30	
score	4	3	2	1	0	→a
Gardnerella form						
個数／視野	0	<1	1-4	5-30	>30	
score	0	1	2	3	4	→b
Mobiluncus form						
個数／視野	0	<1	1-4	5-30	>30	
score	0	1	1	2	2	→c

Nugent score 0-3 が正常なので4以上を治療対象としている．

早産兆候を妊婦が訴えてきた時，灰色の帯下，Ph 4.5以上，アミン臭などで臨床的に細菌性腟症として診断することもある．

---

1) Nugent RP, Krohn MA, Hiller SL : Reliability of diagnosing bacterial vaginosis is improved by a standardized method of gram stain interpretation. J Clin Microbiol 29:297-301, 1991.

2 妊娠高血圧症候群（PIH）の胎盤

◆ 2-1 胎児低酸素の原因分類

　PIH はなぜ発症するかというと，一つの理由に胎児低酸素がある．胎児に供給される酸素が少ないと胎児はストレスを感じ，母体から酸素，母体血流を胎盤に増やそうとする．小さな胎盤であれば，母体血流を増加させ児は大きくなろうとする．これが PIH である．また双胎や巨大児で胎盤が大きい時も，児は今以上に酸素や母体血流が欲しいので，母体の血圧を上げる．これも PIH である．

　PIH や FGR を考えた場合，基本的には胎盤，絨毛は虚血性変化を認め，胎児は低酸素状態に陥る．胎児の低酸素状態が起これば，酸素を渇望する胎児は母体の血流を得るために母体の血圧を上げる．絨毛は少なくなった母体の血流から酸素を得るための過成熟や chorangiosis の合併がある．それらが慢性的に起こると，母体は PIH，児は FGR や NRFS を合併する．胎児胎盤機能不全である．

　児自身の問題として，奇形症候群で酸素だけでなくその他の栄養が利用できない時には，鉄などは絨毛基底膜に沈着する．1997 年 Kingdom らは，胎盤機能不全の結果，胎児低酸素症を preplacental hypoxia, uteroplacental hypoxia, postplacental hypoxia の 3 つに分けた[1-3]．これらの低酸素症は直接 NRFS や FGR に結びつく．日本語で分類すると（1）胎盤前方の問題，（2）胎盤床および胎盤の問題，（3）胎盤後方と臍帯や児の問題の 3 つのグループである．

　（1）胎盤前方の問題：高地民族の母体が低酸素の結果，絨毛は絨毛間の母体血から酸素を得るための変化として chorangiosis を合併する．それでも酸素不足のため児は小さい．

　（2）胎盤床および胎盤の問題：胎児に低酸素状態を生む，筋層および脱落膜のらせん動脈の生理的変化の欠如，アテローシス，脱落膜内の血栓，胎盤内の血栓，梗塞，虚血性変化（絨毛の虚脱）は，母体の PIH や早剥や児の FGR, NRFS, IUFD につながる可能性がある．児への酸素供給が悪い絨毛の問題である VUE, immature villi や dysmature villi は FGR, NRFS や時に IUFD, PIH を合併する．

　（3）酸素をあまり必要としない FGR や奇形症候群では，その他の栄養素やミネラルなどが絨毛に沈着することもある．

　（図 1，3，5，16）赤は胎児，水色は胎盤，母体はピンク．異常部を黄で示した．

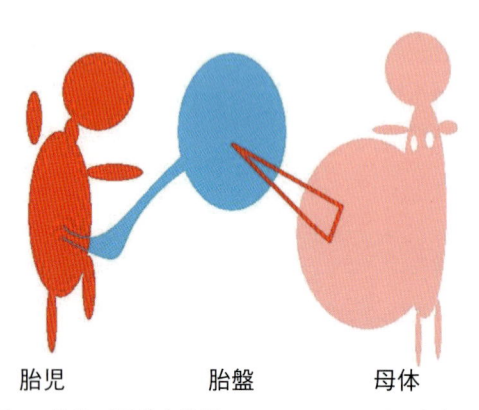

▶図1　胎盤が母体と胎児のインターフェイスとなっている．正常．

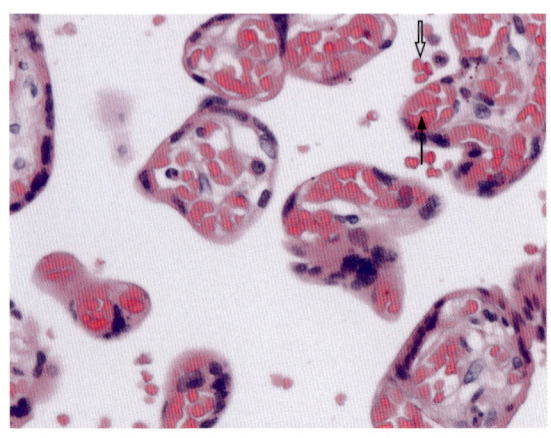

▶図2　正期産正常絨毛．母体血（⇩）と胎児血（↑）は接するようにガス交換を行っている．

1．胎盤前方の問題（高地在住，母体の高血圧）

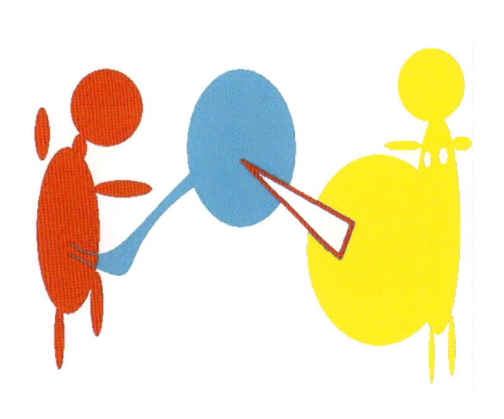

▶図3 高地在住や血管病変があると胎盤は血流不足，酸素不足となる（黄は異常部）．

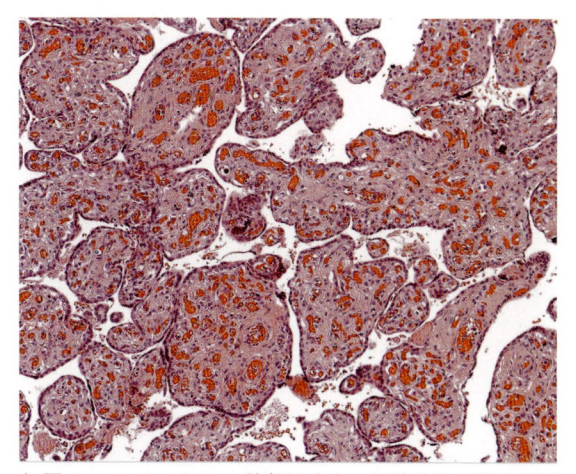

▶図4 chorangiosis. 胎盤は少ない母体血流や酸素を補うため，絨毛の血管を増やす．

2．胎盤床の血管に異常がある時

胎盤床の異常としては，らせん動脈の異常が最も重要である．3つの病理的変化があり，①らせん動脈の生理的変化の欠如，②らせん動脈のアテロスクレローシス，③らせん動脈の内皮の障害あるいは血栓が，胎盤病理では，次回の治療を考える上で重要な所見である．

(1) らせん動脈の生理的変化

胎盤床の血管機能が不良であると，その上の胎盤や絨毛は充分な機能を果たせない．正常なガス交換が行えないだけでなく，やがて絨毛は虚脱や壊死に陥る．図10の絨毛は絨毛内血管が虚脱し絨毛が凝集している．絨毛内に細胞成分が残っているので新しい梗塞と考える．臨床的にはNRFS，FGR，IUFDとなることもある．

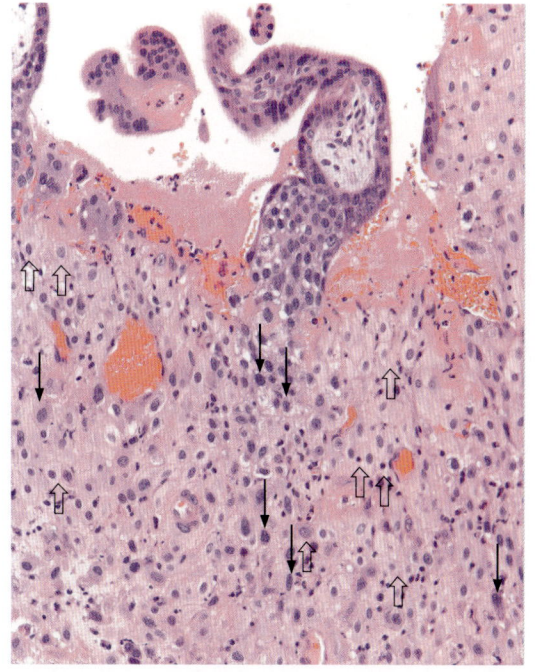

▶図6 アンカリング絨毛．着床した部でtrophoblastは分裂し脱落膜に浸潤していく．trophoblastが脱落膜細胞の間を血管に向かってバラバラと浸潤している像である（↓）．脱落膜細胞（⇧）は敷き石状の構造を持ち，trophoblastと比べ細胞質が淡く，核の濃染も少ない．脱落膜の血管に到達すると，血管壁を変性させ血管内に浸潤し，内皮細胞に置き換わる．さらにtrophoblastは脱落膜血管から子宮筋層内血管にも浸潤する．Trophoblastが浸潤した血管は拡張したままの状態となる．これが生理的変化である．

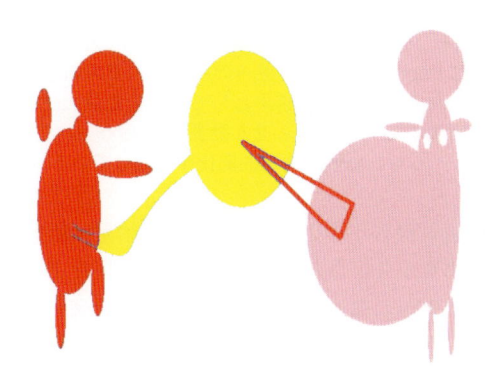

▶図5 胎盤機能不全（黄は異常部）．

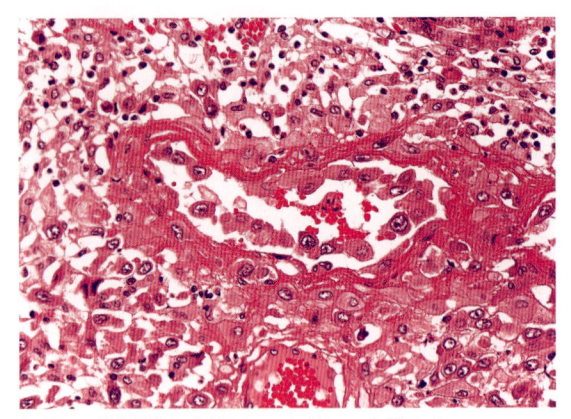

▶図7　脱落膜の血管にtrophoblastを認める.

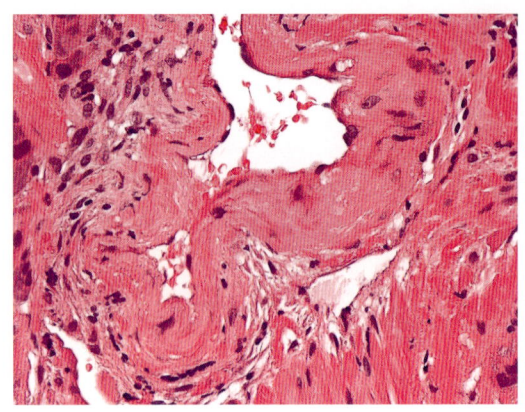

▶図8　らせん動脈の生理的変化. 動脈の拡大.

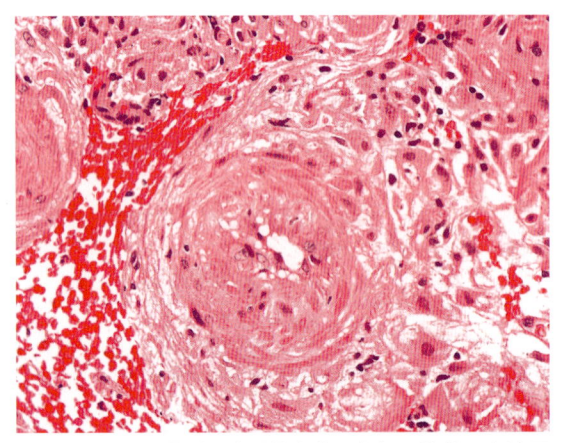

▶図9　らせん動脈の生理的変化の欠如は胎盤の血流不足を招く.

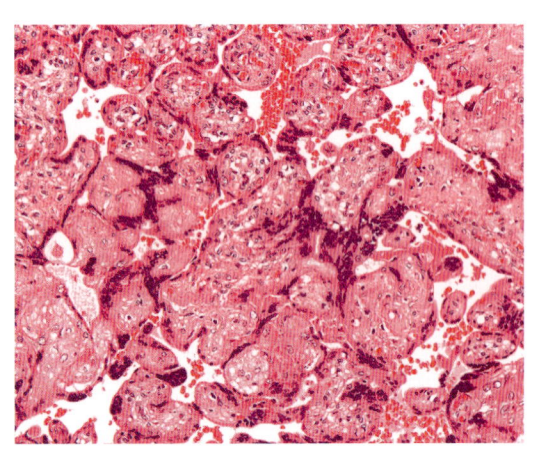

▶図10　絨毛の虚脱と凝集.

らせん動脈の生理的変化の欠如

図6はtrophoblastのmigrationを示している. 充分にtrophoblastが筋層に浸潤し, らせん動脈壁に侵入すると, らせん動脈の再構築と血管内皮のtrophoblastの置き換えが起こる（図7）. その結果, らせん動脈は拡張する（図8）. それだけでなく, アンギオテンシンIIやカテコラミンなどの交感神経の影響を受けなくなり胎盤に恒常的に血液を送る. これが, らせん動脈の生理的変化であり, 胎児に必要な酸素や栄養の輸送につながり, 胎児にらせん動脈が支配されることになる.

子宮筋層にtrophoblastが浸潤しなければらせん動脈の再構築が起こらず, 交感神経性に血管が収縮し胎盤への血流が悪くなる（図9）. 生理的変化の欠如であり, その結果FGRが発症する. FGRに先立って, 胎児は血圧をあげ胎盤に血液を送る. 胎盤は, 酸素を得やすいように, 絨毛を過成熟させ, 小さくなり表面積を増やす. さらに進むと絨毛は互いにくっつ

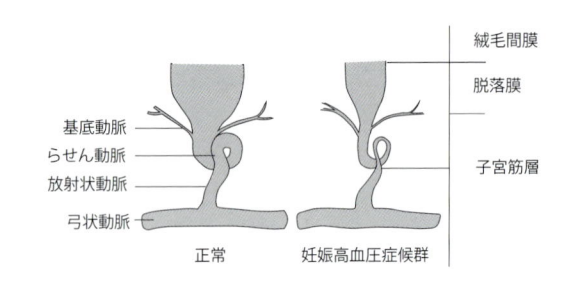

▶図11　らせん動脈の生理的変化と欠如. 左側のらせん動脈はtrophoblastの血管壁への浸潤, 内皮の置き換わりが示されている. その結果としてらせん動脈の生理的変化が完成する. 右側のらせん動脈はtrophoblastの浸潤が少なく, らせん動脈の生理的変化が欠如している.

き, 胎児機器不全となる（図10）. 胎児, 胎盤から降圧物質が分泌され, 胎盤への母体血圧を上げることで胎盤への血流, 胎児への酸素供給を確保するというような合目的な変化が起こる. これがPIHである.

重度のPIHは, しばしばらせん動脈の血管内皮障

害のため,血栓をつくる.その血栓に再疎通や血管の破裂が起こった時が早剥の発症である.

(2) 脱落膜血管の acute atherosis

PIH の中で初産婦に多い胎盤床の acute atherosis を,著者らは honeymoon baby と呼んでいる.20 年前は初産婦に多く,異種蛋白に接していない妊婦に多かったという理由でこの名がついたが,最近の検討では SLE や IgA 腎症などにも多数認められている.

acute atherosis を起こす血管壁に C3 が陽性となる特徴がある.SLE などの血管病変と類似しているところもある[2].

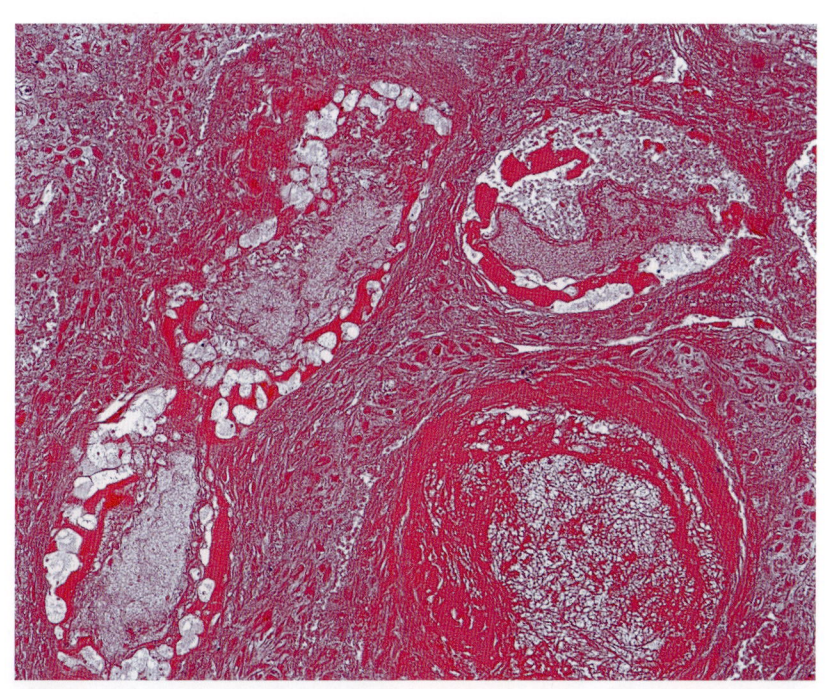

▶図 12　血管壁の acute atherosis.

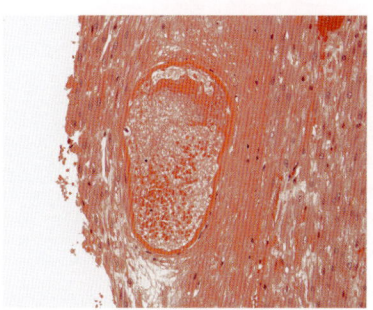

▶図 13　血管壁の fibrinoid necrosis. 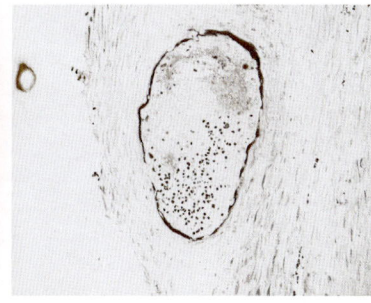　　▶図 14　血管壁は C3 陽性となる. 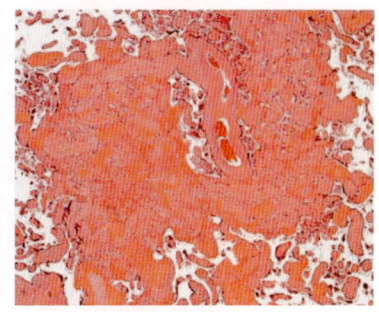　　▶図 15　絨毛の梗塞と虚血性変化.

3. 胎児に異常がある時

　胎児に異常がある時，胎児は酸素もその他の栄養素もそれほど必要がない．絨毛の基底膜部に鉄の沈着を図17に認める．多くの場合，奇形症候群が多く，図18に示すようなdysmature villiを示すものが多い．

1) Kingdom JC, Kaufmann P : Oxygen and placental villous development : origins of fetal hypoxia. Placenta 18 : 613-21 ; discussion 623-6, 1997.
2) Kingdom JC, Burrell SJ, Kaufmann P : Pathology and clinical implications of abnormal umbilical artery Doppler waveforms. Ultrasound Obstet Gynecol 9 : 271-86, 1997.
3) Kurt Benirschke, Peter Kaufmann : Pathology of the Human Placenta, 5th ed, p155-157, 2006.

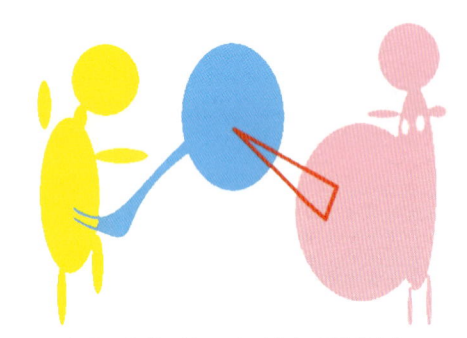

▶図16　胎児に異常がある時（黄色は異常部）．

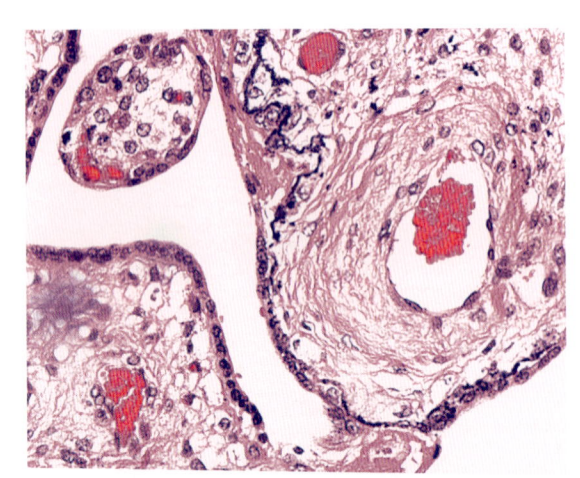

▶図17　Basement membrane mineralization.

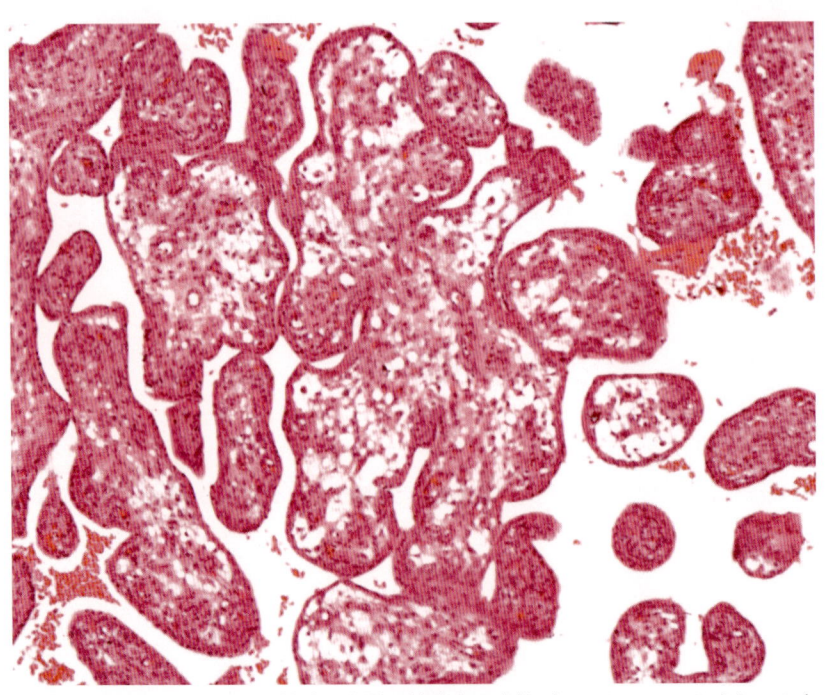

▶図18　dysmature villi. 絨毛は大型で絨毛内の血管がおかしい．このぐらいの大きさの絨毛であれば，平滑筋を認める絨毛内血管があるはずであるが認められなかった．死産の症例で児は高度浸軟があった．胎盤も変性が強かったが，絨毛の異型だけでなく血管の異常もわかる．

◆ 2-2　PIHの胎盤病理

25Wで分娩．PIH，FGRを合併していた．

胎盤や胎盤床に問題のあるPIH，FGRは胎盤床の血管の生理的変化の欠如，あるいはacute atherosis，血栓などがある．

胎盤床の血管の閉塞の結果，絨毛は小型化し，表面積を増やし酸素を少しでも取り入れようとするが，やがて限界となり絨毛の線維化や壊死，梗塞となる．胎盤から昇圧物質が放出され，母体は血圧を上げるが，胎盤への血流は確保が難しい．やがて，低酸素，低栄養，胎盤機能不全のためFGRを超え，IUFDとなることもある．

妊娠中であれば胎児機能不全・胎盤虚血によるFGR，IUFDの可能性がある．子宮収縮による胎盤血流の減少による，低酸素状態からNRFS，死産となることもある．

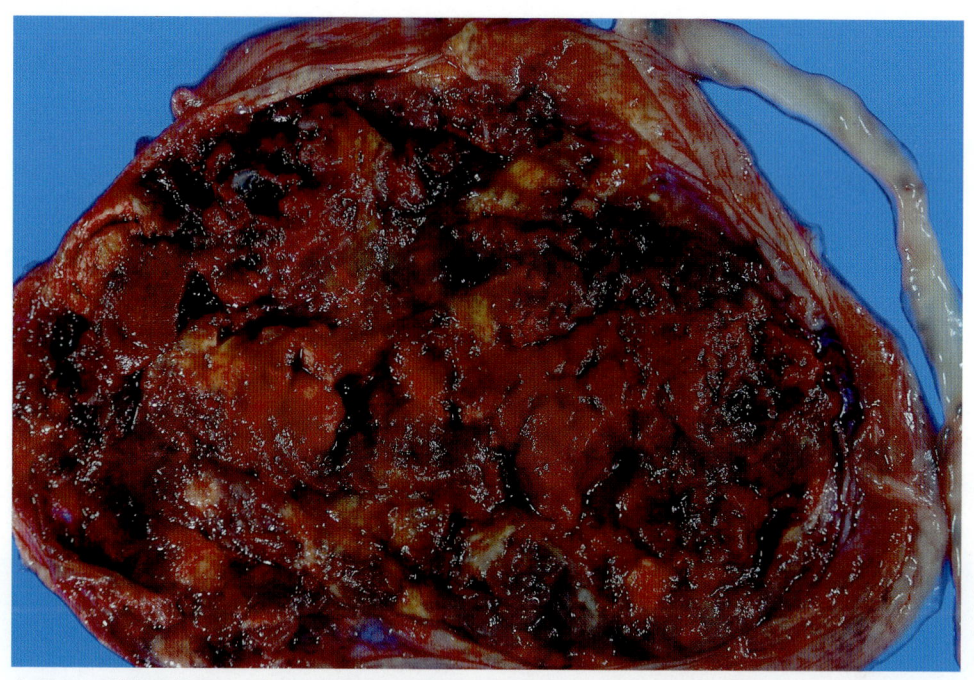

▶図19　胎盤母体面には多数の梗塞像を認める．脱落膜内の血管の閉塞や梗塞である．

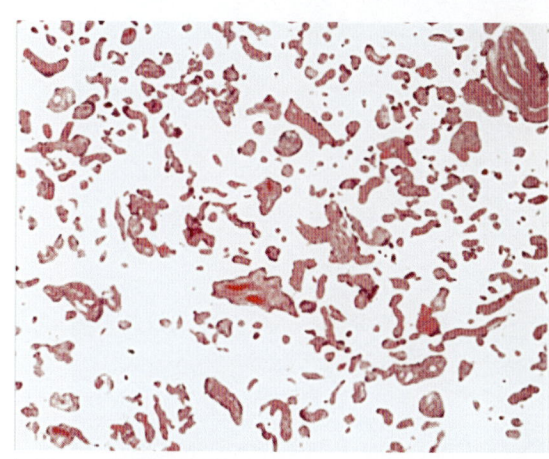

▶図20　胎盤実質の絨毛．弱拡大．絨毛が小さく，細くなっていることがわかる．

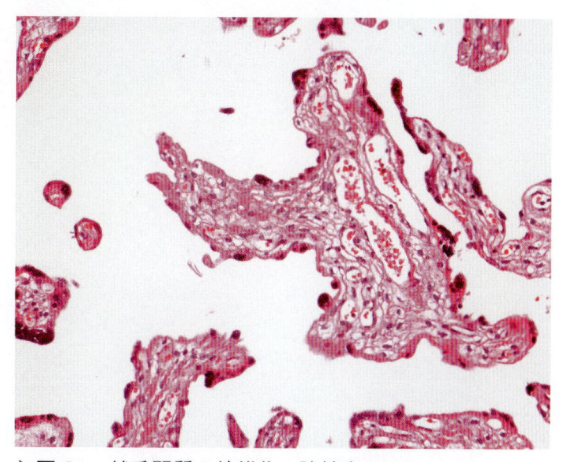

▶図21　絨毛間質の線維化．強拡大．

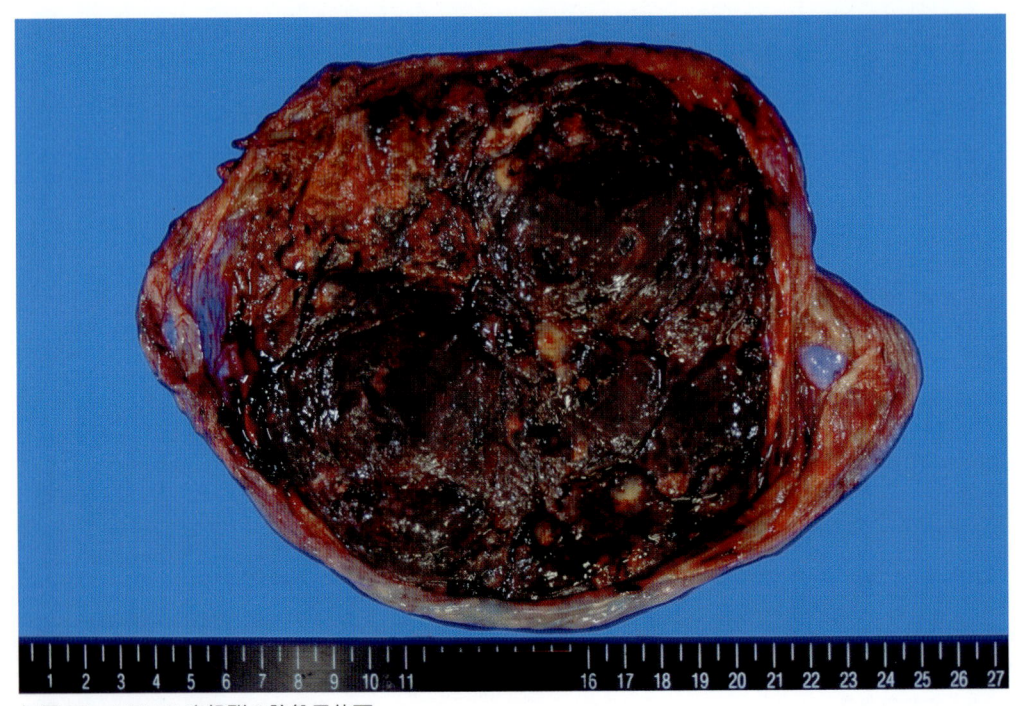

◆ 2-3 HELLP 症候群

　HELLP 症候群は，妊産褥婦が溶血（Hemolysis），肝酵素上昇（Elevated Liver enzymes）および血小板減少（Low Platelet）をきたす疾患で，妊娠高血圧症候群の一病型として知られている[1]．突然，心窩部痛や腹部膨満などの腹部・消化器症状を初発として，HELLP 症候群が発症する例は多い．

　重要な症状として，肝機能障害による黄疸，血小板減少に伴う出血症状，頭痛や眼症状，あるいは全身症状として倦怠感，浮腫増悪，発熱などが知られている．産褥婦がこれらの症状を訴えた場合や，妊娠高血圧症候群の症候が増悪したときは，HELLP 症候群の可能性を認識して，直ちに血液検査による早期診断に努めなければならない．

　HELLP 症候群が PIH に続発しやすいことは周知の事実であるが，約 10％に発症前に PIH の診断を受けていない例もある．基本は胎盤だけでなく肝動脈の血流不全である[2-4]．胎盤床は血栓が多発している．軽症の PIH より血栓の形成が多い傾向がある．脱落膜血栓は小さい場合も大きい場合もある．HELLP の病態の中心になるのは肝動脈，門脈の血管の攣縮や狭窄と考えている．帝王切開時，肝の表面に点状出血を認めることもある．帝王切開後に肝破裂に至った例もある．随伴した PIH や胎盤床の血栓や梗塞であると考えている．よって PIH 発症前の HELLP や胎盤床に血栓の少ない HELLP があってもおかしくはないが，HELLP 症候群の胎盤の虚血性変化は PIH と比べて高度である．

　HELLP 症候群の胎盤は，重症の PIH の胎盤と共通しており，梗塞や脱落膜の壊死が多い．脱落膜の血管病変が多いということである．病理的には，PIH との違いは程度の差以外，今のところわからない．

　図 22，23 は HELLP 症候群の胎盤のマクロ，図 24 〜 26 は HELLP 症候群の胎盤のミクロである．発症のメカニズムは血管の攣縮，血栓，胎盤内の低酸素，絨毛の虚血性病変，早剥が胎盤のマクロとミクロである．

　なぜ，多数の胎盤床の血栓をお見せしたかというと，週数が早いと FGR だけでなく CLD の合併が高率である．図 19，22 の 2 例はいずれも CLD を合併していた．分娩室では Grade 3 の CAM だけでなく胎盤母体面の多発血栓を見ることが CLD の予測につながる．

▶図 22　HELLP 症候群の胎盤母体面．

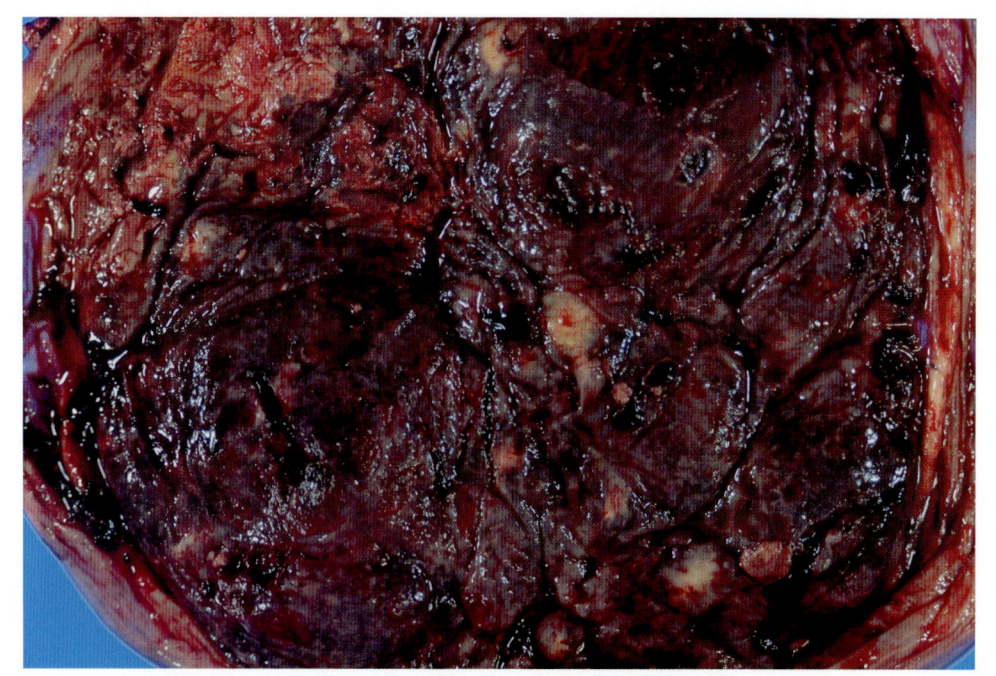

▶図23 母体面の拡大.多数のらせん動脈周囲の梗塞,血栓,壊死を認める.

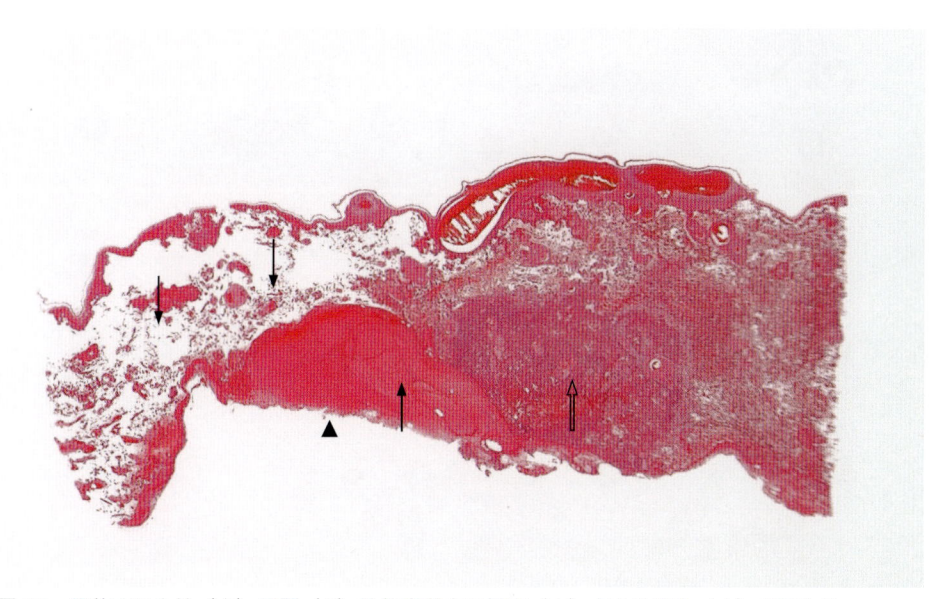

▶図24 母体面に血栓(↑)・早剥(▲),胎盤実質内に梗塞(⇡),虚血性変化(↓)を認める.

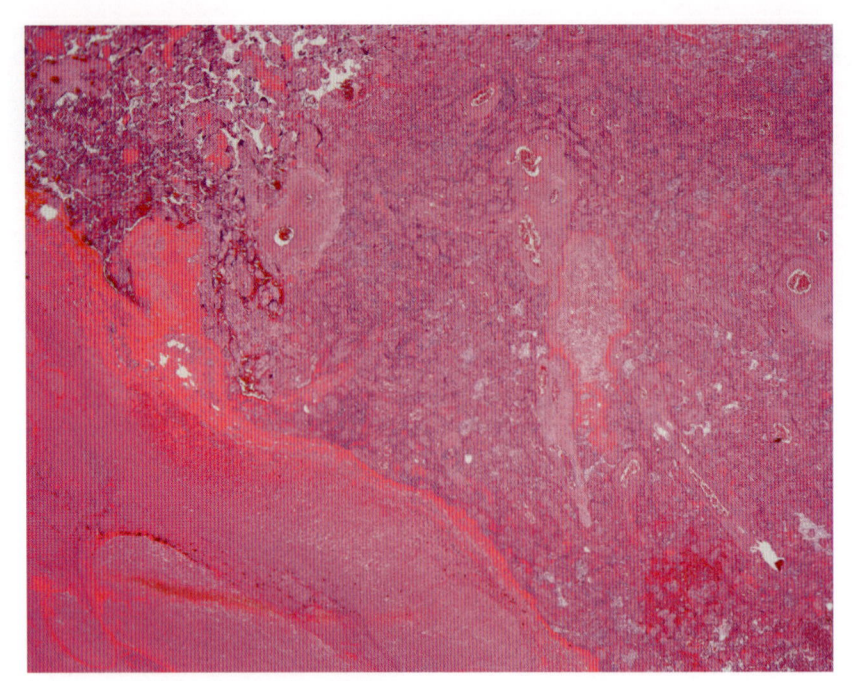

▶図25 母体面の血栓・早剥, 梗塞.

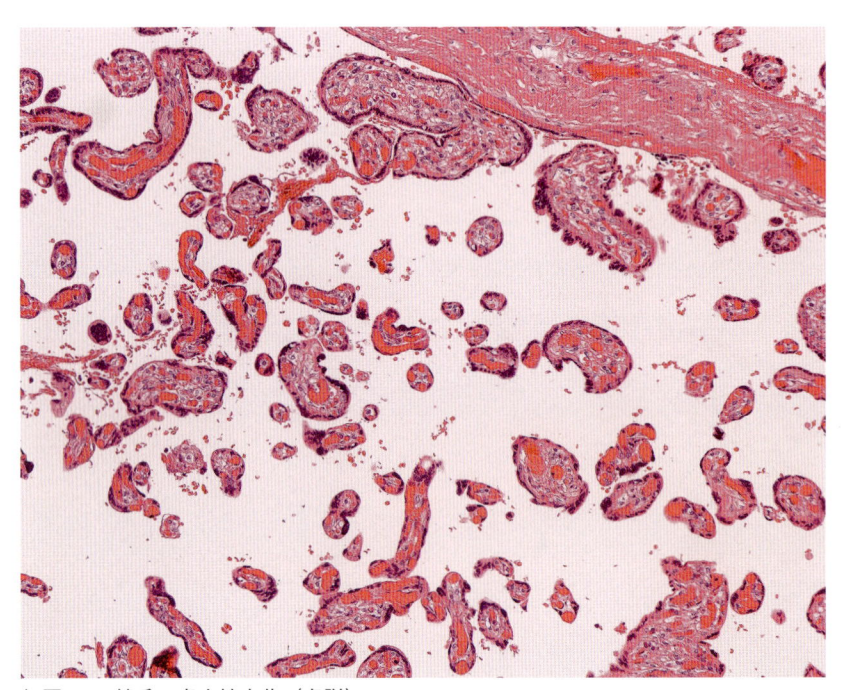

▶図26 絨毛の虚血性変化（虚脱）.

1) Weinstein L : Syndrome of hemolysis, elevated liver enzymes, and low platelet count : a severe consequence of hypertension in pregnancy. Am J Obstet Gynecol 142:159-67, 1982.
2) Miguelote RF, Costa V, Vivas J, et al : Postpartum spontaneous rupture of a liver hematoma associated with preeclampsia and HELLP syndrome. J Clin Gastroenterol 28:323-8, 1999.
3) Sheikh RA, Yasmeen S, Pauly MP, et al : Spontaneous intrahepatic hemorrhage and hepatic rupture in the HELLP syndrome : four cases and a review. J Clin Gastroenterol 28:323-8, 1999.
4) Seige M, Schweigart U, Moessmer G, et al : Extensive hepatic infarction caused by thrombosis of right portal vein branches and arterial vasospasm in HELLP syndrome associated with homozygous factor V Leiden. Am J Gastroenterol 93:473-4, 1998.

3 常位胎盤早期剝離

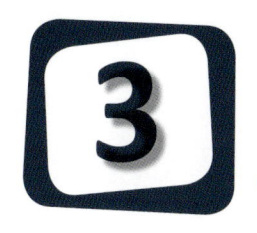

　常位胎盤早期剝離（早剝）は，急激に病状が悪化する病態であり，本体は妊娠中あるいは分娩前の胎盤の下にある脱落膜の出血と剝離である[1]．繰り返す可能性，要因については，32週未満は胎盤の炎症における発症が高率であること，32週以降はPIHに合併する脱落膜内の血栓，脱落膜炎や子宮収縮に伴うことが高率であることは知られている[2]．

　胎盤と母体が離れるのであるから，児は母体からの酸素の供給が激減し，母体は出血が続くため，出血性ショックの危機にさらされる．

　次に臨床像として母体死亡につながるCouvelaire uterusを伴うDIC例の病理像，胎児死亡となった早剝の広範囲な出血像，新生児死亡をきたした早剝の病理像も解説する．

---

1) 関沢 明彦：常位胎盤早期剝離（早剝）の 診断・管理は？日産婦誌 60：420, 2008.
2) 有澤正義，加藤弘之：胎盤病理からみた常位胎盤早期剝離の病因，病態，発症の予知について．産婦人科の実際 78：694-702，2011.

◆ 3-1　クブレール子宮（子宮溢血斑）

　早剝例において子宮筋層内や子宮漿膜下に生じる出血はクブレール子宮（Couvelaire uterus）と呼ばれ，重篤な病態として知られている[1]．

　Couvelarire uterusのほとんどは，子宮収縮を妨げるほどではないが，組織の壊死やDICを合併すると子宮収縮を妨げ，分娩後の出血を惹起する．本症例は，胎盤は2/3程度の早剝である．発症から時間が経過しており，母体はすでにDICと診断され，児はIUGRを合併しIUFDに至っていた．胎盤組織像は，早剝だけでなく梗塞，絨毛の虚血性変化も明らかとなった．図1〜3は，子宮全摘術となった．

　摘出された子宮は筋の色が悪く，漿膜下にまだら状に出血が見られる．子宮を12時の方向で開くと，子宮底部近くに胎盤の剝がれた痕跡がある．

　割面では，内膜の出血と漿膜面の出血，筋層の出血壊死と考えられる像が認められる．脱落膜部の出血と脱落膜部の血栓を組織像で確認した．肉眼で疑った筋層内出血，平滑筋の変性を顕微鏡で確認した．

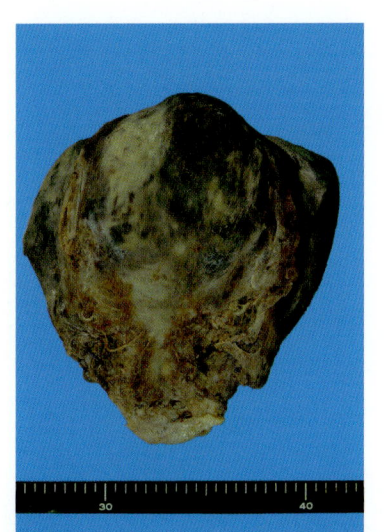

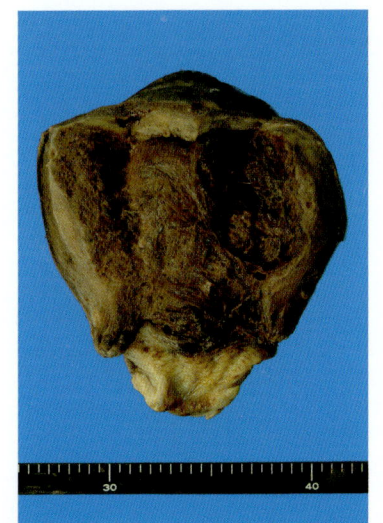

▶図1　クブレール子宮（背側）．　　▶図2　クブレール子宮（腹側）．　　▶図3　子宮割面．

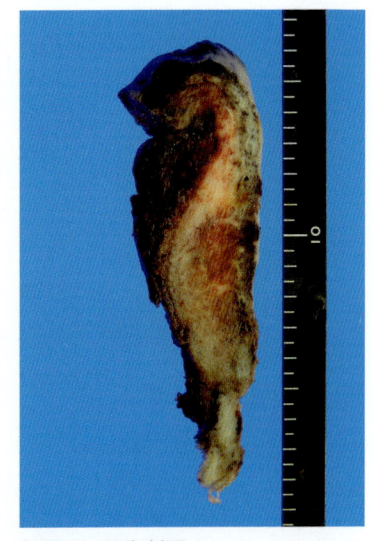

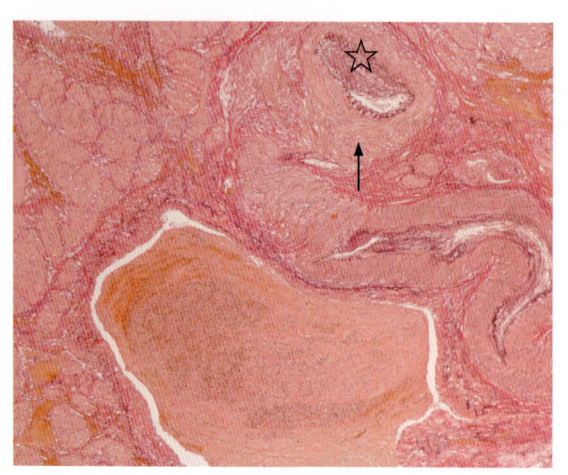

▶図4 血管内皮の肥厚（↑）＋血栓（☆）.

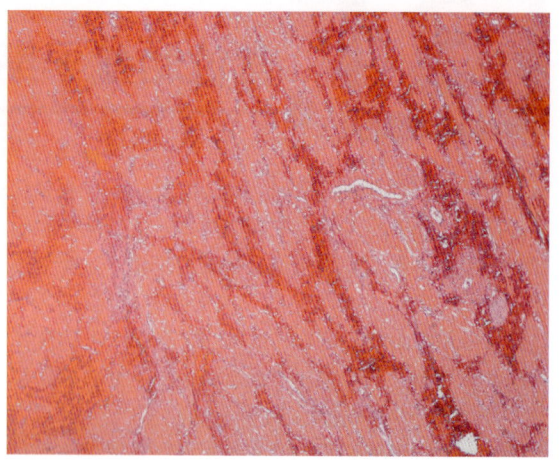

▶図5 筋層内への出血.

　本例で子宮筋層内の血管に血栓や子宮動脈，弓状動脈，放射状動脈に血管内皮の肥厚を認めた．らせん動脈には，trophoblast の浸潤と生理的な変化が認められた．血管内皮に肥厚が認められるということは，これが原因で胎盤への血流が慢性的に悪くなり，FGR が発症したと考えられる．

　母体胎盤血流不全，血管床の血管の異常が早剝の病因と考えた．Couvelaire uterus は筋層内の血栓，出血，壊死，梗塞像であろう．

　早剝と鑑別すべきものとして，出血の場所による違いとして，膜出血や辺縁出血がある（図3-47）が，出血部位と胎盤の連続性をみれば鑑別可能である．

　脱落膜内出血が急性か慢性かの違いで考えると，急性はいわゆる常位胎盤早期剝離（早剝）で，慢性は慢性早剝羊水過少症候群（chronic abruption-oligohydramnions sequence；CAOS）である．CAOS とは，1998年，Elliot らにより提唱された[2]．

　①7日以上続く出血を伴う常位胎盤早期剝離（慢性早剝）症例のうち，②出血時には羊水量が正常（amniotic fluid index; AFI 5〜25cm）で，③明らかな破水の証拠がないにも関わらず羊水過少を併発する．母体管理も難しいが出生後新生児がCLDとなる可能性が高い．

小さな早剥も場所と急性の度合いにより児は重症となる．

　NRFSの胎盤検索で見つかった，小さいが重症であった早剥例を示す（図6～10）．

　症例は32週の切迫早産で入院した．入院後のモニターで胎児徐脈，緊急帝王切開となった．児のApgar scoreは2点であった．

　大変小さいが，臍帯付着部，直下に脱落膜を超える出血，絨毛間腔内出血，絨毛内出血を認めた．NRFSの原因は，絨毛内への胎児血の出血，胎児ショックの原因として考えた．

　緊急帝王切開となったが，児は脳性麻痺を合併した．この出血は母体面からは小さそうだが，絨毛の損傷は胎盤実質の1/3を占め，しかも臍帯付着部に及んでいた．早剥は母体面だけでなく，組織学的に絨毛の損傷も考慮しなければいけないという例であった．

---

1) 有澤正義：慢性の胎盤早期剥離も含めて早剥の胎盤病理（解説／特集）．産科と婦人科 78：694-702，2011．
2) Elliott JP, Gilpin B, Strong TH Jr, Finberg HJ：Chronic abruption-oligohydramnios sequence. J Reprod Med 43:418-22, 1998.

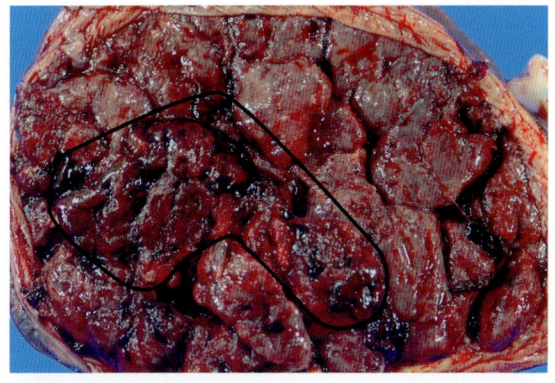

▶図6　胎盤中央に胎盤床の欠損（↑）．黒枠内に絨毛間腔内出血，絨毛内出血を認めた．

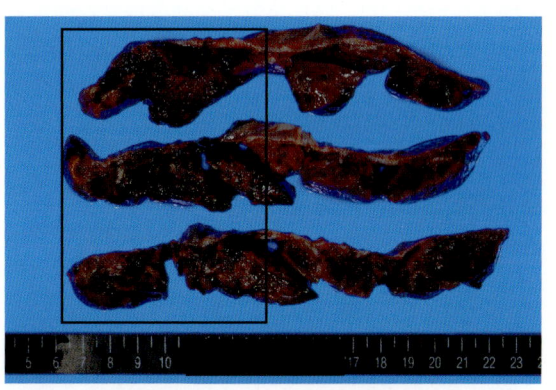

▶図7　胎盤割面では左1/3に胎盤が赤くなっている．黒枠内に絨毛間腔内出血，絨毛内出血を認めた．

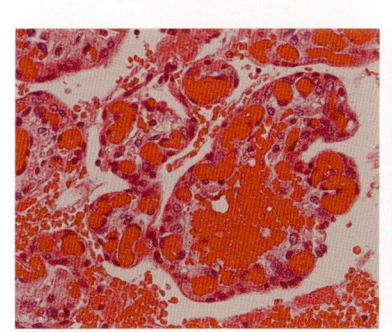

▶図8　絨毛内出血．

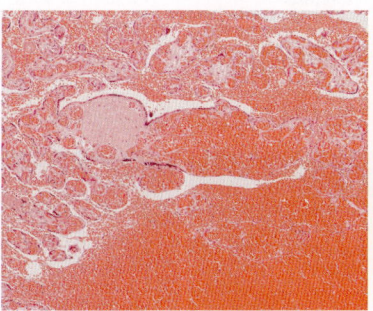

▶図9　絨毛出血と脱落膜出血．

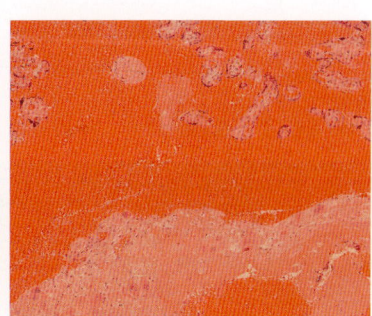

▶図10　早剥から絨毛間腔内に出血．

◆ 3-2　常位胎盤早期剥離と絨毛膜羊膜炎

　最近の著者の報告では，常位胎盤早期剥離の病因として，絨毛膜羊膜炎が32週未満48.3％，32週以後11.8％である．絨毛の虚血性変化は32週未満27.6％，32週以後47.1％である．

　この32週未満は，絨毛膜羊膜炎だけでなく脱落膜炎の合併が隠れている．32週以後は胎盤病理では絨毛の虚血性変化，臨床的にはPIHやFGRの合併が高率であるということが分かる[1]．

　絨毛膜羊膜炎に合併した常位胎盤早期剥離を示す．ホルマリン固定前のCAM胎盤の膜の色，ホルマリン固定後の膜の色，常位胎盤早期剥離部分の固定前の色，固定後の色，形態を示し，その違いを解説する．

　症例はCAM，脱落膜炎，常位胎盤早期剥離例である．これだけ高度のCAMであれば，CAMの診断は膜の色を見れば固定前も固定後も容易である．脱落膜炎については胎盤外の絨毛膜羊膜が縮み，胎盤外の膜がなくなっていることを確認できれば，炎症により，胎盤外の膜が癒着し胎盤とともには排出されなかったことが推測される．炎症，CAMや脱落膜炎で発症する早剥は経腟的に炎症が上行性に波及しCAMも合併している．その原因が単に細菌性腟症であるのか，母体の特殊な免疫状態であるのか，まだわかっていない．

　脱落膜が炎症で脆弱になり，サイトカイン→プロスタグランジンの放出により子宮収縮が始まることにより常位胎盤早期剥離となる．炎症による常位胎盤早期剥離の場合，CAMより脱落膜炎の方が重要であろう．

---

1) 有澤正義，加藤弘之：胎盤病理からみた常位胎盤早期剥離の病因，病態，発症の予知について．産婦人科の実際 78：694-702, 2011.

表1　常位胎盤早期剥離と絨毛膜羊膜炎および絨毛の虚血性変化の合併率（妊娠32週未満と32週以後）

	妊娠32週未満の早期剥離	妊娠32週以後の早期剥離	分娩全体
絨毛膜羊膜炎	14例	2例	16例
絨毛の虚血性変化	8例	8例	16例
その他	7例	7例	14例
合計	29例	17例	46例

絨毛膜羊膜炎に合併した早剥の固定前の肉眼像と固定後の肉眼像（図11～14）

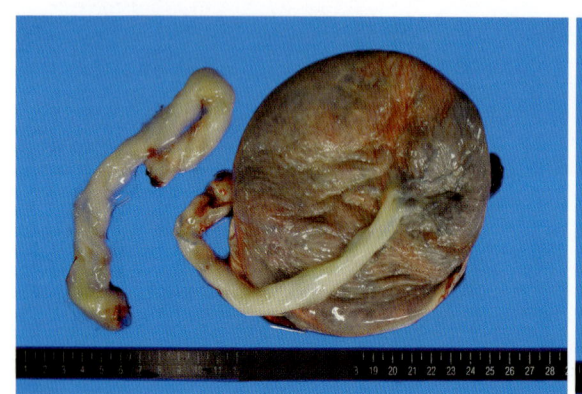

▶図11　28週CAM．Grade 2の胎盤．膜の色は白色調．固定前であれば胎児面の色がくすんでいるのでCAMとわかる．肉眼的に絨毛膜羊膜は腫れぼったく浮腫を伴う．

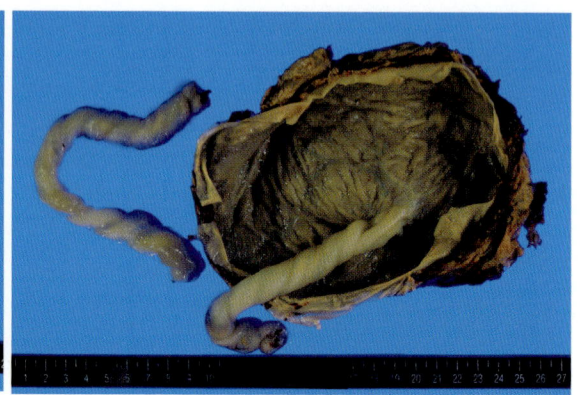

▶図12　固定後の胎盤では白色調の膜がCAM好中球の浸潤を示している．

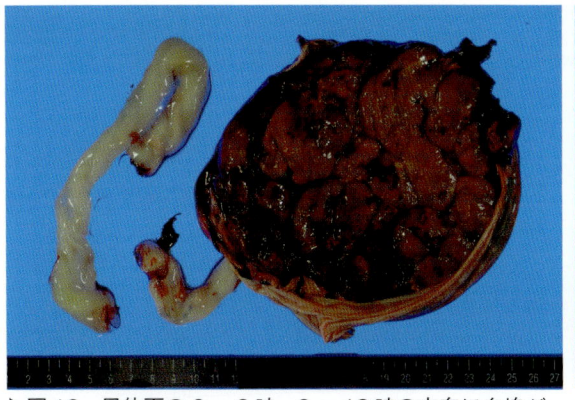

▶図13 母体面の6〜8時，9〜12時の方向に血塊が付着．常位胎盤早期剥離を疑う（固定前）．

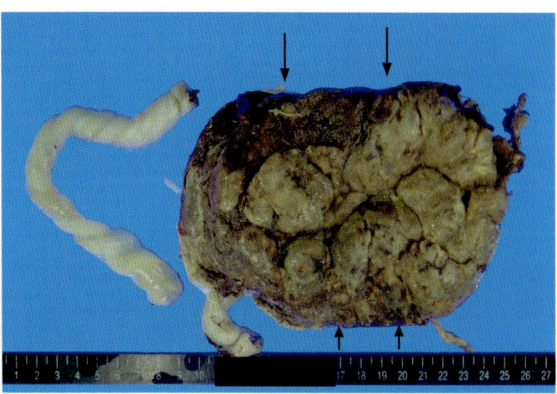

▶図14 血塊付着部は，周囲の脱落膜部分とは違い，血腫（↓↑）が強固に残っている（固定後）．

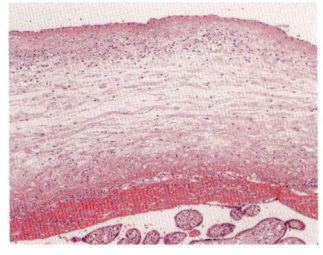

▶図15 CAM（Blanc III，有澤2）．羊膜細胞は正常なので有澤のGrade 2となる．CLDは合併しなかった．明らかな浮腫を認める．

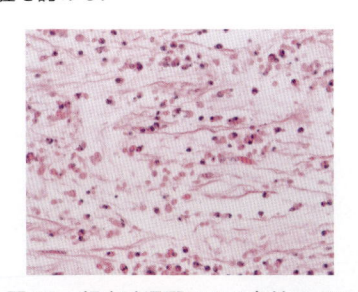

▶図16 好中球浸潤による急性のCAM．

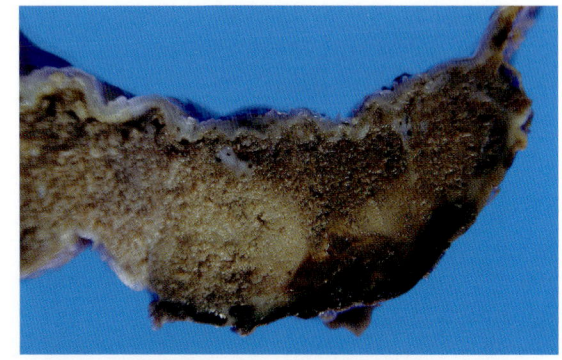

▶図17 割面で明らかな常位胎盤早期剥離．出血は脱落膜を超え，胎盤実質内に入る．

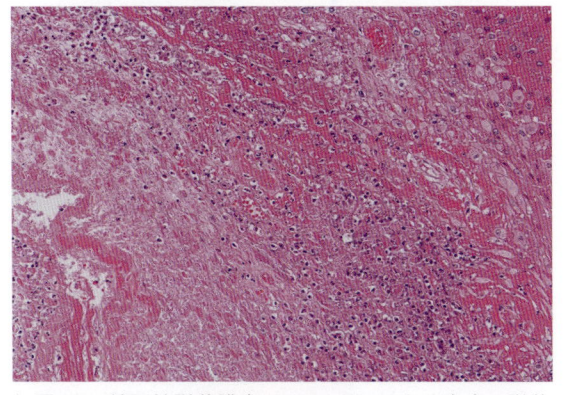

▶図18 壊死性脱落膜炎．CAMだけでなく高度の脱落膜炎を合併していた．常位胎盤早期剥離の本体は脱落膜炎ということがわかる．CAMと常位胎盤早期剥離との関連の報告が多く，まだ常位胎盤早期剥離と脱落膜炎には焦点は当てられていない．

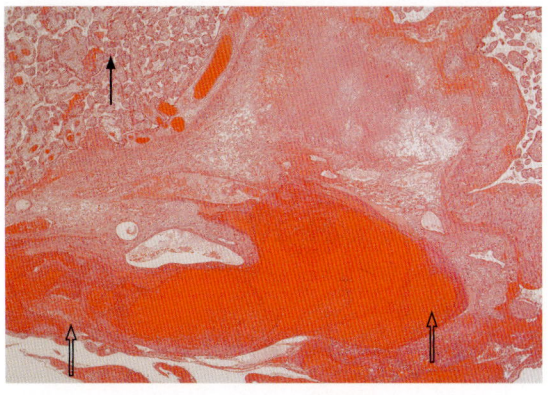

▶図19 常位胎盤早期剥離．脱落膜（⇑）．絨毛（↑）．脱落膜の血腫だけでなく脱落膜を分け入るような出血を認めた．

◆ 3-3　常位胎盤早期剥離と新生児死亡

　常位胎盤早期剥離で死亡した新生児では，著しい肝下面のうっ血，出血が認められる場合がある．この様な甚だしいうっ血や出血は，胎盤後面の出血あるいは凝結塊により胎盤に圧がかかる．そのため，絨毛内の血流が胎児側に圧力をかけるので，絨毛内出血の後は胎児血液量が急速に増大し，写真のような肝の出血を伴う．

　この例は，肝だけでなく，肺毛細管のうっ血，腎のうっ血，急性尿細管壊死，胸腺には急性のストレス所見である Starry sky pattern（ショックにより胸腺の皮質リンパ球が消失した星空像）を認めた．

　絨毛膜有毛部の出血は急性のものであれば常位胎盤早期剥離となり，慢性に経過するものは，慢性早剥羊水過少症候群（chronic abruption-oligohydramnions sequence; CAOS）に進行するものもある．

　膜出血と，慢性早剥や常位胎盤早期剥離は発症場所が単に違うということではない．管理，予後が違う．妊娠初期から中期における絨毛膜下血腫（SCH）も，胎盤の真下か否かで，児に対する影響は全く違う．

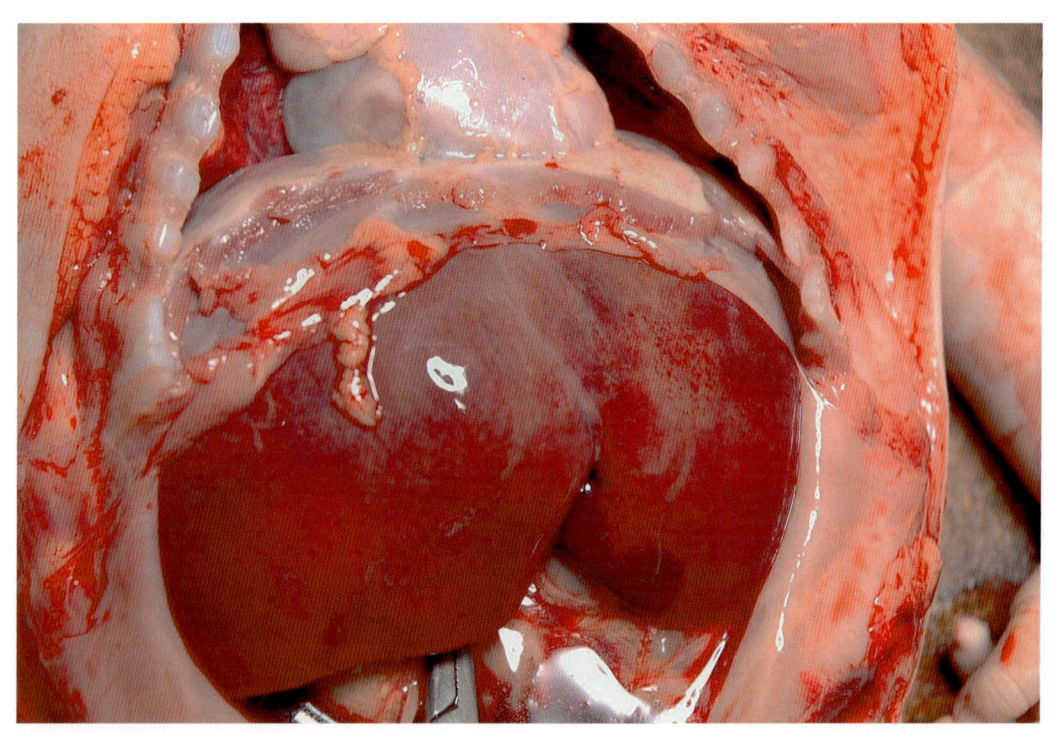

▶図20　肝出血．

　常位胎盤早期剥離は大きく2つのパターンに分けられる．1つは，臨床的にはPIHから始まる常位胎盤早期剥離．病理像は，胎盤床の血栓，絨毛の虚血性変化や梗塞である．

　もう1つは，脱落膜炎から始まる炎症であり，鑑別するべきものに，膜出血や辺縁出血があるが，肉眼観察のみで，ほとんどのものは鑑別できる．

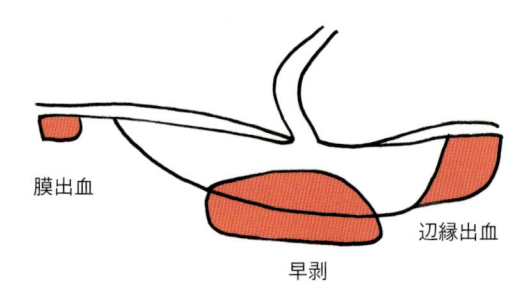

▶図21　常位胎盤早期剥離と鑑別すべき胎盤周囲の出血．

1. 膜出血

　膜出血とは絨毛膜無毛部の出血であり，常位胎盤早期剥離は絨毛膜有毛部の出血である．妊娠初期の出血では場所による予後の違いがあるので，充分にその違いを理解し，鑑別しなければならない．

　図22に示す絨毛膜無毛部での出血が，膜出血である．古い膜出血であれば，図22のような肉眼像である．一部古い辺縁出血も合併している．胎盤検査では，図23のようなメンブレンロールを作って血栓や出血を観察する．

　膜出血は胎盤出血が慢性に経過すれば慢性早剥とまちがうこともある．膜出血が胎盤床に広がると，胎盤機能不全になることもある．早剥の場合は，急性であるのでIUFDや母体のDICとなる例もある．

　図24に妊娠初期の絨毛膜有毛部と無毛部を示す．

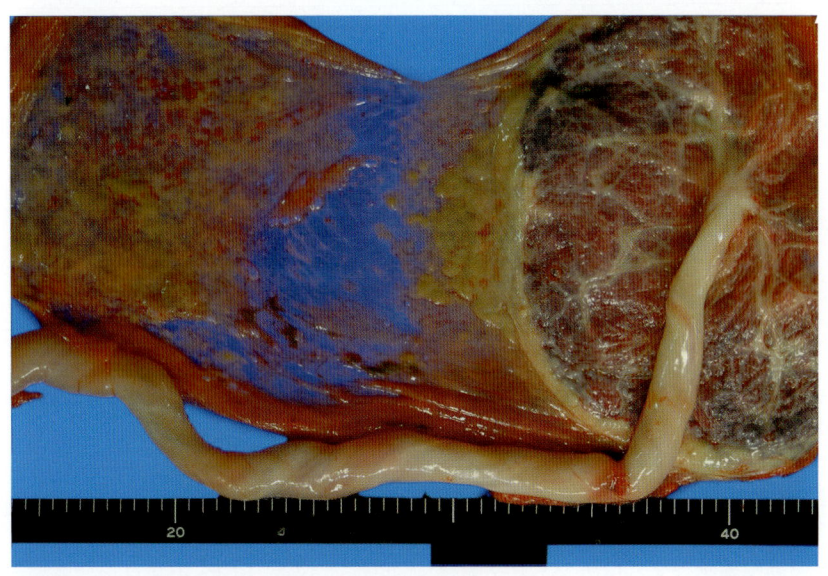

▶図22　古い膜出血と辺縁出血．画縁胎盤を伴う．

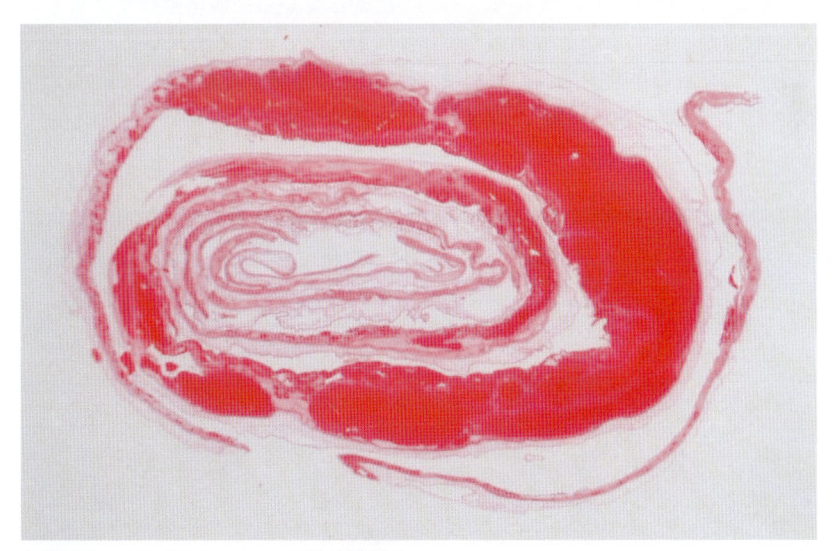

▶図23　メンブレンロールで見る膜出血．

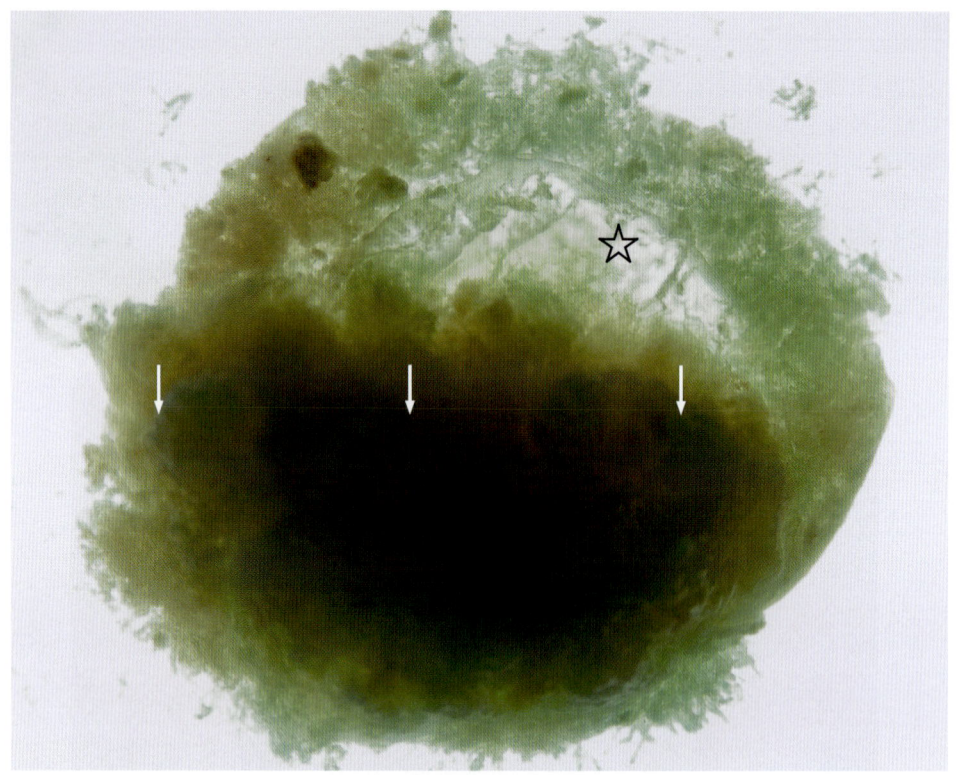

▶図24 卵嚢．絨毛膜有毛部（↓）と絨毛膜無毛部（☆）を認める．

2．辺縁出血

　辺縁部は静脈と動脈が吻合する場所である．動静脈奇形と表現する場合もあるが，胎盤が形成される過程でできる．

　分娩時であれば，児頭が圧迫することや児頭の擦過により出血するし，常位胎盤早期剥離との鑑別は必要であるが予後はよい．妊娠初期，中期であれば，辺縁静脈洞からの出血が，胎盤母体面に広がると胎児機能不全，FGR，IUFD を合併することもある．

　図25～27は辺縁出血から胎盤下面に出血が少し広がっている．脱落膜は侵されておらず，分娩時に広がったものと考え，早剥という診断には至らない．図28は動静脈奇形を伴う辺縁静脈洞の破裂による近縁出血を示している．

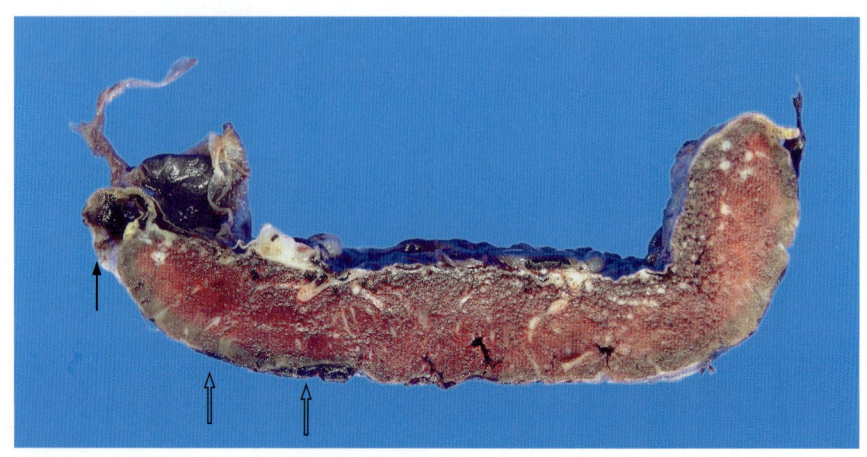

▶図25　辺縁出血（↑）．胎盤下面の出血（⇑）．白色の脱落膜は肉眼的に出血とは分離しており，常位胎盤早期剥離とは診断しない．

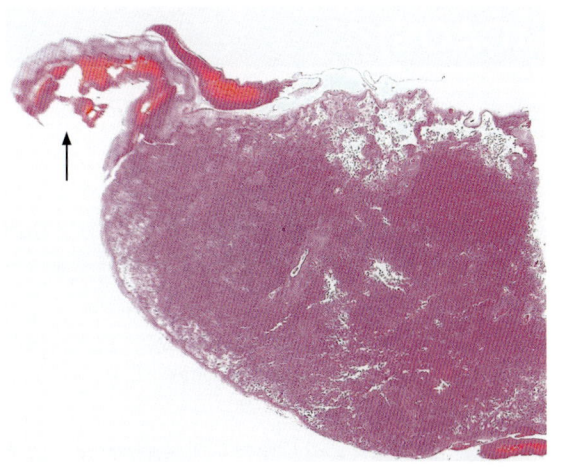

▶図 26　辺縁出血のルーペ像（↑）．図 25 の辺縁出血．

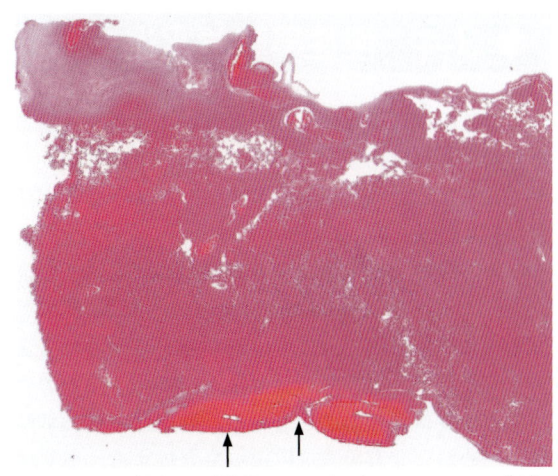

▶図 27　辺縁出血が胎盤の下に広がりかけている（↑）．図 25 の胎盤下面の出血．

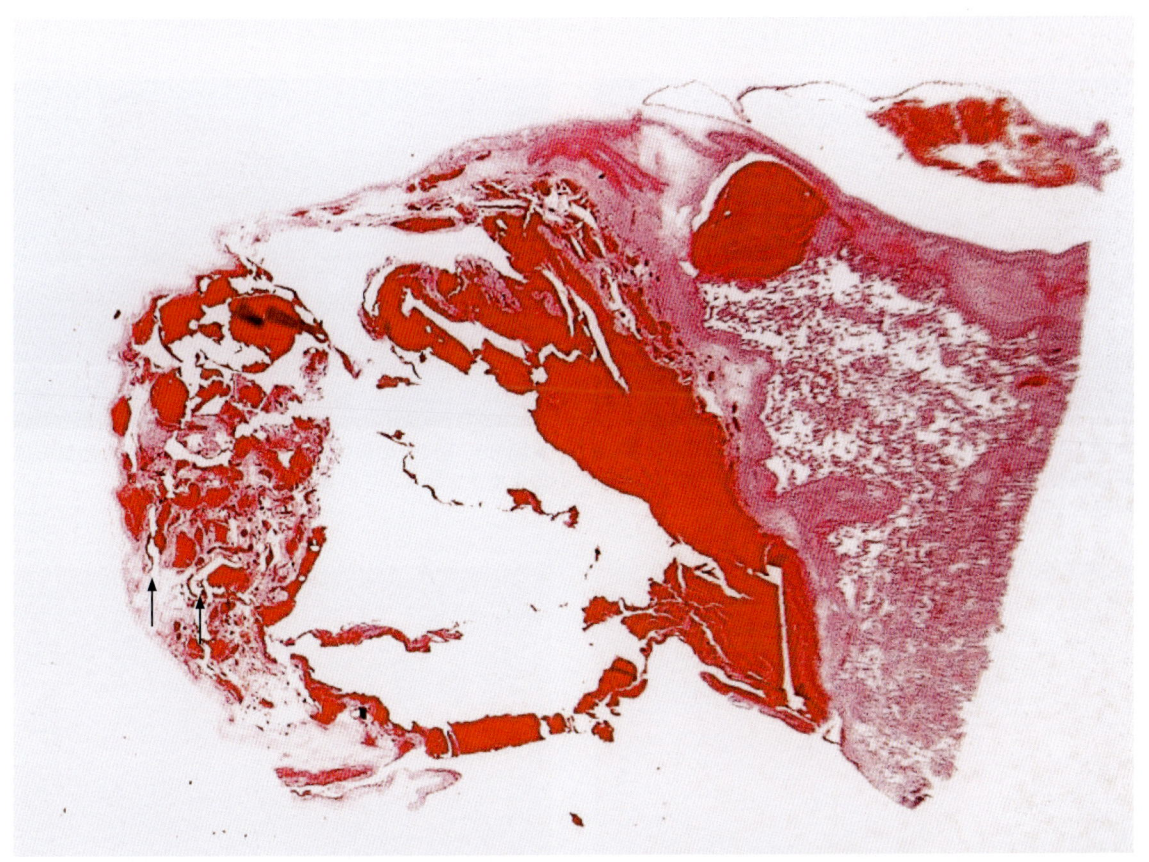

▶図 28　辺縁出血．分娩時出血が比較的多く NRFS も合併し，臨床的に常位胎盤早期剥離を疑ってきた症例であるが，これも辺縁出血の範疇であることはこの写真でわかっていただけると思う．Apgar score は 8/9 であった．辺縁部近くの膜に多数の血管（↑）が見られる．動静脈奇形と考えた．

◆ 3-4 慢性早剥羊水過少症候群（CAOS）

常位胎盤早期剥離は動脈の破綻により生じ、急速に経過すると考えられている。そのため、母児共にすぐに重篤となり、絨毛膜羊膜にヘモジデリンが沈着する時間はない。

一方、慢性早剥羊水過少症候群（CAOS；chronic abruption-oligohydramnions sequence）は胎盤床の静脈の破綻が原因で、慢性早剥から発症すると考えられている。静脈性早剥は通常、持続する出血のため母体は貧血となることもある。胎児は慢性の低酸素のため胎児発育障害（FGR）を合併する。進行すると子宮内胎児死亡となる例もある。持続する出血、絨毛膜下血腫は胎児・胎盤の循環不全となり胎児の腎血流異常を起こし、羊水過少の原因となっていると考えている。羊膜の壊死や変性と同様に、血性羊水の嚥下が肺胞上皮の障害をもたらすと推測している。

図29, 30はCAOS症例で、胎盤胎児面も臍帯もヘモジデリン沈着のため褐色調を示す。ヘモジデリン沈着は慢性早剥からCAOSの病態が確立する中間点の病態である。CAOSの母体面は、慢性出血のため母体面だけでなく絨毛ももろくなっている。

図31は慢性の剥離部分の顕微鏡像で、脱落膜内だけの出血ではなく、出血が絨毛間腔にも広がっていることがわかる。

図32, 33は慢性の常位胎盤早期剥離の結果、絨毛は梗塞や虚血性病変を伴うことを示している。

図34, 35は絨毛膜へのヘモジデリンの沈着をHE染色とベルリン青で示している。図36は羊水過少のために合併した羊膜結節である。

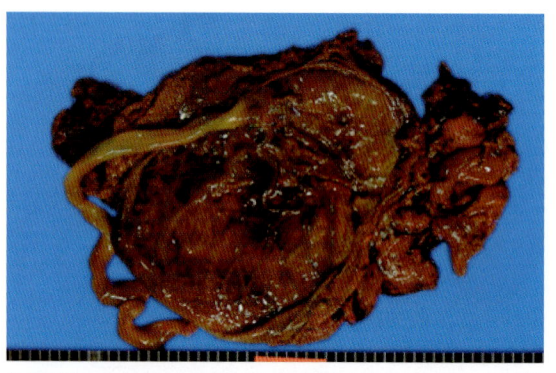

▶図29 CAOSの胎盤。この症例は前回18週から持続する性器出血。持続する出血、破水のない羊水過少の後、分娩となった。

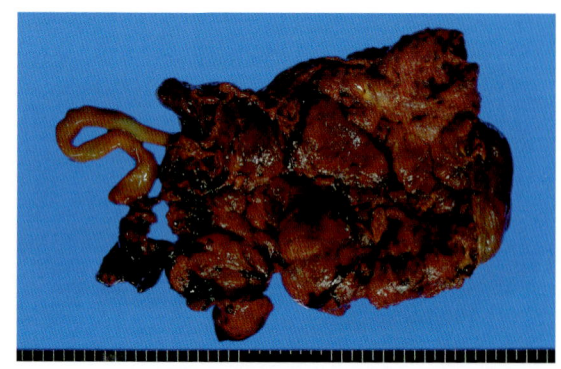

▶図30 図29の母体面。出血は辺縁ではなく胎盤のほぼ中央から始まっている。

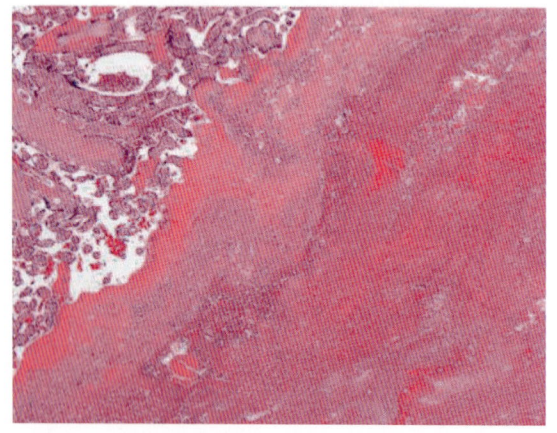

▶図31 出血部の組織像。弱拡大。脱落膜部の出血を認める。肉眼でも絨毛間腔にも、絨毛間腔にも広がる出血を認める。

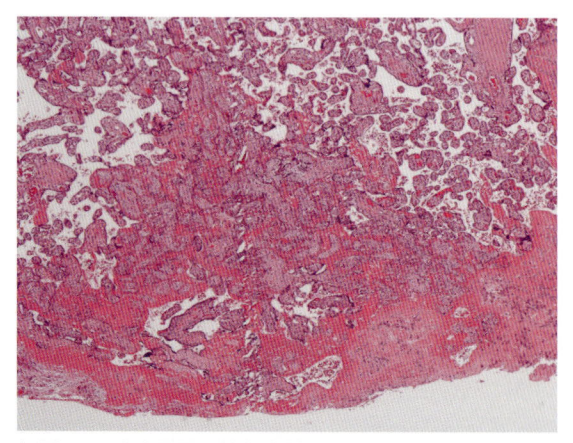

▶図32 出血周囲の胎盤実質。絨毛内の血管は虚脱し絨毛周囲にフィブリン沈着を認める。梗塞と診断した。

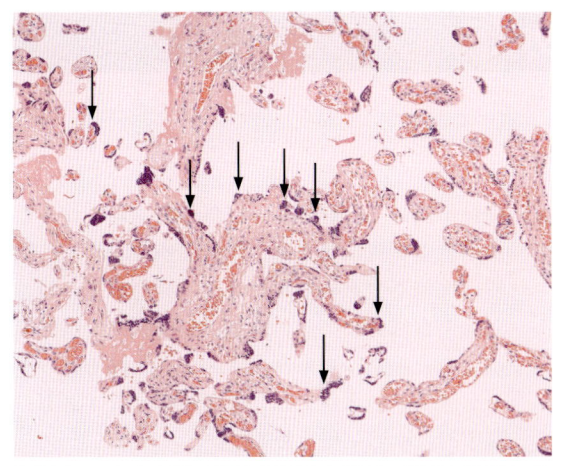

▶図33 出血周囲の梗塞部以外の絨毛．絨毛は週数に比し小型で血管に乏しい．Syncytial knot（↓），絨毛の虚脱，線維化が目立つ．絨毛の虚血性病変と診断した．

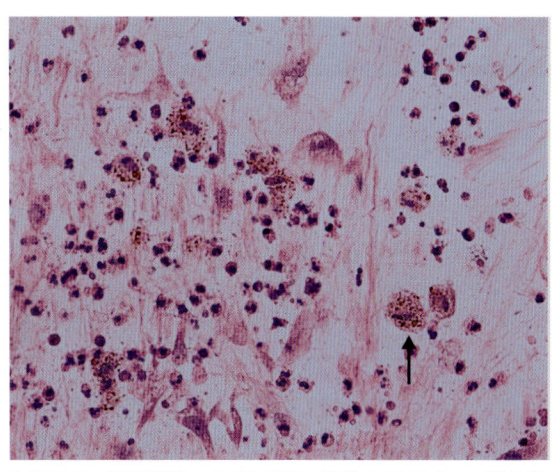

▶図34 絨毛膜のヘモジデリン沈着（HE染色）．褐色調で顆粒を認める．マクロファージの貪食像を認める．

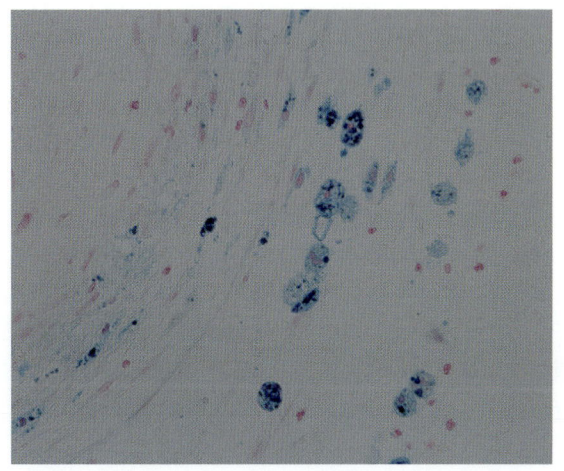

▶図35 絨毛膜のヘモジデリン沈着（ベルリン青）．ベルリン青でヘモジデリンの鉄が青く染まっている．

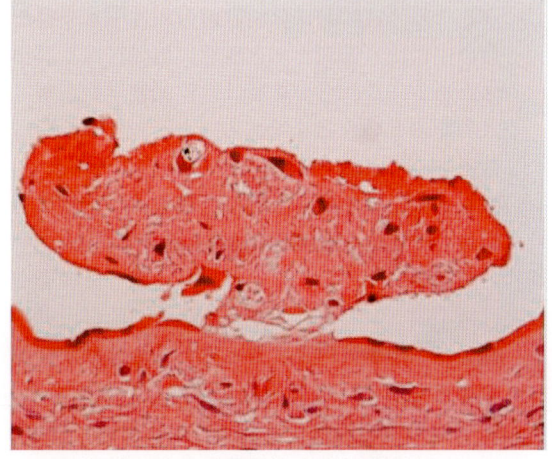

▶図36 CAOSの羊膜結節．通常は単層で立方状の羊膜上皮が変性し，胎児成分と壊死物が結節状になっている．

◆ 3-5　常位胎盤早期剥離のまとめ

1）常位胎盤早期剥離の診断は，予後や重症度が違うので，膜出血や辺縁出血との鑑別が重要である．常位胎盤早期剥離の血腫を検索すると，単に破綻した血管を見つけるだけでなく，どれだけの出血であったのか，どれだけの凝固因子が消費されたのかを病理医は推測できる可能性がある．

2）常位胎盤早期剥離の最も高いリスク因子は前回早剥である．つまり繰り返すということであり，何らかの基礎となる病態があると考える．基礎病態は脱落膜の危弱性に関係する CAM に伴う脱落膜炎，あるいは PIH に伴う血栓，脱落膜の出血である．

3）これらの基礎病態に加え子宮収縮が加わり早剥が起こる．臨床的に分娩直前の血性羊水や外出血の中には，鑑別すべき病態に辺縁出血や膜出血がある．これらの診断は常位胎盤早期剥離とは異なるという意味である．また，常位胎盤早期剥離の中には，副胎盤の早剥も時にみられる．妊娠中や早剥を疑った時は，臨床的に胎盤は主胎盤だけでなく副胎盤の検索も重要である．

4）妊娠初期，中期に出血が持続し，超音波検査では絨毛膜下血腫と診断された場合，胎盤以外の絨毛膜下出血に由来するものと，胎盤に関係する出血がある．後者の方が管理は困難である．後者の出血が慢性化すると，慢性早剥と呼ぶ．さらに出血が続くと脱落膜，羊膜，絨毛膜でマクロファージがヘモジデリンを貪食する像を認めるようになる．この状態を病理的に diffuse chorioamnionic hemosiderosis（DCH）と読んでいる．

5）慢性早剥は，胎盤の下の脱落膜で血腫を作るため，胎盤実質に梗塞像や虚血性病変を伴う．胎盤は機能不全を起こすので児は発育不全を起こし，羊水過少となる．出血は脱落膜内の出血だけでなく羊水にも染み入る．羊膜，絨毛膜のヘモジデリンの沈着として病理診断する（DCH）．臨床的には CAOS と呼ぶ．

6）常位胎盤早期剥離は急性の出血であり，CAOS は慢性の病態で，胎盤機能不全，羊水過少，ヘモジデリンの沈着が特徴である．CAOS も常位胎盤早期剥離と同様臨床的な診断であることは，診断基準を考えれば明らかである．

7）羊水過少の証拠として，羊膜結節および絨毛の虚血性変化，ヘモジデリンの沈着が認められれば病理的にも CAOS と診断できる．ヘモジデリンはそれだけでも細胞毒性があるが，マクロファージが活性化し，サイトカインが放出され，その状態が続けばさらに児の状態は悪くなる．胎盤表面の膜はサイトカインの影響だけでなく羊水過少も加わり，変性や壊死を起こす．羊膜が羊水と接していることは胎児の肺胞も羊水と接しているので同様の変化が肺胞上皮でも発症すると考える．DCH や CAOS が新生児の慢性呼吸障害につながることの説明として理解できる．病理的に病態を解明することが臨床的にも重要である．

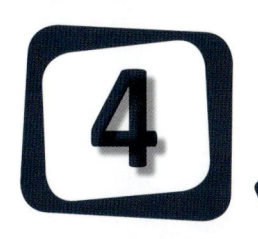

4 妊娠糖尿病と糖尿病

◆ 4-1 妊娠糖尿病（GDM）と糖尿病（DM）の絨毛病変

GDM, DMの胎盤の絨毛は immature villi（図1），dysmature villi（図2），chorangiosis（図3），虚脱絨毛，虚血性病変を合併すると報告している[1]．それらの胎盤病変は，妊娠前からの厳格なコントロールにより正常化すると報告している[2]．immature villi, dysmature villi の絨毛は大きく，虚脱絨毛，虚血性病変の絨毛は小さい．

GDM, DM 児の体重を考えると，血糖コントロールが不良であると児の体重は小さい傾向があり，コントロールが妊娠前から完全に正常である．すなわち良好なコントロールであれば児の体重は正常に近く発育も正常傾向になる可能性はあるが，血管病変があれば難しいこともある．

母体の血糖のコントロールがまずまずであれば，児は大きく未熟である傾向は知られている．血糖コントロールがまずまずであれば，基本的には，胎盤床の血管病変が少なく，少し高い血糖のため，児は大きく，高インスリン血症にさらされる．

インスリンは肺のⅡ型細胞からのサーファクタントの分泌を抑制するために児の respiratory distress syndrome（RDS）を合併し，児の評価は週数に比し大きく未熟となる．この様な時，絨毛は未熟あるいは異型，chorangiosis（図4）を合併する．反対に血糖コントロールが不良であれば，母体の胎盤床の血管病変のため，胎盤への血流が悪く，絨毛は虚血性変化，虚脱のため胎盤も児も小さくなる．妊娠前から全くの正常の血糖コントロールであれば，児も胎盤も大きさも発育も正常が多いということは理解できる．最近，胎盤病理でGDMやDMの胎盤にvillitis of unknown etiology（VUE）（図5）の合併やfibromuscular sclerosis（図6）の合併が高率であると報告した[3]．このことは糖尿病やGDMの発症や合併症に関する所見の1つと考えられる．

2型糖尿病にVUE（図5）が高率に合併することは免疫異常の関与が考えられた．さらにfibromuscular sclerosis（図6）が糖尿病の胎盤に多数みられることは，絨毛血管病変の関与が疑われる．

1. 絨毛の未熟

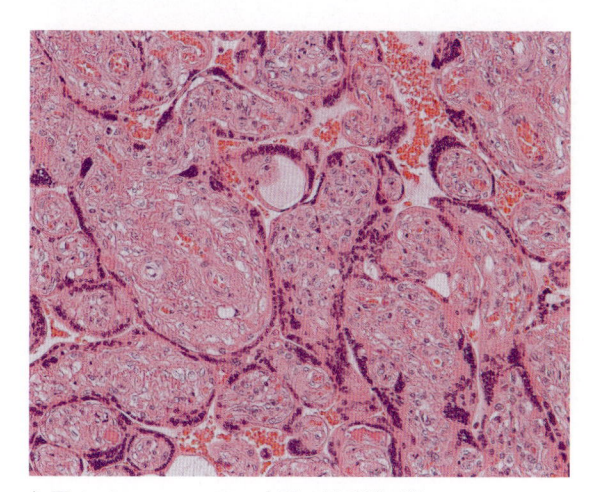

▶図1　immature villi．大型で絨毛間が狭い．

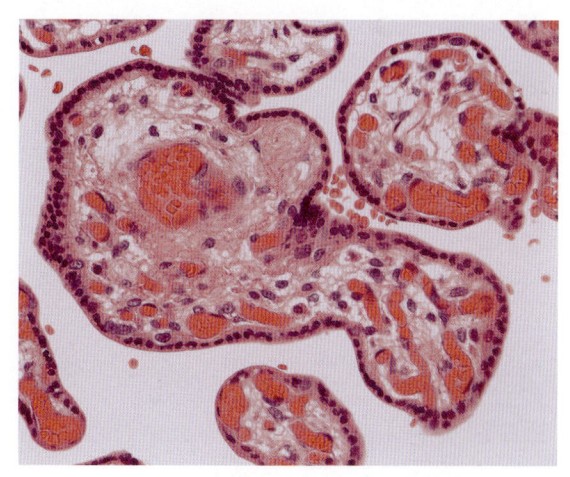

▶図2　VSM の形成が悪い．児は RDS を合併していた．

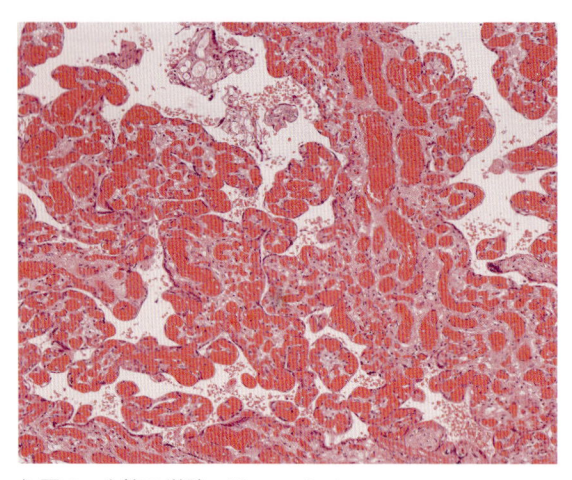

2．chorangiosis と絨毛の線維化

▶図3　血管の増殖．Chorangiosis.

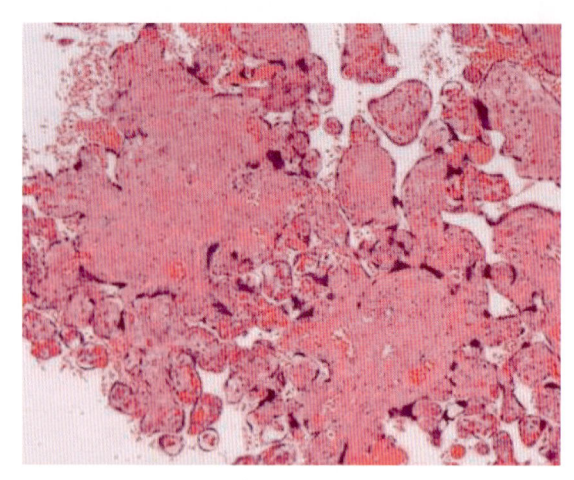

▶図4　絨毛の間質の線維化．血管の減少を示す．

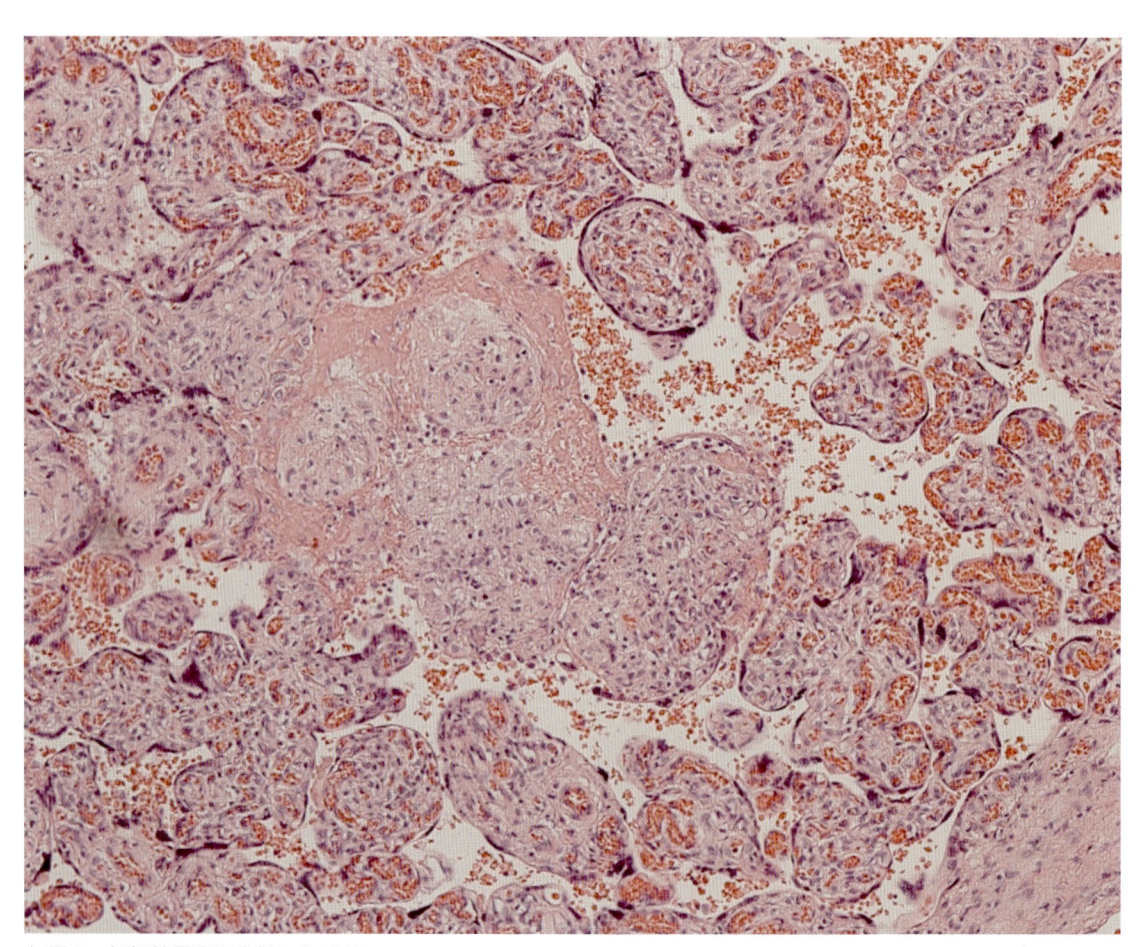

▶図5　妊娠糖尿病に合併した VUE.

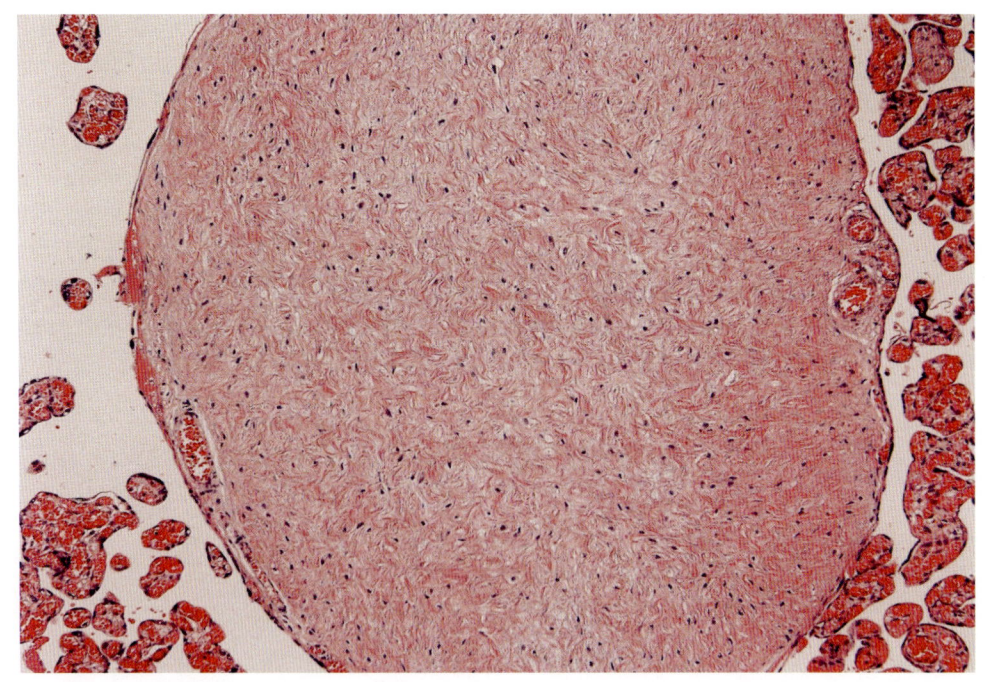

▶図6 妊娠糖尿病に合併したfibromuscular sclerosis. 間質の線維化と血管の減少あるいは消失を認める.

3. 糖尿病と胎児機能不全（NRFS）

　虚血性病変である梗塞像を示す児は小さく，梗塞の場所によっては突然の胎児機能不全（non reassuring fetal state；NRFS）で緊急帝王切開となることもある．緊急帝王切開にて児を娩出したが，胎盤を見てよく生き延びられたと胸をなでおろした1例を図7に示す．GDMでも同様のものがある．

　1）絨毛の虚血性変化：胎盤床の血流の悪さから始まる絨毛の虚血性変化（図8）は，末梢絨毛で

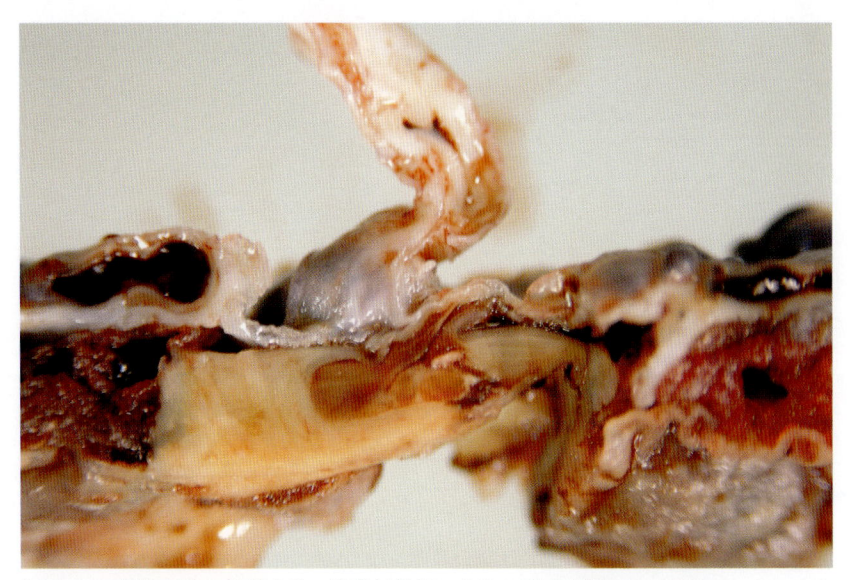

▶図7　2型糖尿病の胎盤血栓．臍帯付着部に血栓の形成を認める．血糖コントロール，切迫早産管理中のモニターで突然の胎児機能不全のため緊急帝王切開となった．

syncytial knots の増加，絨毛の凝集，無血管絨毛がが認められる（図9）．母体血からの酸素供給不足のため絨毛内の血管が増生すると chorangiosis と呼ばれる状態になる．

2）母体の糖のコントロールが不良となると末梢での未熟絨毛の合併率が高くなる．

3）Chorangiosis：絨毛は大型以外に10倍の対物レンズで1つの絨毛に10個以上の血管を認め，そのような絨毛が10個以上，異なる切片で認められるという10ルールセオリーで定義される異常な絨毛の合併率も高くなる[1]．

4）糖のコントロール不良に合併する dysmature villi は大型で，型がいびつで血管増生を伴うものもある．

未熟絨毛，chorangiosis，dysmature villi は母体からの酸素の移行が悪く，分娩中に突然胎児機能不全に陥り，緊急帝王切開あるいは死産となることもある．これが臨床像である．末梢絨毛の循環不全の後，幹絨毛の血管に血栓ができ，その後血管の閉鎖を合併するのが病理像である．

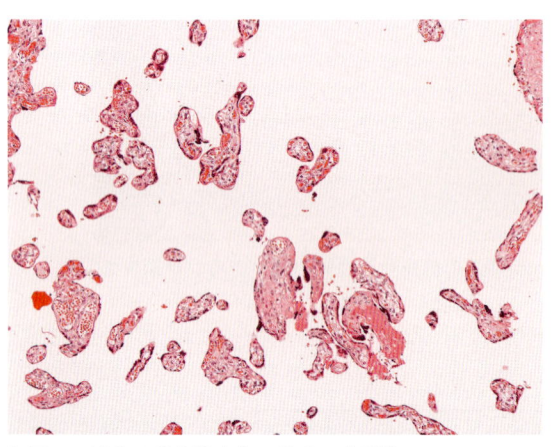

▶図8 絨毛の毛血性変化．絨毛の小型化．

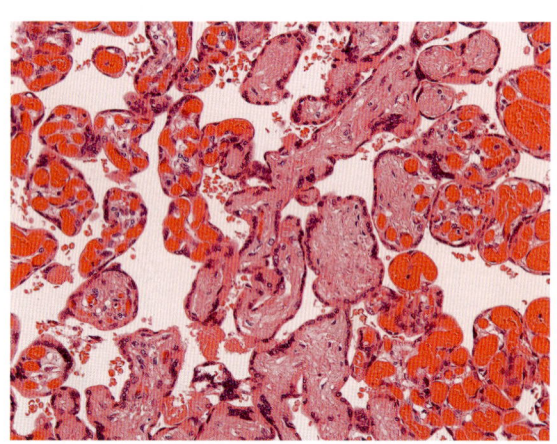

▶図9 無血管絨毛．末梢絨毛に血管が認められない．図13のような中枢での血管病変の末梢では，ほとんど全例に無血管絨毛を認める．胎盤機能不全の典型である．

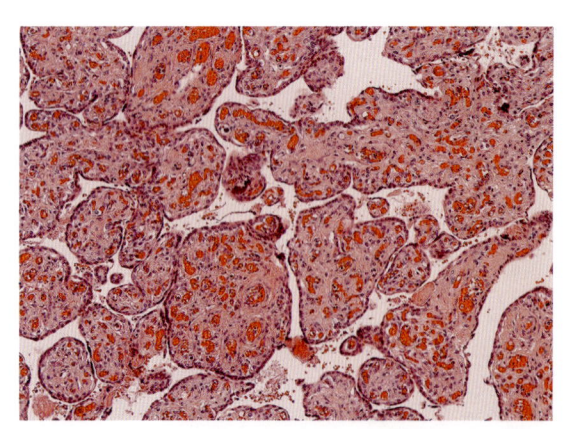

▶図10 Chorangiosis．10ルールセオリー．絨毛内の血管の増生を認める．長い低酸素の結果，絨毛は絨毛内に血管を増生させる．理由は，胎児が必要とする酸素を供給するために，絨毛の血管を増やしたり，少しでも周囲の母体血から酸素を得るためである．

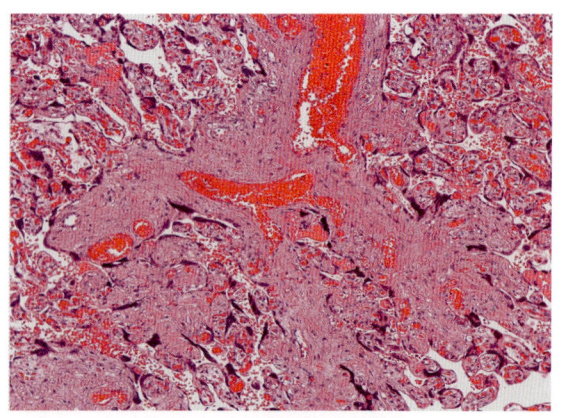

▶図11 2型糖尿病の絨毛．絨毛は大型で未熟なだけでなく syncytial knot が目立つ．絨毛は虚血のため syncytial 細胞が集まり絨毛も凝集してくる．そのように集まった絨毛は正常の絨毛機能が果たせなくなるだけでなくやがて絨毛内血管も減り，線維化してくる．図は中間絨毛の異常を示している．

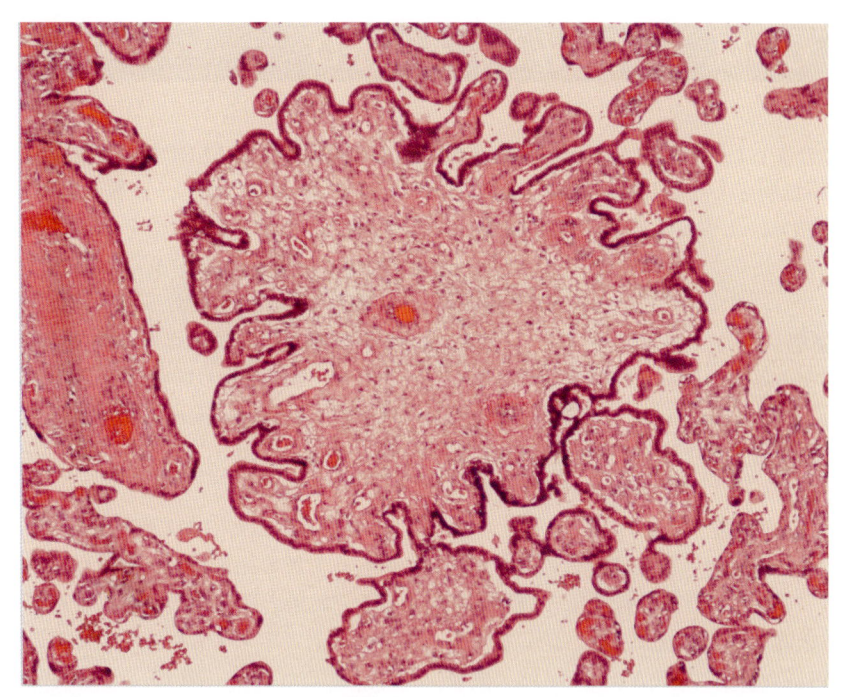

▶図 12　dysmature villi. 大型の絨毛で，形は不整．血管の走行も形態も不整である．

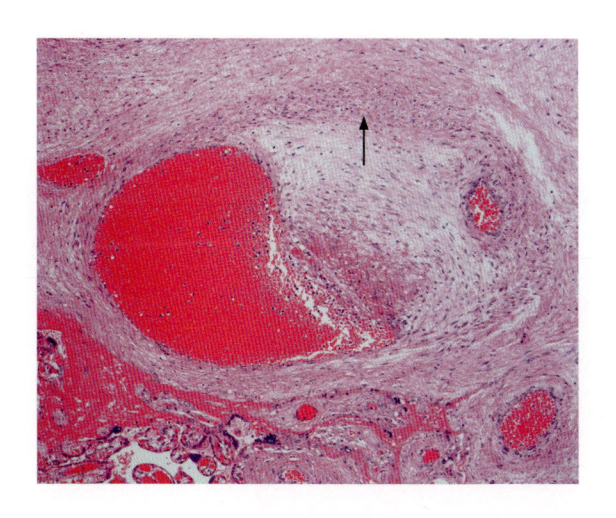

▶図 13　Fibrin cushion. 胎児は低酸素のため絨毛に血液を送るため，血圧を上げる．しかし，最初に末梢絨毛が図 8 ～図 12 に示すような絨毛血管異常による血流不全が発症し，二次的に幹絨毛や胎盤表面の血管内皮障害やフィブリン沈着（↑）および炎症細胞浸潤などが最初に起こり，やがてこれらの大きな血管の閉鎖となる．これが 1 つの NRFS から死産となる病態である．

1) 有澤正義，加藤弘之：妊娠糖尿病の胎盤病理．糖尿病と妊娠 10：58，2010．
2) 有澤正義，中山雅弘，木戸口公一：Glycosylated hemoglobinA1c（HbA1c）から見た糖尿病調節状態と胎盤の形態的変化．日産婦誌 43：595-602, 1991．
3) 有澤正義：妊娠糖尿病（GDM）における Villitis of unknown etiology（VUE）の合併と Fibromuscular sclerosis（FS）の合併の意義．糖尿病と妊娠 12：17, 2012．
4) Altschuler G：Choriangiosis. An important placental sign of neonatal morbidity and mortality. Arch Pathol Lab Med 108：71-4, 1984．

◆ 4-2　GDM, DM にみられる IUFD

耐糖能異常に合併した胎児死亡例3例の胎盤病理を解説する．1例は劇症1型糖尿病の胎盤，1例は，奇形を伴わない GDM，1例は奇形を伴った GDM である．

1. 劇症1型糖尿病

劇症1型糖尿病の原因は明らかではないが，発症が急性であることより，HbA1c 値が正常か軽度上昇に留まり，病院に搬送された時にはケトーシスで母体の意識障害（昏睡）やすでに子宮内胎児死亡が生じていることが多いと報告されている．

今回示す劇症1型糖尿病の胎盤は胎盤の2/3が梗塞に陥っている（図14）．母体の胎盤床の血栓が原因と考えた．臨床的は31歳の初産婦で37W まで異常はなく，38W1D の検診で HbA1c は5.4％，血糖値は805mg/dl，尿糖が4＋，尿ケトン体陽性，血液ガスの BE は－20で，子宮内胎児死亡を確認した．

胎児死亡に至った理由は，母体のアシドーシスが母体の血圧を低下させ，子宮胎盤循環の減少が生じ，胎盤が急激な梗塞に至ったためと考えた．梗塞だけでなく，母体アシドーシスから胎児のアシドーシスが生じ，電解質異常が起こったことも胎児死亡の原因であろうと考えた．

2. 奇形を伴わない GDM 死産例

妊娠39週で分娩時，徐脈が出現し死産となった．胎盤は高度の虚血性病変を示していた．妊娠35週の 75g OGTT は107mg/dl，60分値が178mg/dl，120分値が131mg/dl であった．現在の基準値で GDM であるが，当時は1点のみの陽性で GDM とは診断されず，GDM として管理もされていなかった．胎盤病理の villus ischemia，胎児，胎盤機能不全であった．

3. 奇形を伴った GDM 死産例

もう1例の死産例は奇形を伴った GDM の症例である．胎盤の固定後の割面はざらざらとし，絨毛周囲のフィブリン沈着や絨毛の血流の悪さが，灰色調の割面でわかる（図16）．妊娠中の胎児死亡例や，かろうじて胎内死亡に至らない例の多くは，胎盤の血流が悪い胎児機能不全である．

分娩中に NRFS で緊急帝王切開になる例は絨毛の虚血性病変もあるが，絨毛の未熟性によるものもある．子宮収縮時，絨毛が虚血性変化であればもう100％に近い機能を使っている時にさらなるストレスがかかる．未熟絨毛であれば，胎児血と母体血に距離があるための酸素運搬の悪さという胎盤機能不全

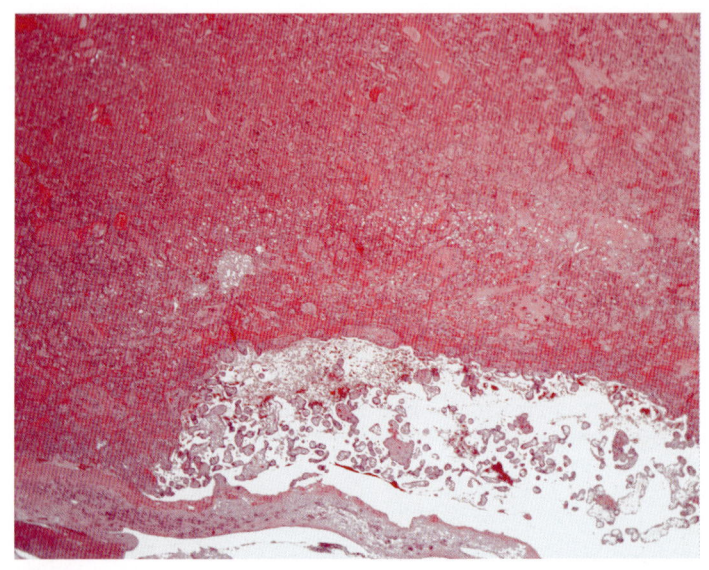

▶図14　劇症1型糖尿病で38週の死産例の胎盤．急激に発症した梗塞は胎盤の2/3におよぶ．

に加えて，子宮収縮というストレスがさらなる低酸素を招き，NRFS を発症するのである．放置して何とかなるというものではない．素早い対応をしないとあるいは見切りをつけないと大変なことが起こる．

奇形の合併と GDM については，overt DM を除けば正常と変わらないと考えられるが，50 例の検討では 4 例（8%）の奇形を合併したと著者は報告している．GDM の発見が，多くの場合器官形成期を過ぎてからと考えると説明が難しいが，妊娠の初期に，耐糖能異常が通常のスクリーニングで見つかっていないだけかもしれない．

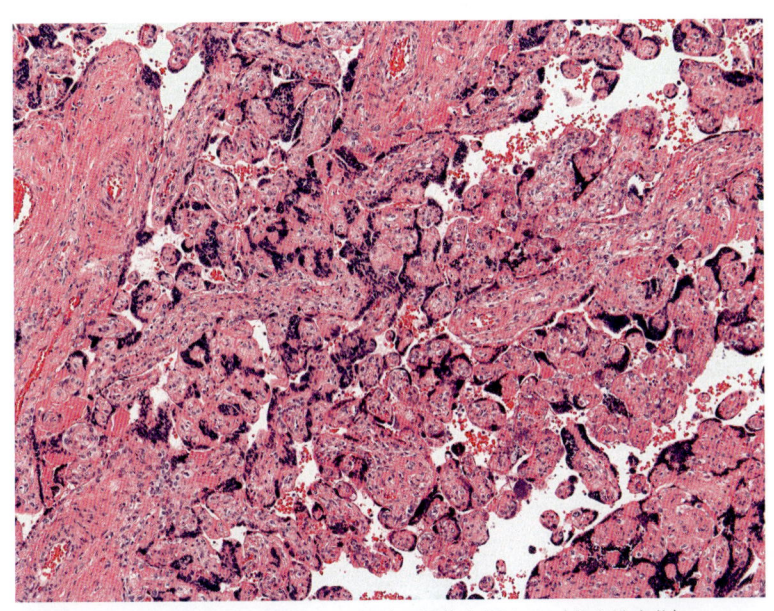

▶図 15　syncytial knot が目立つ．絨毛の凝集も認める（虚血性変化）．

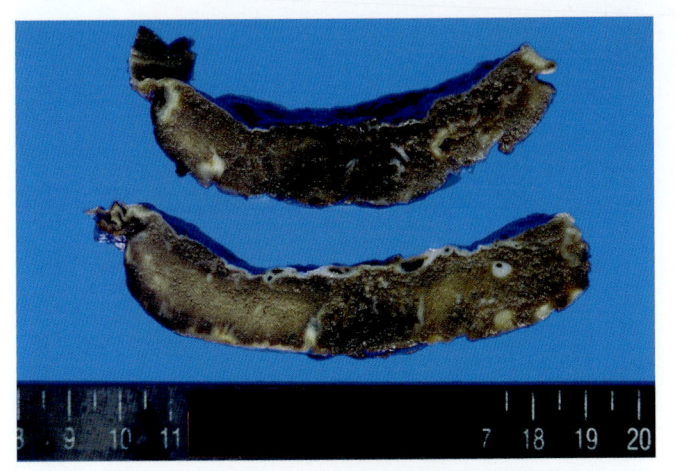

▶図 16　頭臀部の低形成を伴う死産児の胎盤．割面は部分的に黒色調であるが大部分は灰色調で，母体面に梗塞が認められる．

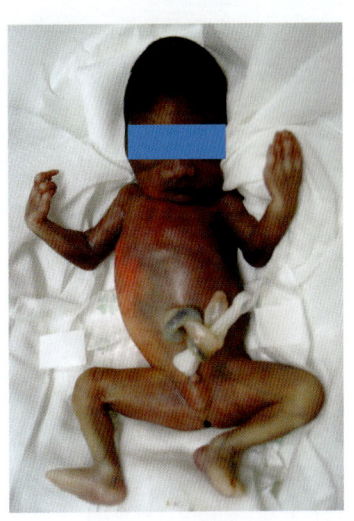

▶図 17　臀部の低形成を伴う死産児．頭部が小さく骨盤の低形成を伴う．

5 自己免疫疾患・膠原病合併妊娠

　全身性エリテマトーデス（SLE），抗リン脂質抗体症候群（APS），関節リウマチ（RA），特発性血小板減少性紫斑病（ITP）は比較的若年の女性に好発するため，これらを合併した妊娠の頻度は少なくない．

　これらの自己免疫疾患に合併した妊娠では，IgG型の自己抗体が胎児に移行し，児に母体と同様の臨床症状をきたすこともあり，母児ともに厳重な管理が必要となる．

　SLE，APS，RA，ITP合併妊娠と胎盤病変について解説する．ただし，胎盤に合併する異常は，膠原病にみられることが多いというだけで，治療の状態などにより，胎盤の病変の種類も程度も一定ではない．

　最初に合併症のない妊婦で正期産，NRFS例にみられた軽度の胎盤異常を示す．

　図1では古い梗塞白色梗塞は見られるが，辺縁なのであまり大きな意味はない．肉眼ではわかりにくいが絨毛の凝集する部分がある．ここは絨毛内に血流は認められるが，絨毛間隙がほとんどなく，絨毛としての機能もなくなってきている．古い梗塞は絨毛がゴースト化して白色調で硬い．新しい梗塞は赤色調で軟らかい．

　SLEにときどきみられる脱落膜の梗塞や胎盤全体に広がる梗塞で，Maternal floor infarctionやGitter infarctionと呼ばれる胎盤異常がある（図2）．通常の梗塞とは組織学的に違う．病変が高度になればいずれも胎盤機能不全に結びつき，母体はPIHを合併し，児は高度のFGRを合併することがある．

　胎盤床の血管病変や血栓形成のため，早期剥離の合併もある．また，脱落膜の血管炎や脱落膜内のリンパ球浸潤や，高度の脱落膜炎の合併もある．これらはステロイドの使用例に多く，その中にCMV感染も隠れているものもある．

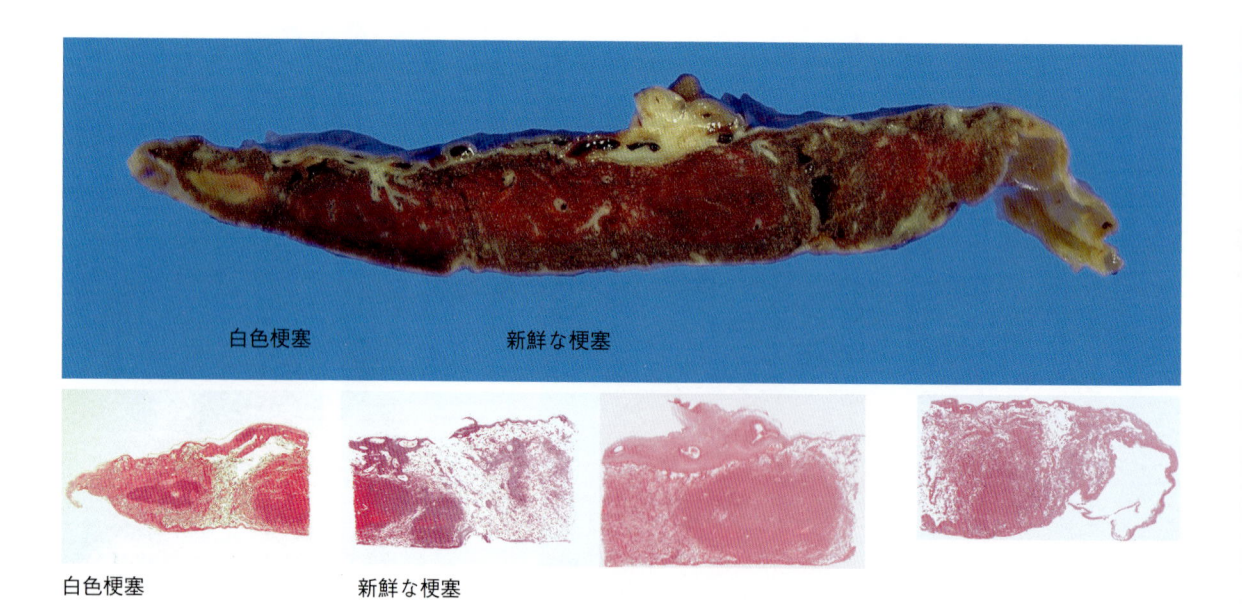

▶図1　辺縁部の白色梗塞と新鮮な梗塞（膠原病でなくても正常でも梗塞の合併はある）．新鮮な梗塞内は絨毛内に血流があり，肉眼ではわかりにくいがルーペ像や顕微鏡ではわかる．

1. SLE+PIH+FGR 例. Gitter Infarction.

　Gitter infarction が組織学的に通常の梗塞と違うのは，通常の PIH+FGR の様に脱落膜の血栓から広がるのみの梗塞ではなく，胎盤全体，絨毛と絨毛間沈着する fibrin 沈着による広範囲な梗塞である．これは，絨毛は血管内皮として機能していること，絨毛間は血管内腔と考えることができるので血管の fibrin necrosis と似ていると考えている．

　今後の検討が必要であるが，次回妊娠の治療としては，妊娠前あるいは初期からの LDA やヘパリン療法で絨毛周囲のフィブリンの沈着を予防している．効果については有効であると報告されている．

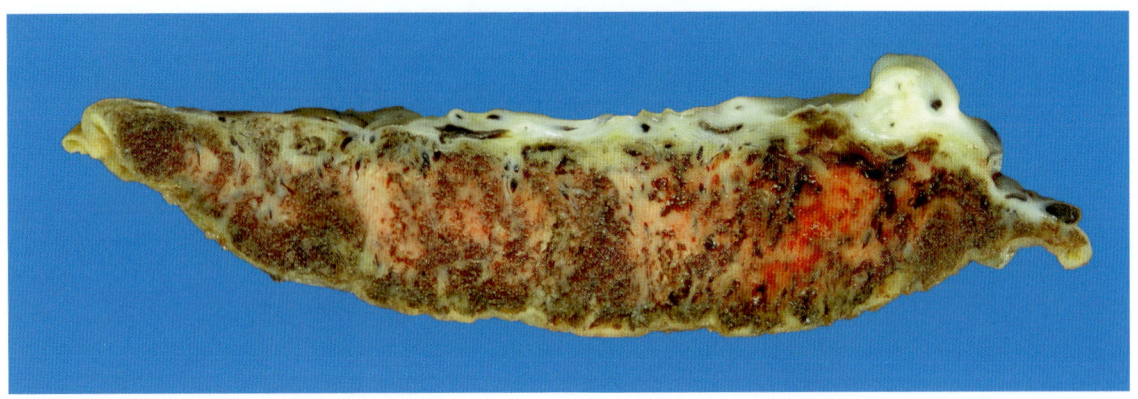

▶図2　母体面のフィブリン沈着が高度．機能する絨毛が半分以下に落ちるので，胎盤機能不全，FGR, NRFS を合併する．

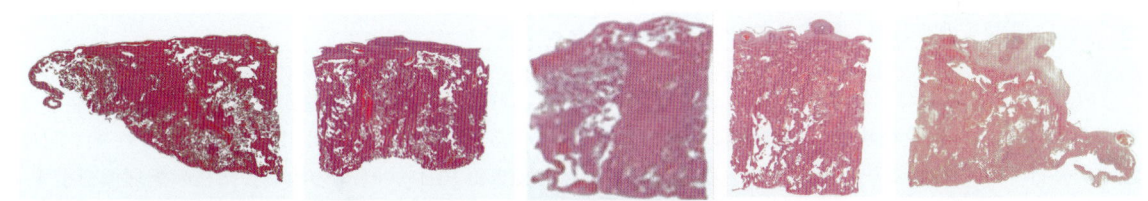

▶図3　Gitter infarction のルーペ像．フィブリンの沈着を胎盤全体に認める．

2. リウマチ．ステロイド使用症例．FGR+ 早産例

　リウマチ合併症に散在する脱落膜炎が認められた例である．

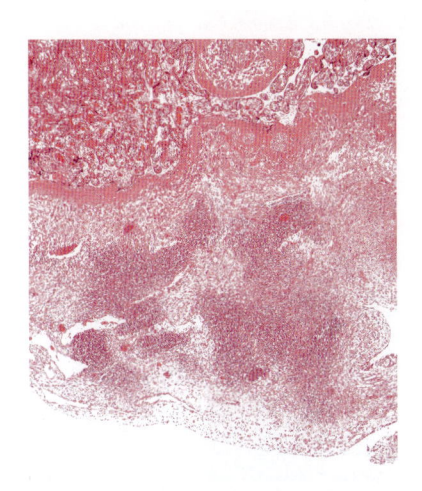

▶図4　脱落膜に多数の焦点を持つ炎症細胞浸潤．

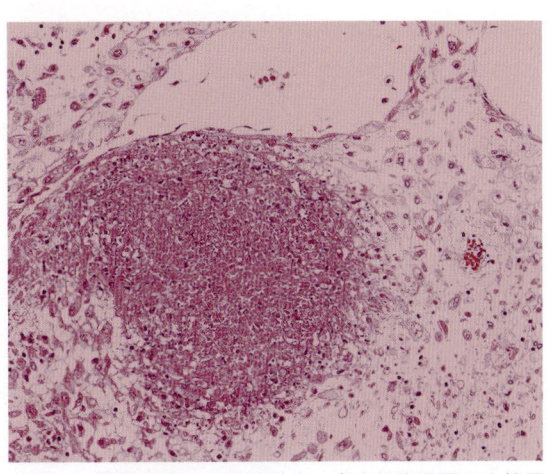

▶図5　壊死を伴った脱落膜炎．炎症細胞浸潤は血管周囲もあるが血管炎だけではない．

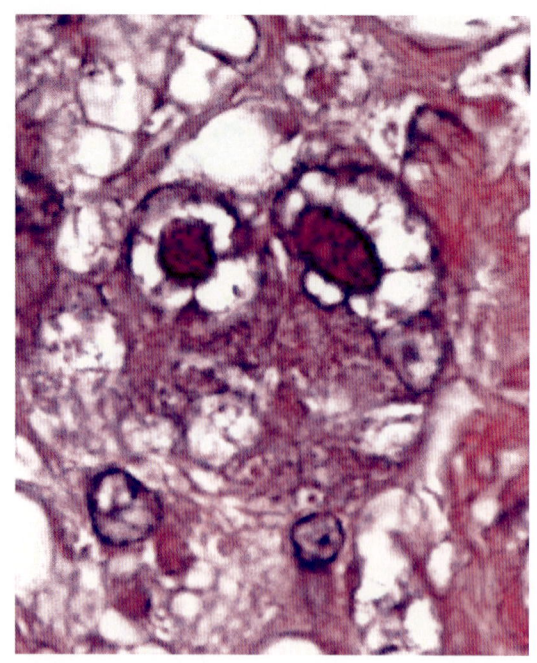

▶図6 妊娠中も膠原病にはステロイドを使用する．検索するとCMVが見つかることもある．

3．抗リン脂質交代症候群，特発性血栓性紫斑病，バセドウ病

　APSやITPなどでは，胎盤床の血栓から早剥等の合併が多い．自己免疫疾患・膠原病については，IgGが移行することにより，母のバセドウ病は児の甲状腺機能亢進症を，母のSLEは児のNLEを，母のシェーグレン症候群は児の房室ブロックなどを発症する場合がある．

　胎盤に関して言えば，血管病変を合併する膠原病であれば，胎盤床の血栓から発症する胎盤機能不全によるFGRやNRFS，IUFD，早剥はこれまで記述してきたPIHやFGRの胎盤と同様の病理像を示す．時に，絨毛間に大量のフィブリンの沈着が認められることがある．胎盤床の血管にaterosisの合併があった．

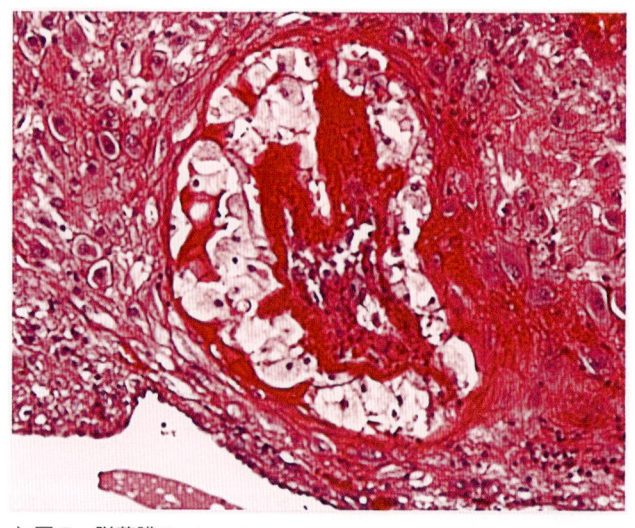

▶図7 脱落膜のaterosis.

6 サイトメガロウイルス（CMV）

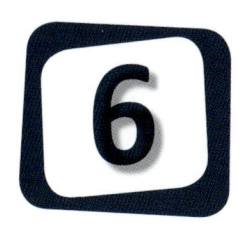

　サイトメガロウイルス（CMV）は世界中で見られるウイルスで，わが国では，妊婦のスクリーニング採血でCMV抗体陽性率は1990年代前半では80％台であったが，近年は70％台に落ちてきている．今後妊婦のCMV初感染が増える可能性があり，注意を要する．

　胎内CMV感染症は，乳幼児に神経学的後遺症を引き起こす最も頻度の高い周産期ウイルス感染症である．子宮内での発育遅延，早産，小頭症，黄疸，肝臓や脾臓の腫れ，点状出血，脳内の脳室周囲の石灰化，網膜炎，肺炎等を合併する[1]．

　このような異常が見られた児では，後に難聴・精神発達遅滞・視力障害といった何らかの神経学的障害が明らかになる場合が多い[2]．出生時に何らかの異常が見られなかった児でも，後に1割程度で何らかの神経学的障害が見られる．出生児に異常が見られなかった児でも，定期的な神経学的チェックが必要である．

　さらに最近では，異なるCMV株に感染すると胎内CMV感染症が再感染することが報告されている．CMV感染の場合，胎盤病理では特徴的な所見がある．形質細胞の浸潤，絨毛炎，絨毛の血管病変等であるが，病理診断が難しい場合もある．難しい場合は，免疫染色やin situ hybridization（ISH）で胎盤を検索することも児の予後を考えた場合必要である[3]．

1）図1は胎児腹水，肝脾腫でCMVが見つかった症例である．胎児の腹水穿刺の細胞診で，幼若なリンパ球が多数浸潤している．ただし異型に乏しい．これを類白血病反応と呼び，ウイルス感染などでしばしばみられる（図2）．

　CMV感染の多くの場合，胎盤は浮腫状で羊膜や臍帯はやや黄色みを帯びている（図3）．顕微鏡像は，形質細胞の浸潤による絨毛炎が特徴的である（図4）．壊死を伴う絨毛炎の中に大型の細胞を認め，その大型細胞は細胞質封入体および核内封入体を持つ．梟の目とも呼ばれている（図5）．免疫染色で脱落膜内にも認めた．（図6）．腹水の細胞診でもCMVが確認できた（図7）．他の症例（図8，9）で浸軟した死産児も胎盤に同様の所見が認められ，剖検の結果を待たずして死亡原因が推測された．剖検所見で尿細管内，肺胞内にもCMVを認めた．

　2例のCMVの胎児死亡例を記した．1例目（図3）

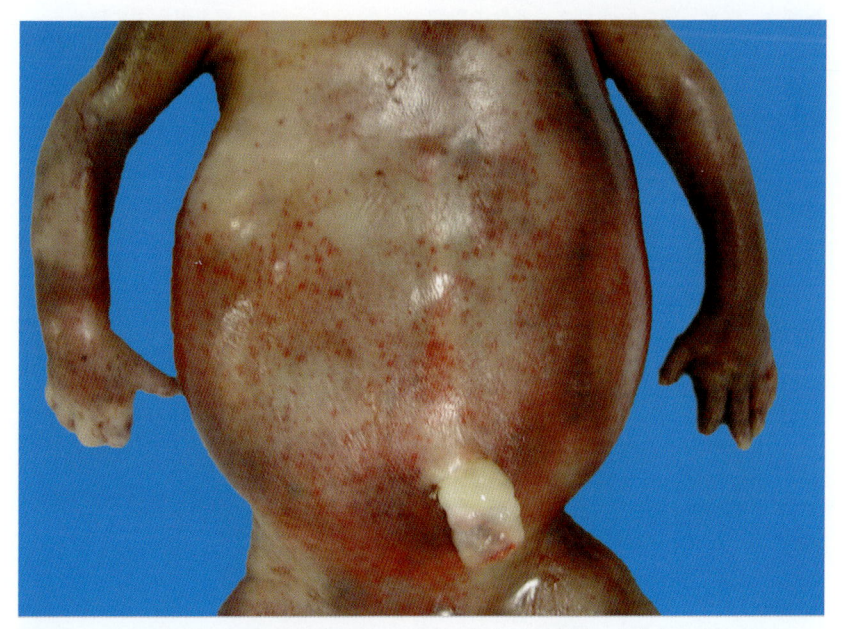

▶図1　CMV感染．20週で死産となった児．腹水，肝脾腫，点状出血を認める．

の胎盤は浮腫状で黄色調という特徴があった（図3）．形質細胞浸潤を伴う絨毛炎（図4）．封入体を胎盤及び胎児（図5,6）から採取された腹水（図7）で認めた．

症例2（図8）は浸軟を伴う死産児で，胎盤からも胎児の尿細管，肺胞からも封入体が認められた．CMV感染による胎内死亡と診断できた．

1) 山田秀人：先天性サイトメガロウイルス感染症に対する免疫グロブリン療法．日産婦誌 60：288，2008．
2) Kaneko M, Yoshiyama T, Ohsato K, et al : Clinical manifestations and virology tests for a possible prognostic marker of neurological sequelae of intrauterine cytomegalovirus infection. Congenital Anomalies 42:251-252, 2002.
3) 中山雅弘：目でみる胎盤病理．胎盤の感染症の意義と血行性感染症．p61-62，2002．

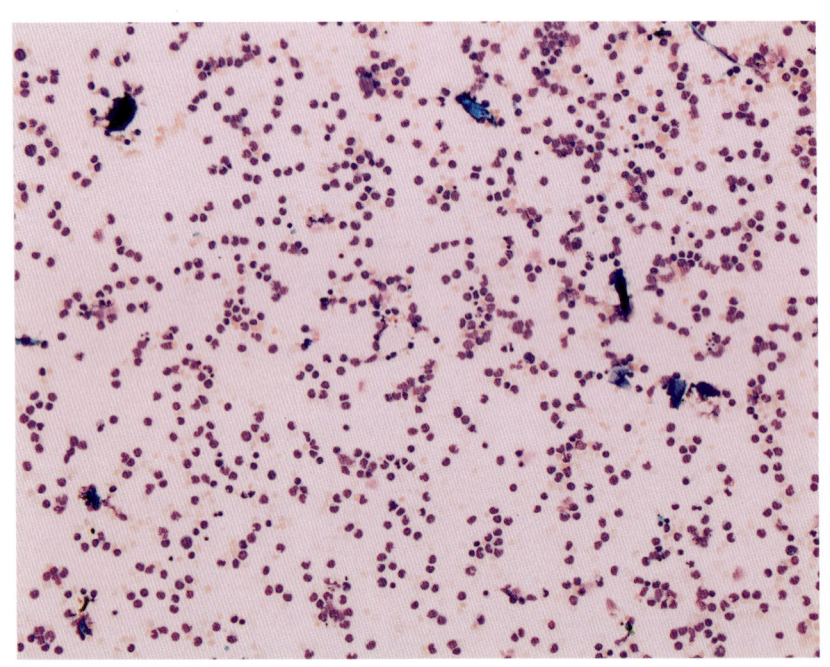

▶図2 腹水．類白血病反応．多数の異型の少ないリンパ球浸潤を腹水内に認める．

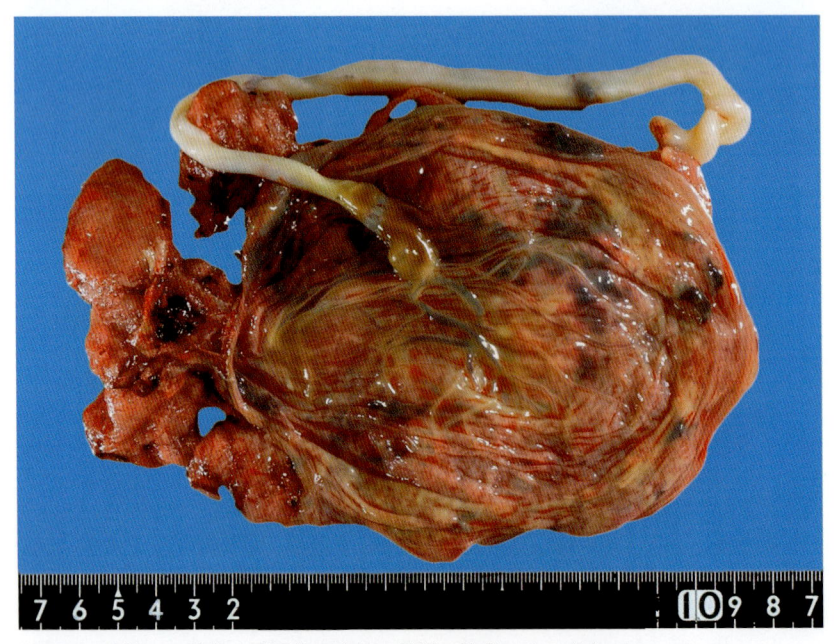

▶図3 症例1の胎盤．浮腫状の胎盤．羊膜，臍帯は少し黄色がかっている．

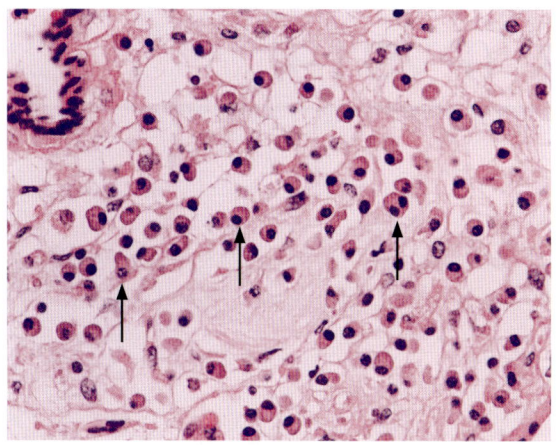

▶図4 絨毛内に形質細胞（↑）の浸潤を多数認める．形質細胞浸潤による絨毛炎がCMVによる絨毛炎の1つの特徴である．

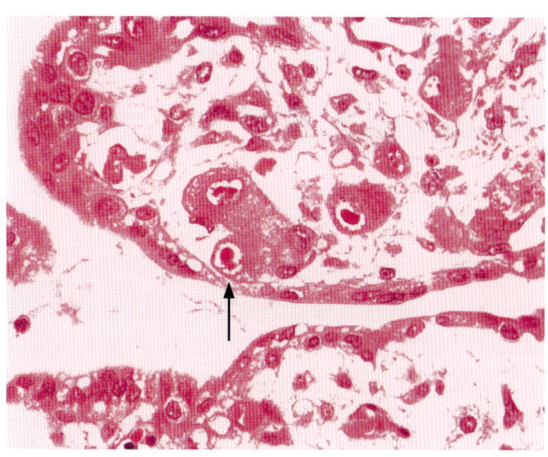

▶図5 CMV．胎盤．梟の目といわれる核内封入体，細胞質内封入体を認める（↑）．

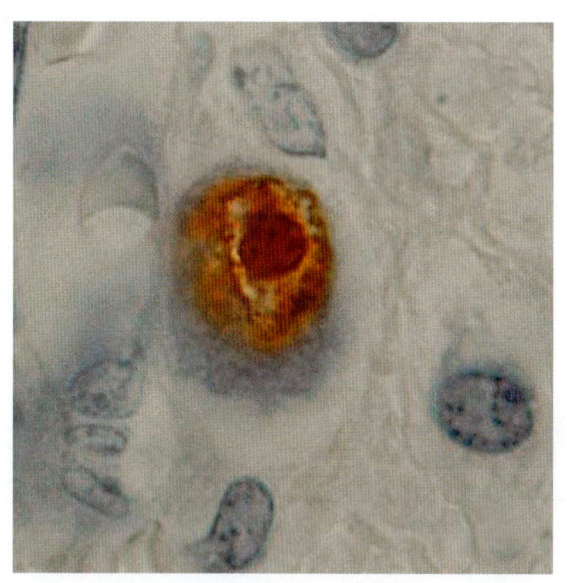

▶図6 胎盤．免疫染色で核内，細胞質内CMV陽性．

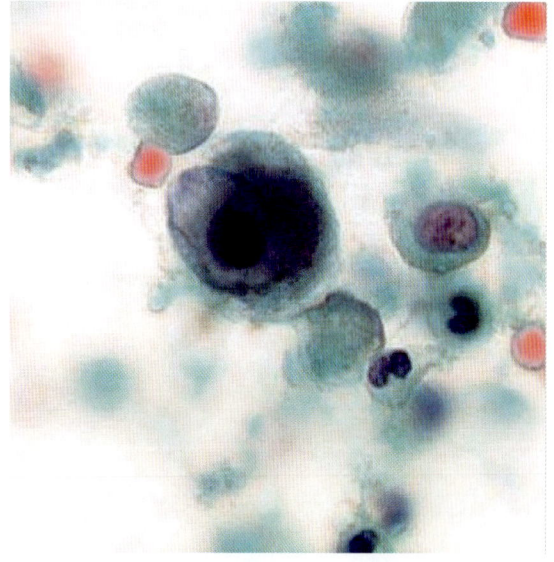

▶図7 腹水．パパニコロ染色でCMVと考えられる封入体を認めた．

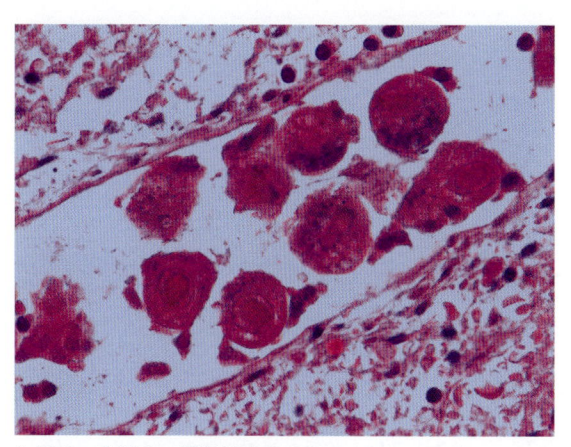

▶図8 症例2．尿細管内のCMV．

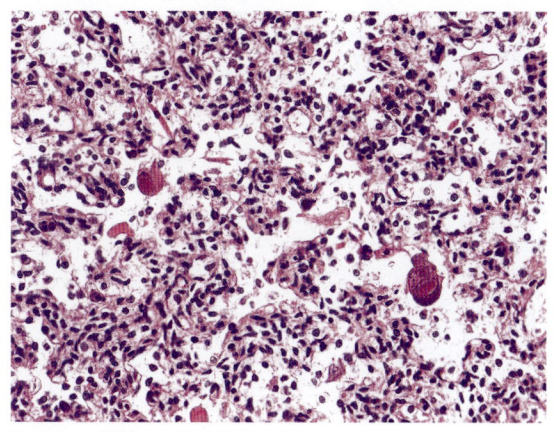

▶図9 症例2．肺胞内のCMV．

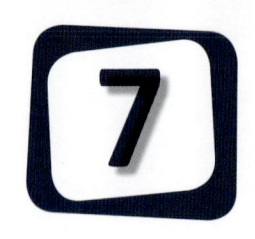

7 パルボウイルス (PVB19)

　母体のパルボウイルス感染から，血行性に胎盤を通過し，ウイルスが胎児の赤芽球に感染する．妊娠のごく初期は赤芽球の造血が，胎芽そのものではなく，まず受精後卵黄囊に感染する．母体のウイルス血症は，妊娠の最後まで続き，その後肝臓や脾臓に感染が起こる．胎児は貧血，胎児水腫，胎盤は著明な浮腫を伴う．胎児水腫の胎盤検索の中で臨床的に，児の貧血，胎盤は浮腫状，ホフバイエルが増えているものを詳細に検討すると，図1のように封入体が見つかるものがあり，PVB19の可能性を示唆するものがある．さらに免疫染色などで確信を得る[1]．

---

1) 有澤正義，中山雅弘：免疫性胎児水腫における胎盤病理．産科と婦人科 59：737-740，1992．

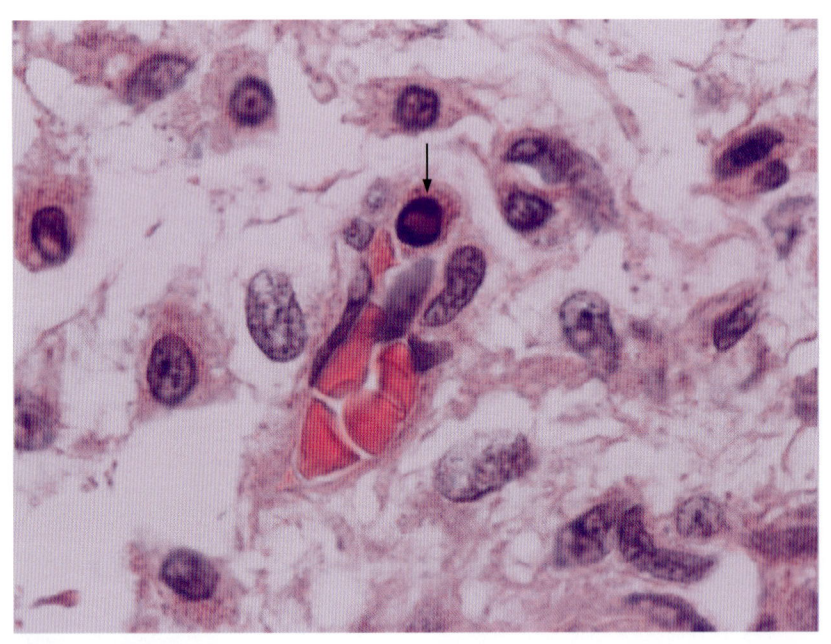

▶図1　胎児赤芽球の核内に封入体（↓）を認める．

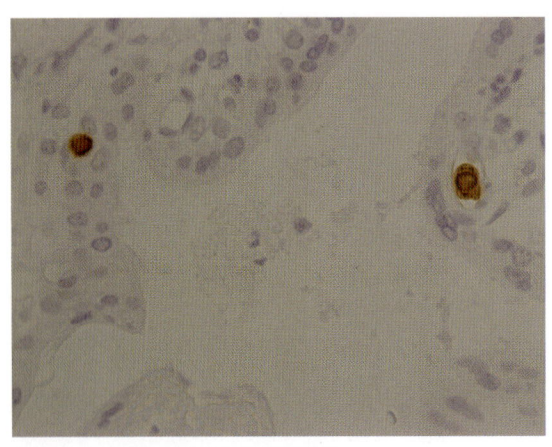

▶図2　パルボウイルスの免疫染色．

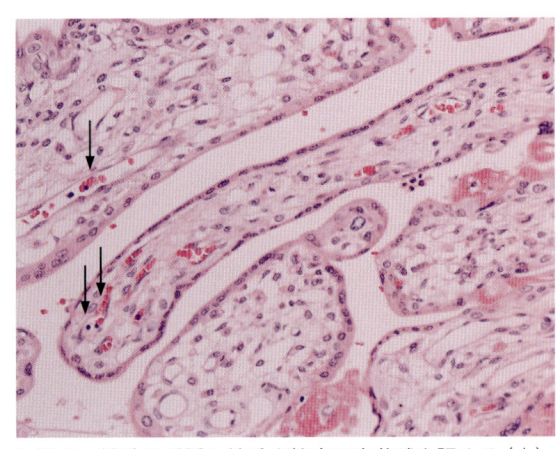

▶図3　絨毛の浮腫と絨毛血管内に赤芽球を認める（↓）．

8 カンジダ性臍帯炎

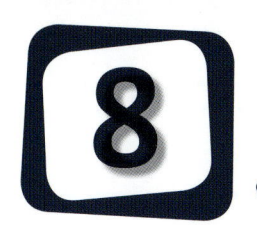

　妊娠中のカンジダ腟炎は稀ではなく，大半は母児及び妊娠予後に大きな影響なく経過する．子宮内感染へ移行した場合は治療が奏効せず，流早産，母体敗血症などの原因となる可能性もあるが，頻度は極めて少ない．

　臍帯に白斑を伴うカンジダは，著者は1990年に9,555例中13例，頻度は0.14％と報告した[1]．最近著者が行った胎盤検査では，胎盤1,000例にカンジダ性臍帯炎わずか2例の合併のみであった．頻度は0.2％となる．今回の2例はいずれも正期産であった．どちらのデータも，ともに早産の多い総合周産期センターでの頻度であることを考えると，カンジダ性腟炎が早産の原因になっているとは考えにくい．

1）有澤正義，若浜陽子，中山雅弘，他：臍帯から見つかった真菌症13例．産婦進歩 12：129-131，1990．

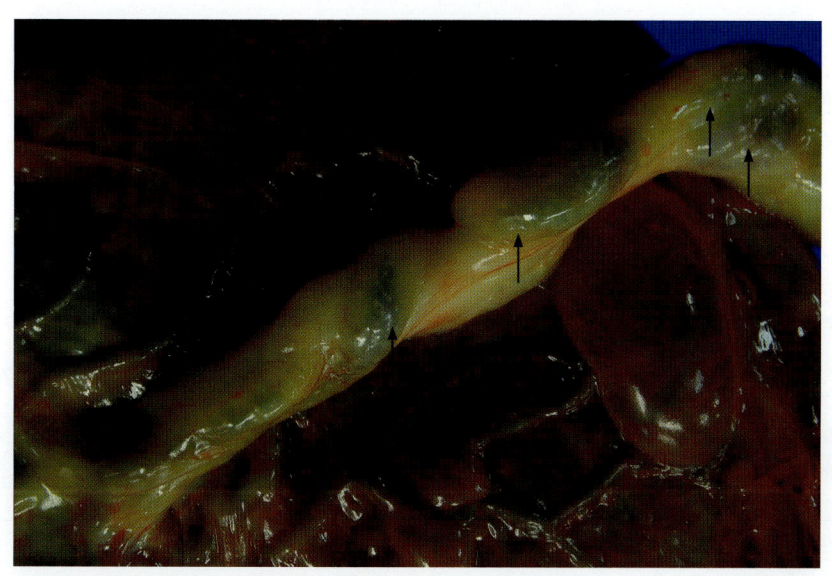

▶図1　臍帯は全体的に黄色調．多数の白斑（↑）を認める．

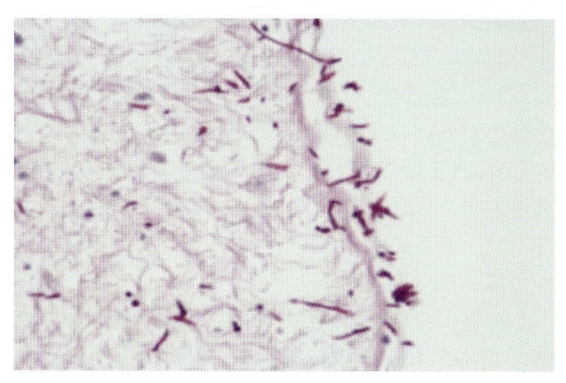

▶図2　白斑部のPAS染色で仮性菌糸（胞子から次々に分芽して隔壁を欠く）を認める．

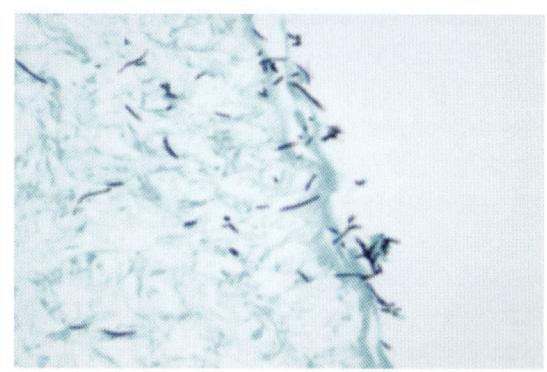

▶図3　白斑部のグロコット染色で仮性菌糸や胞子を認める．

9 Villitis of unknown etiology (VUE)

　Villitis of unknown etiology（VUE）は原因不明の絨毛炎である．成因として母体と胎児の免疫反応が関与していると報告されている[1,2]．病理組織像では絨毛内のリンパ球浸潤と，絨毛の血管病変を特徴とする[3]．臨床的には，胎児発育不全や，妊娠高血圧症候群，胎児機能不全（NRFS）と関係し，時に子宮内胎児死亡を合併する[4,5]．

　VUE を反復する率は高く，次回妊娠時には胎児発育，超音波検査による胎盤の評価と分娩時の NRFS に注意が必要であると報告されている．その他の VUE の背景は，母体はやや太り気味，少し早産，児の男女比は正常で，やや小さく対称性の FGR である．合併症としては NRFS がいちばん多く，その他の臨床像としては早剥，癒着胎盤，付着胎盤，奇形の合併，胎児母体間輸血症候群などを報告した（表1）．

　6年間に58例（3.4％）の絨毛炎を診断した．その中で単胎は50例であった，1例は CMV であったので，絨毛炎の中に占める VUE は98％であった．VUE と特定のウイルス感染の割合は他の報告と同率である．

　p.119で書いたように DM や GDM の合併が高率である．

▶表1　VUE（49例）の臨床像

母体年齢　20～40歳．平均 32.4 ± 4.7歳．
母体の平均　MI：23.7 ± 3.2．BMI：19 以下 3 人，25 以上 17 人
分娩週数　18～41週．平均 ± SD 36.7 ± 3.1 週．早産（37週未満）22/49例（44.9％）
初産婦　32例（65.3％）．初産婦がやや多い
児の男女比　男：女は 23：26．
児の平均体重　2419 ± 680 g．FGR は 12/49 例（24.5％）
平均の Ponderal index．2.57 ± 0.23　FGR 児で Ponderal index 2.3 以下は 3 例
NRFS 30/49例（61.2％）合併．
早剥 3 例．
遺残胎盤 2 例．
奇形児合併 4 例．（染色体異常 1 例，食道閉鎖 1 例，心奇形 2 例）
胎児母体間輸血症候群 2 例．
IUFD は単胎 1 例のみ．

　VUE は顕微鏡による診断なので，肉眼では診断できないという意見がある．しかし，VUE には独特の臨床像（ちょっと小さい，分娩中の NRFS）と，一般的ではあるが細かなフィブリンの絨毛周囲への沈着や絨毛の虚脱などで白色調に見える肉眼像があるので，疑うことはできる．VUE の発症成因についてはいまだ結論を得ていない．母体の拒絶か，児の免疫反応なのか，基礎疾患があるのか，未知の病原微生物なのか．VUE の絨毛炎は病理像も多彩で，一様でない．

　臨床像としては，上記以外に，最近，付着胎盤，早剥，奇形児，母体間輸血症候群との関係を報告した．VUE は邦文ではこの25年間，ほとんど報告されていない．日本人の合併率が 2～4％で，米国 6％，アルゼンチン 36％と比べ明らかに少ない．以前，著者の胎盤病理検査の VUE の頻度は 3.4％であった．標本枚数を増やし，胎盤の検査数が増えることによって 4.2％となった．それでもアルゼンチンと比べると合併率が低いのは人種差あるいは環境によるものかもしれない．本書では，VUE の発症の多様性，組織の多様性，Group 分類[6]，Grade 分類[6]，マクロとミクロ，血管病変の病理を含むその他の組織像について述べる．

　この様に発症と組織像を中心にしたのは，診断の難しさによる．正常か異常か，初期の段階ではただ絨毛の間質が増えているだけにも見える．最終段階になるとただの梗塞にも見えるが，移行像があり VUE であるか，VUE 以外であるかの診断が可能である．何度も見ながら，診断に到達する．Group 分類や Grade 分類は，単に病状を把握するだけでなく

診断にも有用である．
　母体のリンパ球の浸潤はよく言われているが，実際顕微鏡で見ているとVUEの発症の多様性で母体側からの絨毛炎と胎児側からの絨毛炎の2方向の発症の可能性がある．

1．母体側からの絨毛炎

　脱落膜からT細胞の浸潤が始まり，母体面近くの絨毛にT細胞が浸潤し，線維化している．その部分はもはや絨毛の機能はない．母体のリンパ球が絨毛を攻撃しているように見える．

▶図1　basal plate villitis（HE染色）．

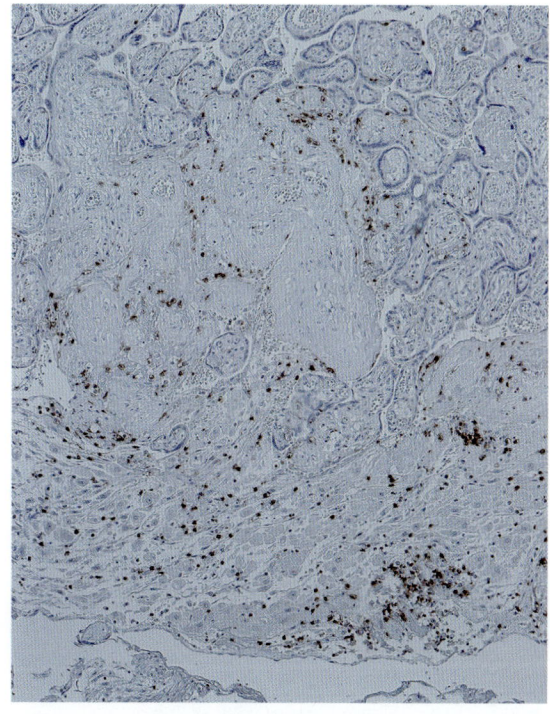

▶図2　basal plate villitis（CD3）．

2．胎児側からの絨毛炎

　通常のCAMにおける炎症細胞浸潤は，羊水側に胎児血管から炎症細胞浸潤が浸潤する．母体側にはほとんど浸潤しない．p.85の図5，図7参照．
　羊水側に細菌がいるとそちらに向かって反応する．胎児が母体に対して同種免疫あるいは拒絶反応があると考えれば，図3，4のように母体側にリンパ球は浸潤するのも納得できる．図1，2とは全く逆である．図5，6に示す絨毛内のリンパ球浸潤はほとんどが絨毛内で一部絨毛が破綻し，周囲にフィブリンの沈着を認める．その部分はリンパ球をフィブリン内に認める．絨毛外からの浸潤ではなく絨毛内血管からの浸潤と考えやすい．周囲に循環する母体血にはCD3陽性細胞はない．Eosinophilic/T-cell chronic vasculitisという報告がある[7,8]．
　図3，4は同様のものである可能性があるが，VUEとT-cell chronic vasculitisが合併する例は極めて珍しいが，基本的には同じ病変であると考えた．2つの症例で母体からの免疫反応と胎児側からの免疫反応の2つがあるかもしれないと考えさせられた．

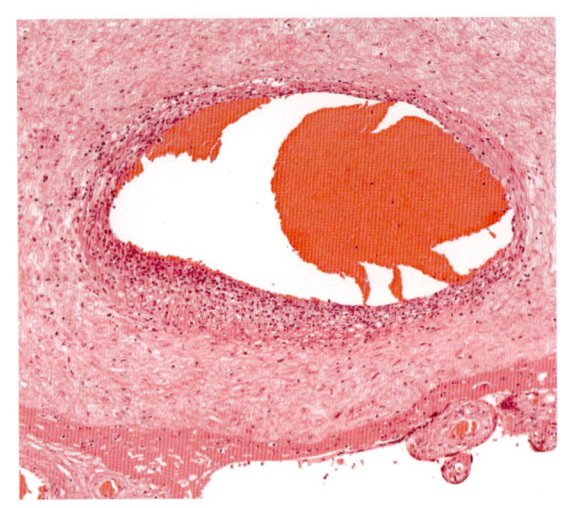

▶図3 胎盤表面の血管. 血管内には胎児血, 血管の平滑筋に胎児由来の炎症細胞浸潤を認める.

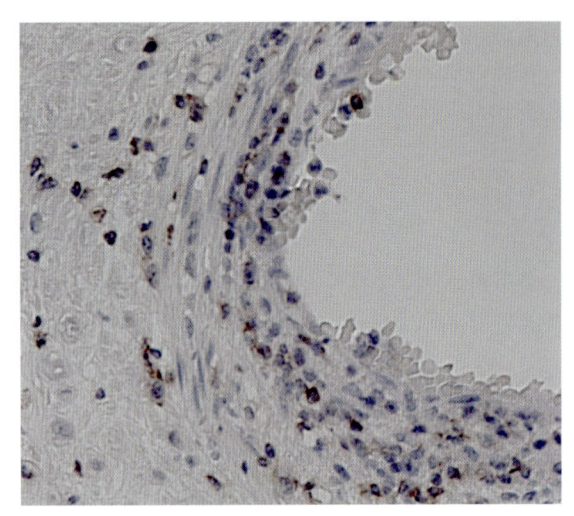

▶図4 CD3陽性細胞の浸潤. 血管壁への炎症細胞浸潤は胎児のT細胞. 胎児の血管炎かもしれない.

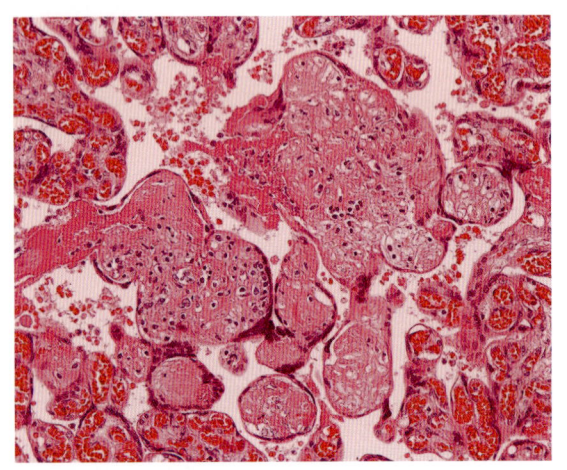

▶図5 VUE. 絨毛内にリンパ球を認める.

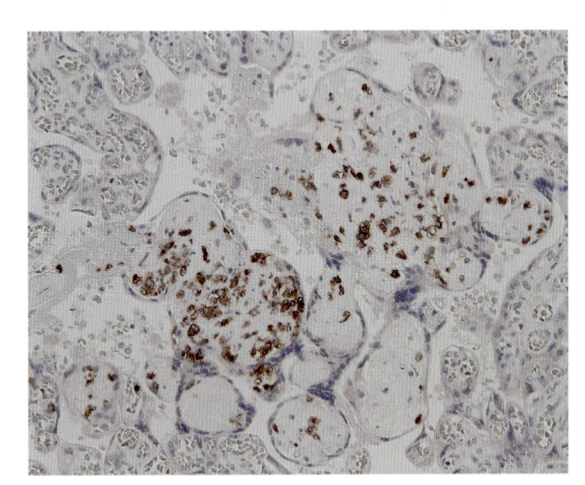

▶図6 CD3陽性細胞を絨毛内に認める.

絨毛はリンパ球に侵されると（図5, 6）, 最初血管壁のfibrinoid necrosisから始まり, やがて血管は閉塞する絨毛間質は線維化し機能がなくなる. 慢性炎症の総論を考えれば炎症による絨毛機能の消失である. こうなるとVUEに侵された絨毛は酸素交換も栄養も母体血から得ることはできない. 代償機能が働き, 図5のように周囲の血流は増す.

1) 岩田みさ子, 有澤正義：Villitis of unknown etiology（VUE）. 胎盤検査の必要性について. 産科と婦人科78：710-718, 2011.
2) 有澤正義：Villitis of unknown etiology（VUE）の病理像と臨床像. 主に病理像とVillitis of unknown etiology（VUE）の発症原因（解説）. 産婦人科の実際60：461-468, 2011.
3) 有澤正義：Villitis of unknown etiology（VUE）の臨床像と病理像. 産婦人科の実際60：905-911, 2011.
4) 岩田みさ子, 有澤正義：Villitis of unknown etiology（VUE）. 私の経験した死産例. 産婦人科の実際60：767-773, 2011.
5) 谷口千津子, 金山尚裕, 有澤正義：Villitis of unknown etiology（VUE）. 胎児死亡例の胎盤病理検査の意義（解説）. 産婦人科の実際60：597-602, 2011.
6) Harold Fox, Neil James Sebire：Pathology of the Placenta. p315-317, Elsevier Saunders, 2007.
7) Kurt Benirschke, Peter Kaufmann：Pathology of the Human Placenta, 5th ed, p730, 2006.
8) Harold Fox, Neil James Sebire：Pathology of the Placenta. p339, Elsevier Saunders, 2007.

◆ 9-1　VUE の組織学的 Group 分類

　Altshuler と Russel による絨毛炎の分類があるが，VUE は 1 つの標本の中にさまざまな group が含まれているので児の予後にはあまり反映しない．児の予後と関連するのは VUE の広がりや血管病変であるかもしれない．

　絨毛炎の Group 分類を挙げた．VUE はすべての Group を含む例もある．複数の Group を含むのが通常であり，Group 分類は VUE の発症原因を考える上で重要かもしれない．

組織学的 Group 分類

Group 1　Proliferative villitis：絨毛内に炎症細胞が浸潤しているが，壊死はない．
Group 2　Necrotizing villitis：絨毛内に炎症細胞が浸潤し，壊死を認める．
Group 3　Reparative villitis：修復過程であり，修復と線維化を認める．
Group 4　Stromal fibrosis：炎症細胞の浸潤はなく，絨毛虚脱と瘢痕を認める．

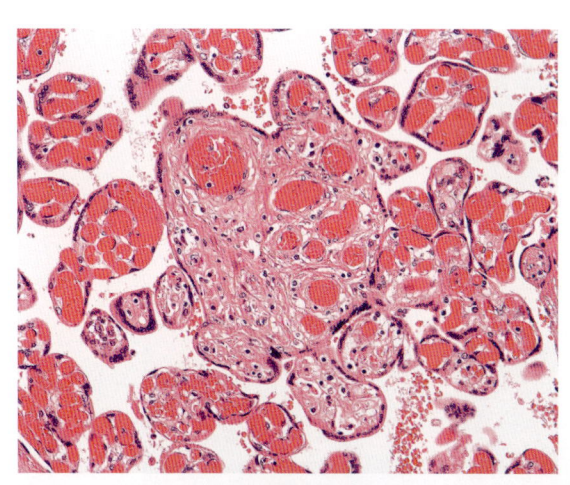

▶図 7　Group 1. Proliferative villitis.

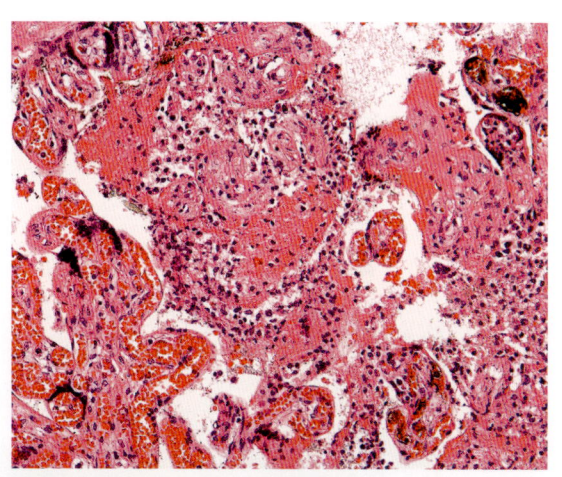

▶図 8　Group 2. Necrotizing villitis.

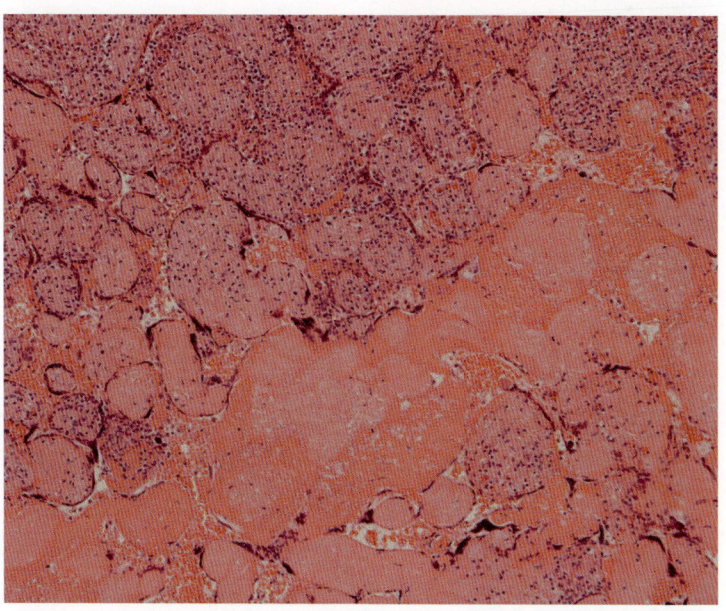

▶図 9　Group 3 と Group 4. Reparative and Stromal fibrosis. 絨毛内に血管がなくこの部での胎盤機能はない．

◆ 9-2　VUE の組織学的 Grade 分類

　Villitis の Grading については主観的に very mild, mild, moderate, severe と 4 段階の分類や focal, multifocal, diffuse と 3 段階で分類されることもある．その他に Fox の分類があり，著者は Fox のものを使用している．

　現在著者は，胎盤病理の診断は，胎盤実質の 4 つ以上の胎盤の異なる場所を標本として作製し評価している．下記に示す Fox のオリジナルは病状の連続性という意味でわかりにくい部分もあるので，Grade の連続性を持たせるために，少し，日本語訳を変えている．

　Grade 1 は 1～2 ヵ所の病巣を 4 つの切片内に認める．Grade 2 は 6 ヵ所までの病巣を 4 つの切片内に認める．Grade 3 は多発性の病巣で 1 つの病巣が弱拡大で視野の 1/2 までを占めるが数は多発性というだけ．Grade 4 は 1 つの病巣が弱拡大で視野の 1/2 を超す病巣で 4 つ以上の切片に認める．

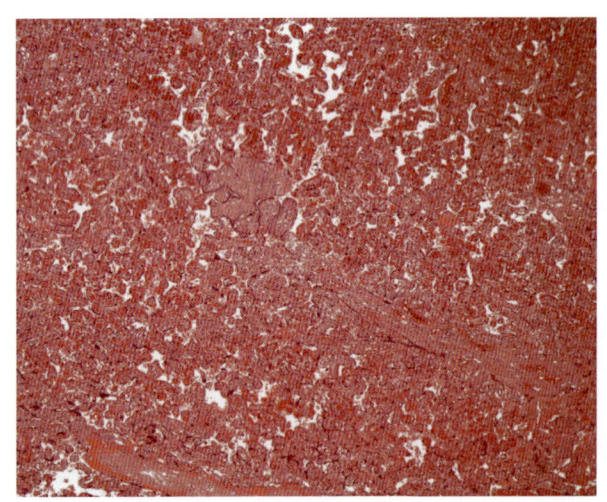

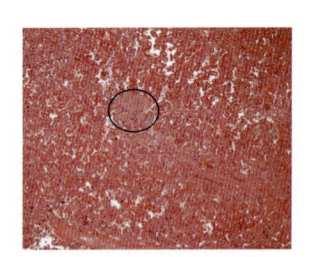

▶図 10　VUE. Grade 1. Group 3. very mild, focal. 弱拡大. 1 つか 2 つの VUE の病巣を 4 切片内に認める．1 つの病巣に含まれる VUE の絨毛は少ない．病巣の大きさは弱拡大の視野で 1/10 に満たない．

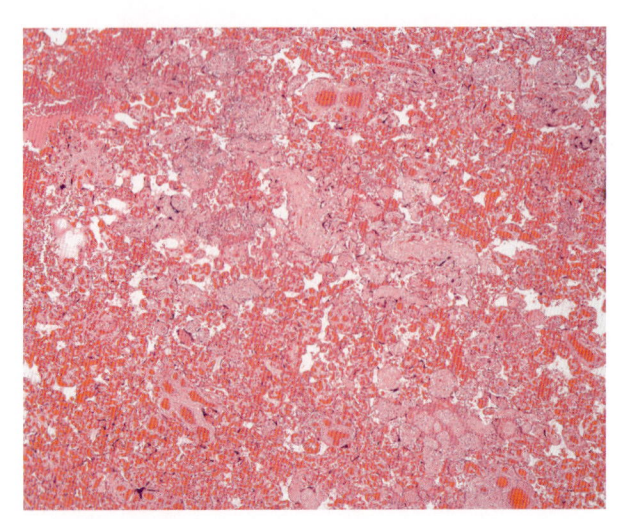

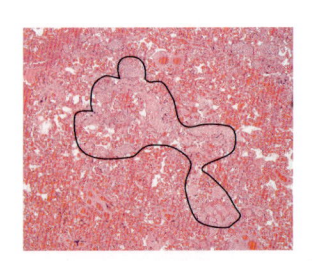

▶図 11　VUE. Grade 2. Group 3 mild, multi focal. 弱拡大. 6 ヵ所までの病巣を 4 切片内に認める．1 つの病巣に含まれる VUE の絨毛は 20 まで．

Fox：villits の Grade

Grade 1：only one or two foci of villous inflammation in the entire four sections, and in each focus only a very few villi are involved.
Grade 2：up to six foci of villous inflammation in the four sections, each focus containing up to 20 villi.
Grade 3：multiple inflammation foci each occupying up to half a low power microscopical field.
Grade 4：large areas of villous inflammation in most or all of the four sections.

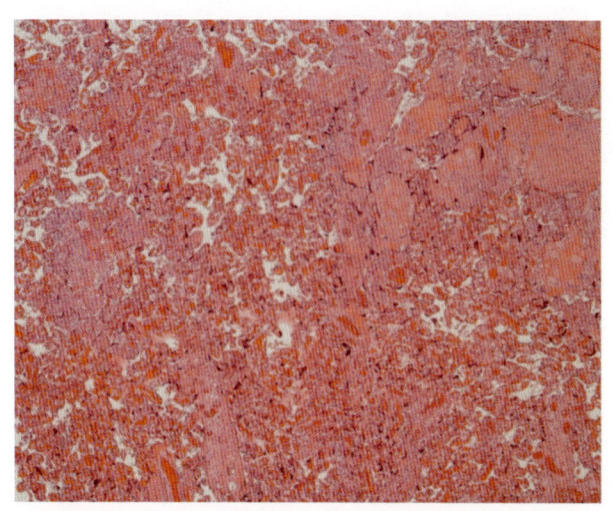

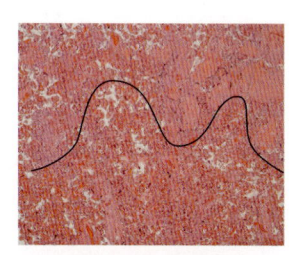

▶図12　VUE. Grade 3. Group 3 moderate, multi focal or diffuse. 弱拡大. 多発性にVUEの病巣を認める. 1つの病巣の大きさは弱拡大で視野の1/2に至らない.

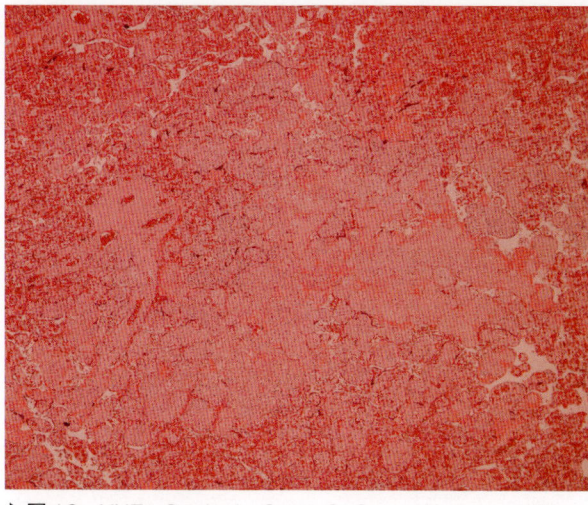

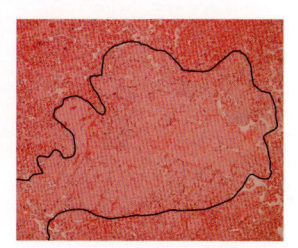

▶図13　VUE. Grade 4. Group 3+Group 4 severe, diffuse. 弱拡大. 大きな病巣（弱拡大で）を4切片以上に認める.

◆ 9-3　VUEのマクロとミクロ

　病理診断としてはVUE multi focal Group 3, Grade 3としているが，臨床医が一番知りたいことは，児にどれだけ影響するかである．肉眼では赤い部分をどれだけ占めているか，顕微鏡像ではどれだけ代償性の血流増加があるかは臨床と関係する．児のApgar scoreも短期予後も悪くない．

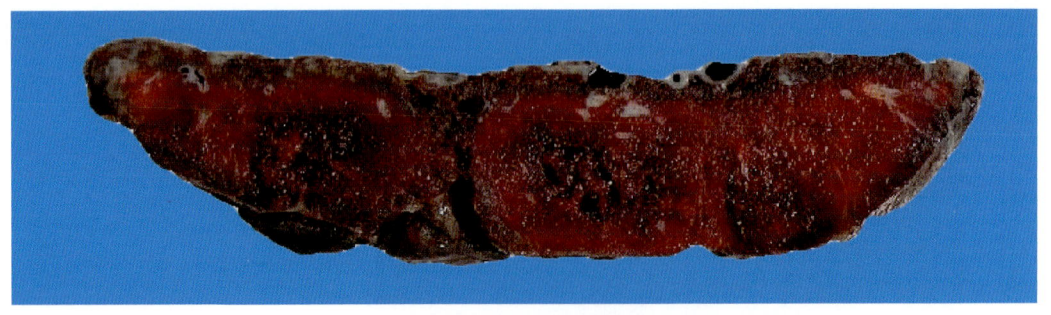

▶図14　VUE multi focal. Group 3 and 4, Grade 3の肉眼診断．割面の肉眼像は赤く，部分的に1〜5mmの白色結節を認める．白色小さな顆粒状．FGR，NRFSの臨床像．VUEも推測病変の1つと考える．日本では頻度が2〜4％なので，他の病態との鑑別があり，肉眼診断は難しい．

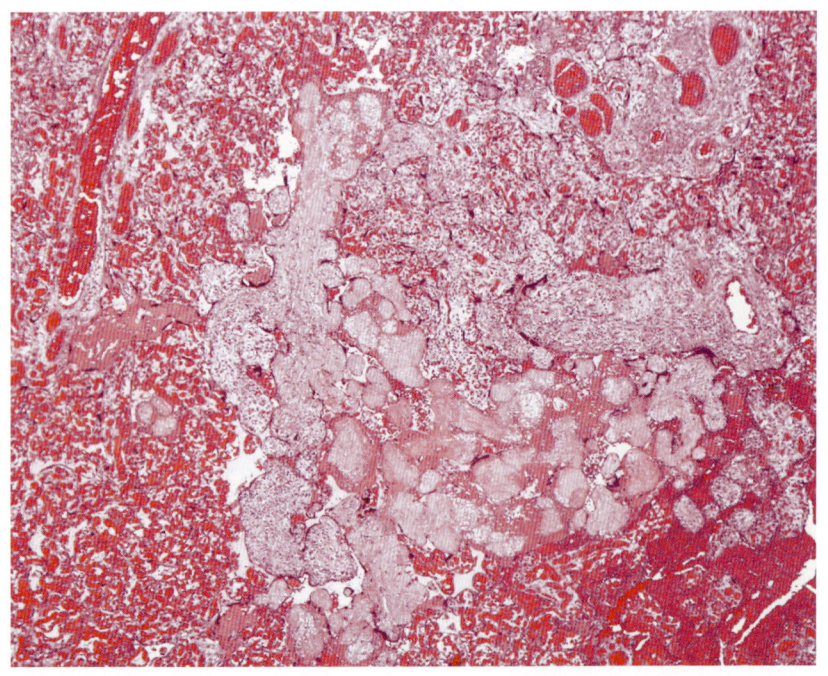

▶図15　VUE. Group 2, 3 and 4, Grade 3＞4の顕微鏡像．弱拡大．リンパ球が浸潤し，少し線維化した絨毛，血管がほとんど見られなくなった絨毛や瘢痕化した絨毛が見られる．Group 3としているが組織像は多彩．1〜2ヵ所，低倍で視野の約1/2．

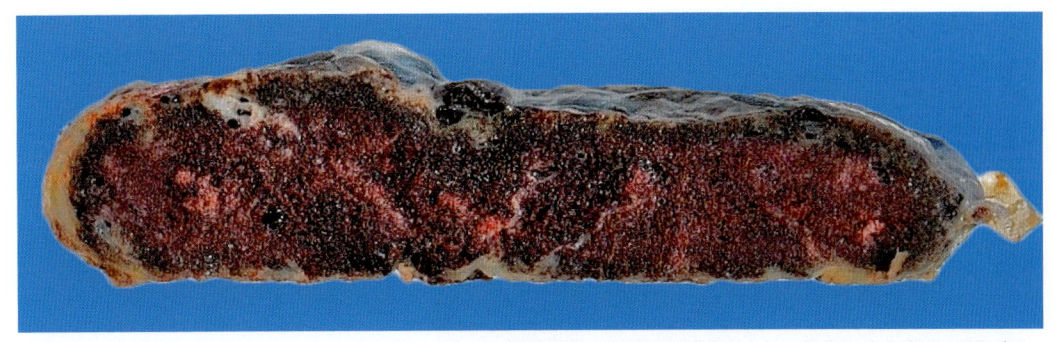

▶図 16　VUE. diffuse Group 3 and 4, Grade 4 の肉眼診断. 割面の肉眼像は, 赤い部分と白色部分が混ざる. 白色部分だけでなく顆粒状部分が VUE.

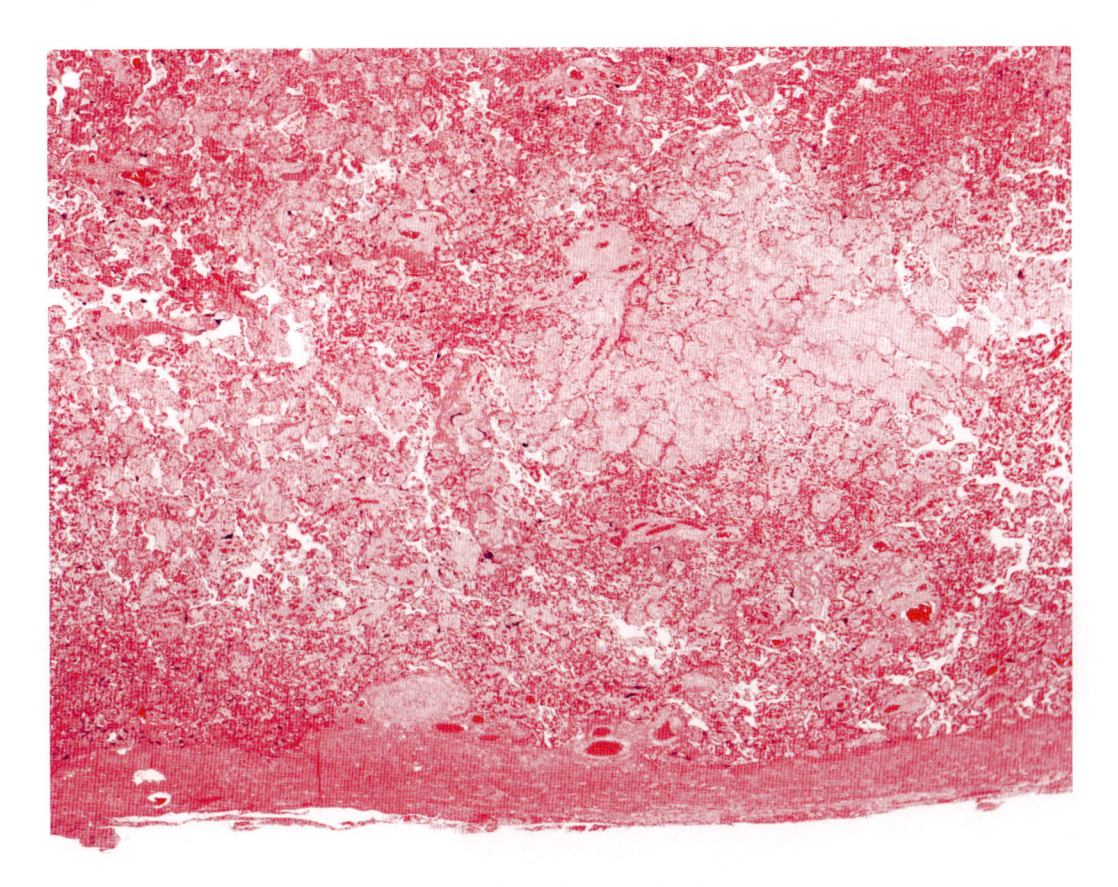

▶図 17　VUE. Group 3 and 4, Grade 4 の顕微鏡診断. 弱拡大. 白色部分が多く, 代償性の血流増加も図 14, 15 と比べると少ない.

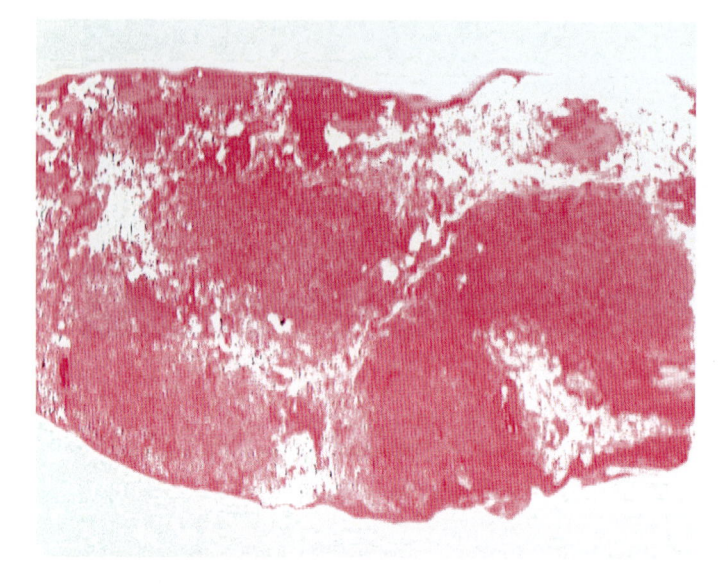

▶図 18　VUE のルーペ像．Group 4. Grade 4.

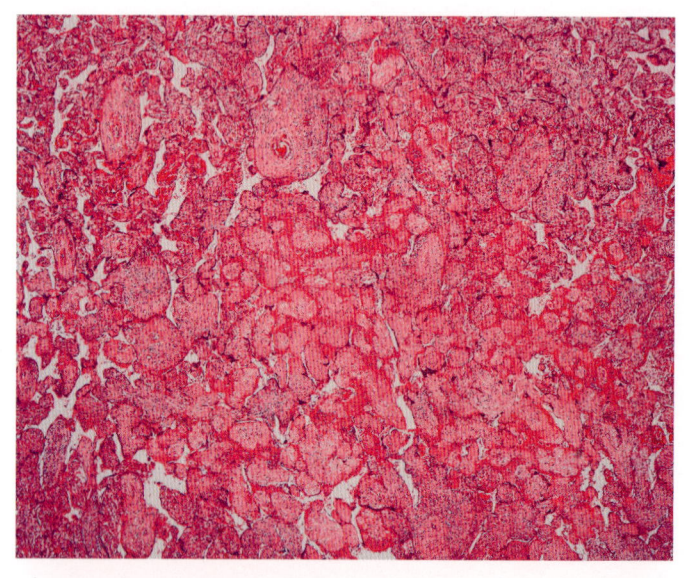

▶図 19　VUE の顕微鏡像．Group 4. Grade 4.

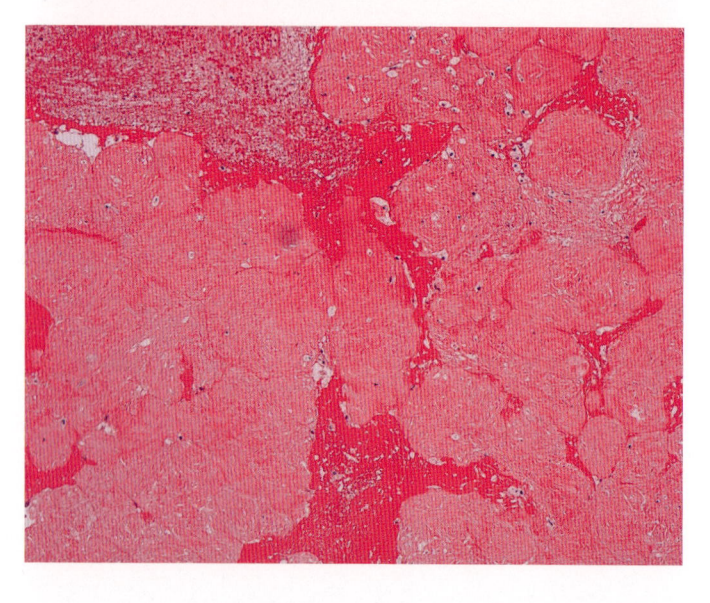

▶図 20　VUE の末期像．Group 4. Grade 4. 強拡大．絨毛内は血管がないばかりでなく無構造状態に陥っている．

◆ 9-4　Chronic intervillositis

　Intervillositis は大変まれである

　図21はVUEに合併したものであるが，早産，FGRの症例であった．VUEとchronic intervillositisは違った免疫反応であろうと考えているが，両者とも今のところ機序については確立していないのでわからない．Chronic intervillositis は FGR や IUFD の合併率が高く，再発率も高いと報告されている[1]．

　日本では chronic intervillositis の報告は VUE よりも少ない．時に，習慣性流産の中に見るが，治療は今までの経験ではヘパリン，ダナパロイド，低用量アスピリン，ステロイドでも効果はない例が多い．γグロブリンは可能性があるが，日本では保険適応はない．今のところ病態もつかめていないので，繰り返すものは治療が難しい．

---

1) Kurt Benirschke, Peter Kaufmann : Pathology of the Human Placenta, 5th ed. 2006.

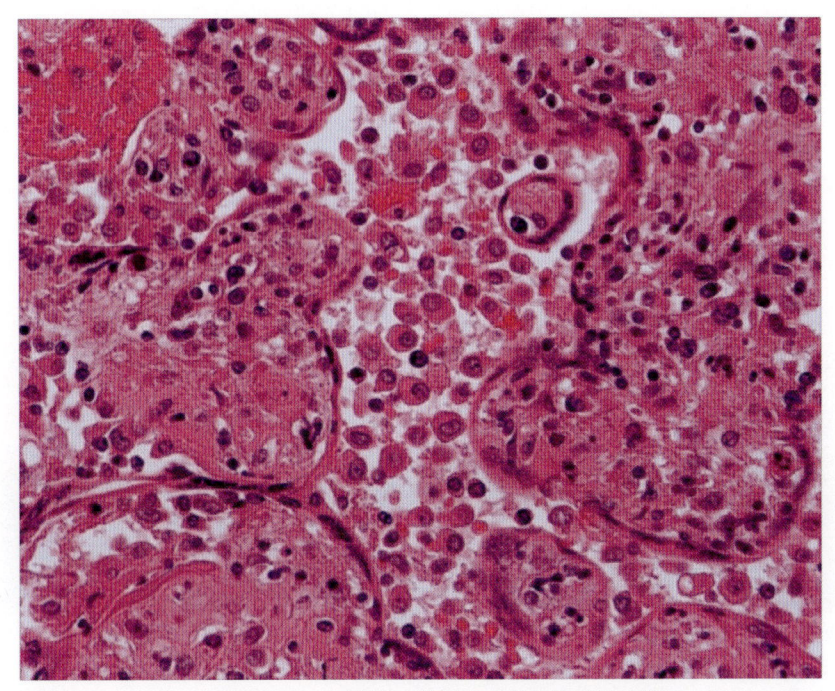

▶図21　Chronic intervillositis．強拡大．慢性の炎症細胞が絨毛間腔に広がる．多くはマクロファージで絨毛内にはT細胞の浸潤と絨毛の線維化を認める．

◆ 9-5 VUEの絨毛の血管異常

VUEの臨床像は，FGR，NRFSが主で，時にIUFD，奇形，癒着胎盤，付着胎盤，早剥等の合併がある．また，代償性の血流増加や，胎盤機能不全に基づく胎便の沈着も絨毛膜羊膜に認められることもある．

絨毛のダメージが長く続き，胎児は低酸素に向かうと考えられる．児は血圧を上げ，胎盤に血流を増やそうとするが，VUEのため充分に胎児血流が確保できず，周囲が代償性に血流を増す．

VUEに侵された責任幹絨毛は内皮細胞が障害され，血栓の形成→血管の閉塞→再疎通→出血性血管炎（HEV）などを合併する．末梢がおかされるための二次的な変化が幹絨毛の血管閉鎖と考えるのが妥当．

VUEにおける血管病変は2つある．血流の低下と血流の増加である．

血流の低下も2つある．1つはVUEに侵された絨毛の血管が閉塞することや，VUEの浸潤で絨毛間質が線維化することで絨毛血管が消失する．もう1つはVUE以外の場所での，代償性の胎児血圧上昇による血管の内皮障害のための幹絨毛血管の閉塞がある．幹絨毛血管の閉鎖に続く末梢の血管の虚脱や，avascular villiもある．

血流の増加については，代償性の血流増加以外，chorangiosisの合併もある．

日本でもVUEが広く知られるようになり，児の予後が改善されることを願っている．

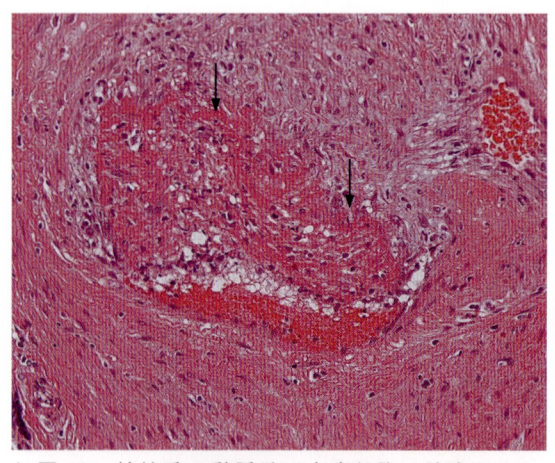

▶図22 幹絨毛の動脈壁に内皮細胞の障害とfibrin cushion（↓）を認める．

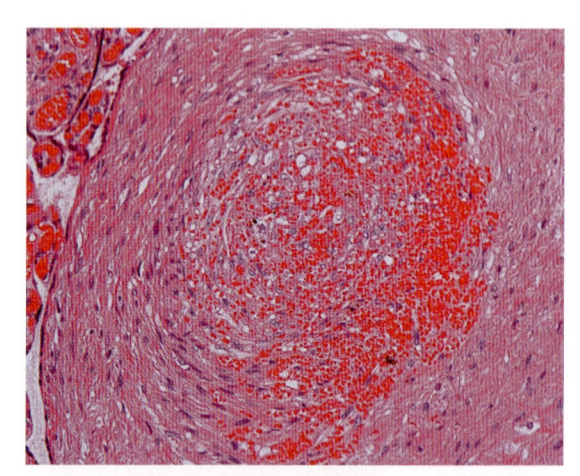

▶図23 幹絨毛の血管が一度閉塞し，その後再疎通により血管壁に出血を認める．

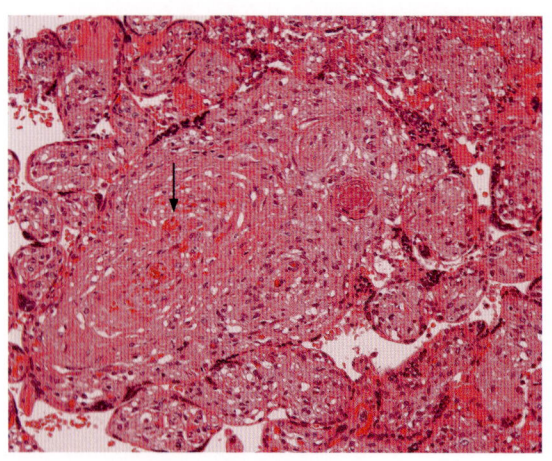

▶図24 中間絨毛の血管の閉塞（↓）．

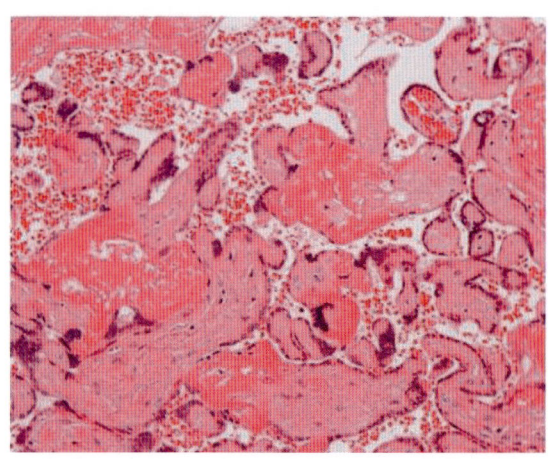

▶図25 avascular villi．中枢側の血管が閉塞すると末梢の血管は虚脱し，無血管絨毛となる．

10 Chorangiosis

　子宮内の低酸素状態で絨毛内の血管が増殖してchorangiosisを発症することがある[1]．絨毛炎に合併することもあるが，母体の基礎疾患であるPIH，GDM，DM，児の異常として奇形児，IUFD，FGR，胎盤異常として脱落膜の血栓，梗塞に認められる．

　相馬は，ヒマラヤ等の高地人にchorangiosisの合併率が高いと報告している[2]．Altschulerは，chorangiosisを合併した児の42％に先天異常が合併し，39％が新生児期に死亡すると報告している[3]．その頻度については，Altschulerも有澤，中山も全分娩数の約5％であると報告している．

　Chorangiosisの診断基準は，絨毛は大型で異型を伴っているという条件のほかに，光学顕微鏡の10倍の対物レンズで，1つの絨毛内に10個以上の血管がある絨毛が1視野に10個以上，胎盤の異なる10ヵ所以上で認められると定義されている．

　正常であれば，絨毛内の血管は平均5～6本である．ただし，うっ血絨毛は，一見，血管が増生しているように見えるので注意が必要である．それは絨毛内の血圧が上がり絨毛内血管が湾曲するために起こる生理的なもの，あるいは標本切片が二次元的なものなのでそのように見える．人工的なものではあるが，うっ血とchorangiosisの鑑別は難しい．

　Chorangiosisが周産期にとって大切な所見であることは，臨床像や病理像でわかる．問題は診断の難しさである．

　著者はchorangiosisをより正確に診断するためにGradeに分類し，予後を判定するためにGrade分類と臨床像を比較した．ChorangiosisのGrade分類は，2008年日本胎盤学会総会，2009年10月小児病理研究会で発表した．

---

1) 有澤正義：Chorangiosisを診断する．周産期医学 40：1141-1147，2010．
2) 相馬広明：胎盤—臨床と病理からの視点．篠原出版新社，p116，2005．
3) Altshuler G：Chorangiosis. An important placental sign of neonatal morbidity and mortality. Arch Pathol Lab Med 108:71-4, 1984.

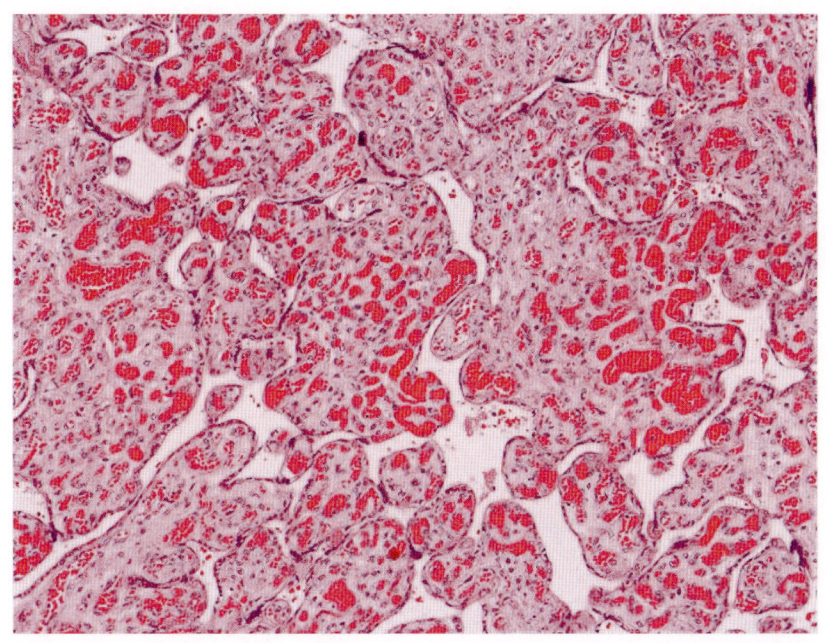

▶図1　chorangiosis 10倍の対物レンズ．1つの絨毛に10個以上の血管を持つ絨毛が10個以上，異なる10個以上の場所に認められる．絨毛は大型で形がいびつである．

◆ 10-1　Chorangiosis の発症

　低酸素状態により，成長因子が放出され，絨毛内血管は延長する．末梢絨毛は大きくなるが，それ以上に血管は長くなり，絨毛内には血管容積が増す．それだけでなく，血管は絨毛表面により近くなる．これを二次元的にみると絨毛は大型化し，平面で見る血管の数は10本以上となる．

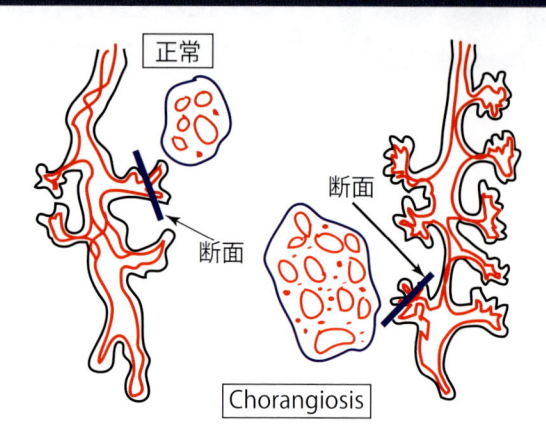

▶図2　Chorangiosis．絨毛の大きさは大きくなるが，それ以上に血管の増生が盛んである．

◆ 10-2　Chorangiosis の Grade 分類

　2005年1月から2008年9月までの分娩3842例の内，胎盤の病理的検査がなされた750例で，10ルール theory を満たす chorangiosis の合併が49例（6.5％）認められた．49例を Grading した．

　胎盤の異常で，うっ血は chorangiosis とは全く別の病態である．

　うっ血は胎児胎盤循環不全の病態であるので，IUGR や NICU への入院が多かった．Chorangiosis の Grade 1 は10ルールをかろうじて満たすものの，IUGR も NICU の入院もうっ血と比べて少なく，児の予後が悪いとする chorangiosis には含むべきではなく，うっ血に含まれるべきであると考えた．

　Chorangiosis の Grade 2 は，IUFD，IUGR，NICU への入院が高率で，真の chorangiosis と考える．

　さらに絨毛の異型絨毛内血管の数が20以上になるような chorangiosis の Grade 3 になると，Grade 2

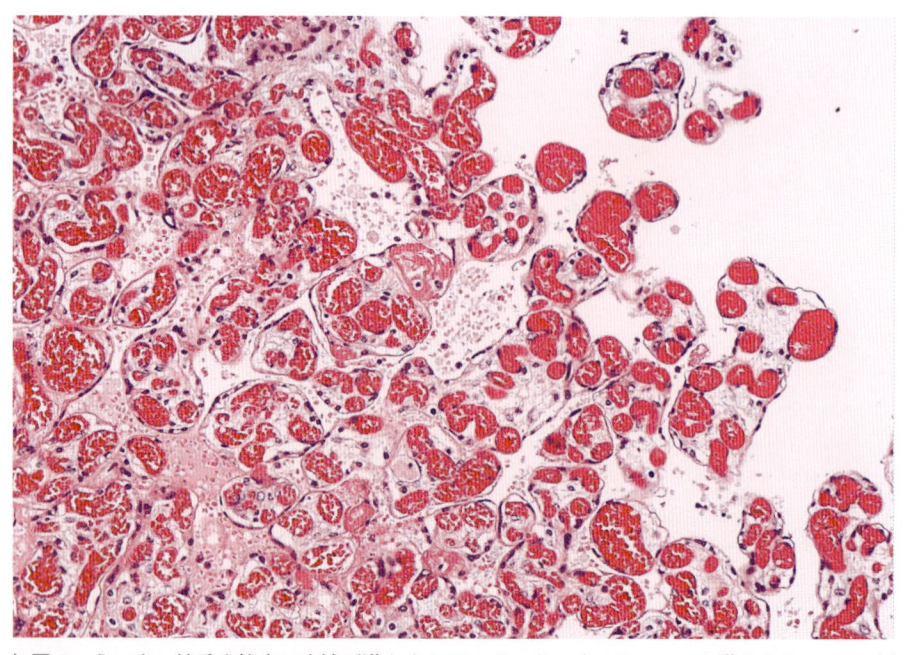

▶図3　うっ血．絨毛血管内に血液が満たされている．うっ血10ルールを満たさない．74例．

と比べると胎児奇形，IUFD，IUGR が高率となる．
　Chorangiosis を定義する場合，児の予後を考えた場合は絨毛の異型を考えに入れて診断すべきと考える．Grade 2 と Grade 3 の合計は 34 例で，頻度は 4.5%（34/750 例），奇形率は 14.7%（5/34 例），IUFD は 8.8%（3/34 例），FGR 29.4%（10/34 例），NICU への入院率は 73.5%（25/34 例）であった．
・中山，Altschuler の chorangiosis の頻度と，有澤の頻度はほぼ同率で，2009 年日本胎盤学会で報告した．
・奇形率に関しては Grade3 の VUE と Altschuler の 42%とほぼ同率である．
・死亡に関しては Altschuler のものは新生児死亡であるので今回の IUFD 8.8%と比べられない．
・注意すべきことは IUGR の合併率が高いことと NICU への入院率が高いことである．Chorangiosis

Chorangiosis の Grade 分類

Grade 1：絨毛の異型はない．うっ血を主体とする．10 ルールをぎりぎり満たす．
Grade 2：絨毛の異型は軽度．絨毛内血管は多くは 10 数本．
Grade 3：絨毛の異型は高度．絨毛内血管は多くは 20 数本．

表1　Chorangiosis の Grade 分類と児の異常

	胎児奇形	IUFD	IUGR	NICU への入院
うっ血（74 例）	2（2.7%）	0（0%）	10（13.5%）	11（14.9%）
Chorangiosis Grade 1（15 例）	0（0%）	1（6.4%）	1（6.4%）	1（6.4%）
Chorangiosis Grade 2（22 例）	0（0%）	1（4.5%）	2（9%）	16（72%）
Chorangiosis Grade 3（12 例）	5（41%）	2（16.4%）	8（66.7%）	9（75%）

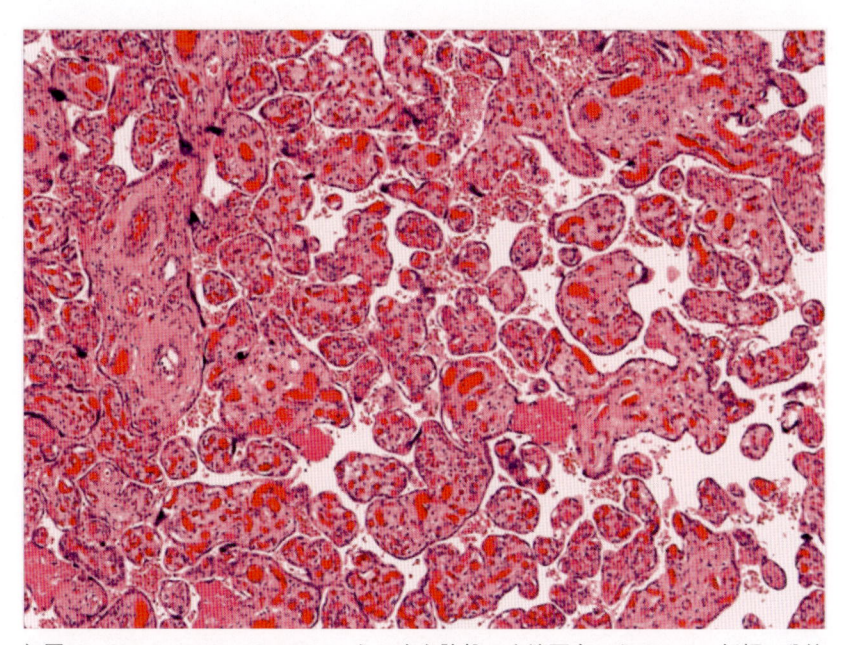

▶図4　Chorangiosis．Grade 1．うっ血も胎盤の血流不全であるので，妊娠，分娩も正常ではない．絨毛異型はない．うっ血を主体とする．10 ルールをぎりぎり満たす．15 例．

は繰り返すと報告されているので今後の問題として残った.
- うっ血については,Grade 1を含むと89例で奇形の合併率は2.2%(2/89),IUFDの合併率は1.1%(1/89),IUGRの合併率は12.3%(11/89),NICUの入院率は13.5%(12/89)であった.
- 分娩近くの循環不全であるうっ血は,臨床医にとって改善されるべき病態だけでなく,IUGRについては今後の検討が必要であろう.

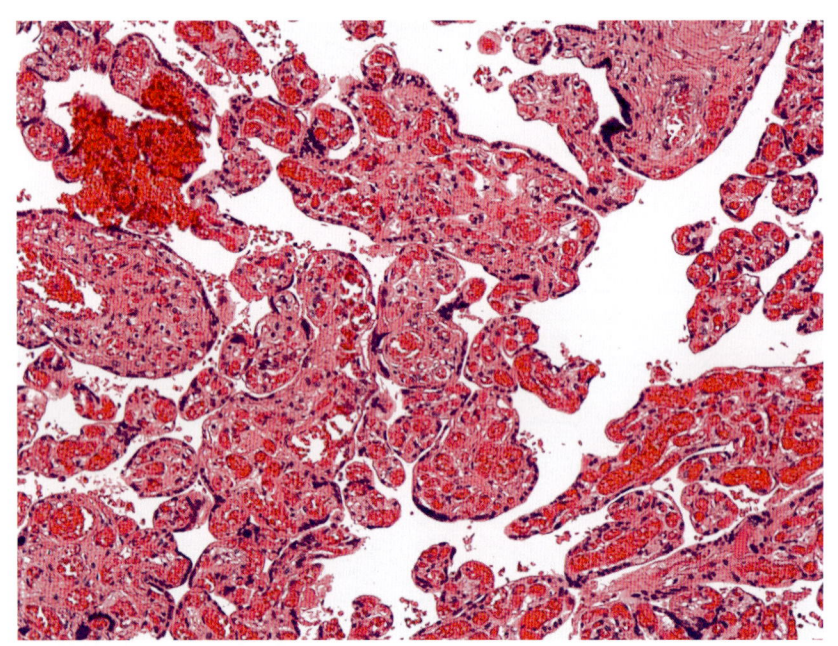

▶図5 Chorangiosis. Grade 2. 絨毛の異形は軽度. 絨毛内血管は多くは10数本. 22例.

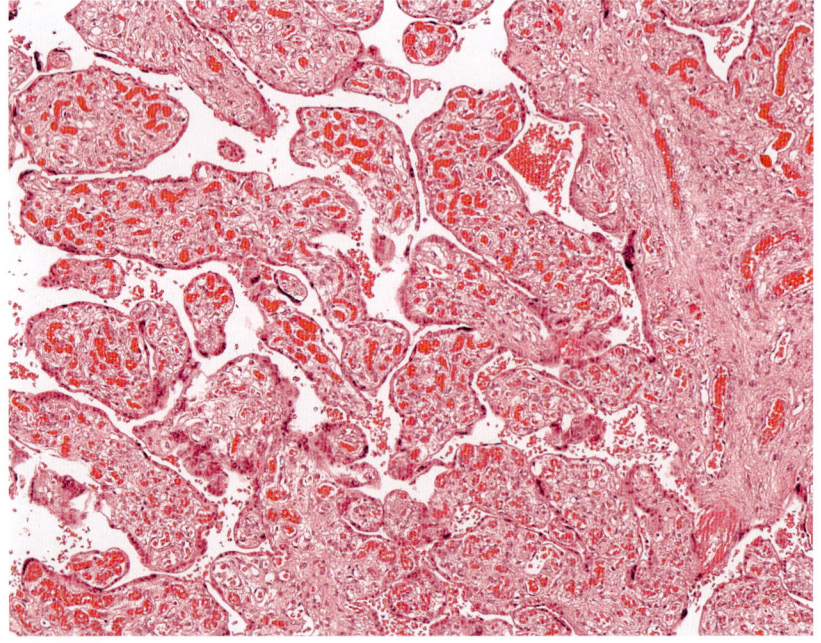

▶図6 21トリソミー. Chorangiosis Grade 3. 絨毛の異型は高度. 絨毛内血管は多くは20数本. 12例.

以上の結果から，chorangiosis の診断は10ルール理論だけではなく，絨毛の異型も加味すべきと結論する．Chorangiosis とうっ血との違いは，長い間の血流異常であるので，二次的な血管病変である血管の閉塞を合併するので，図9，10に示す．

　これらが，IUFD が高率あるいは NICU への入院率が高い理由であろう．児は退院しても神経学的な follow が必要なことは述べるまでもない．

　胎盤病理の中で最も大切なものは，正常か異常かを見分けることである．梗塞や血栓もその場所や数，周囲の絨毛の所見などの肉眼所見で正常異常を見分ける．

　Chorangiosis においても，ただ血管の数を見るだけでは診断とはならない．絨毛の立体像を考え，絨毛の型も考え診断する．Altschuler も中山も同じ診断基準である．

　その診断基準に至るには，児の状態や予後を follow しながら何度も顕微鏡を見たので統一された診断基準がある．Altschuler が著者に教えてくれた教えの1つが，胎盤を見ておかしいと思えば『NICU に行きなさい，産婦人科医に会いなさい』である．

　今回示した Grading は，すでに chorangiosis を診断できている施設には必要ないが，母体や児の異常を何とか究明しようと考え胎盤病理を理解するためには必要と考える．

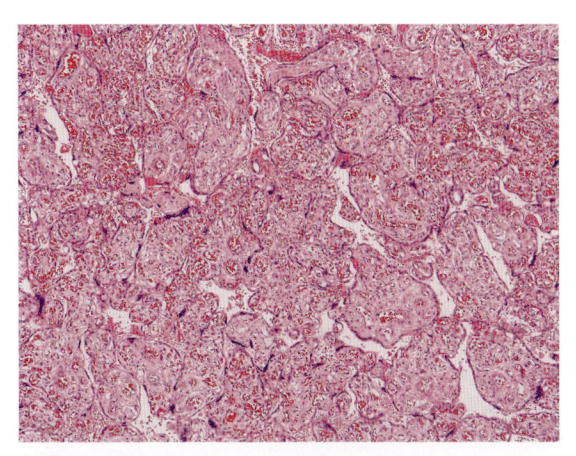

▶図7　18トリソミー．dysmature villi.

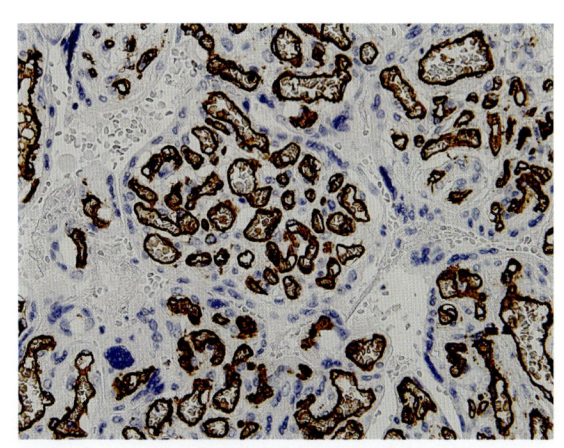

▶図8　CD34. 絨毛内血管は20本を超える．

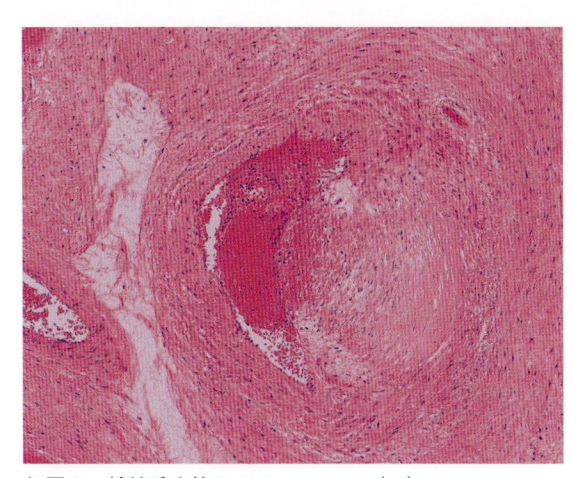

▶図9　幹絨毛血管の fibrin cushion（←）

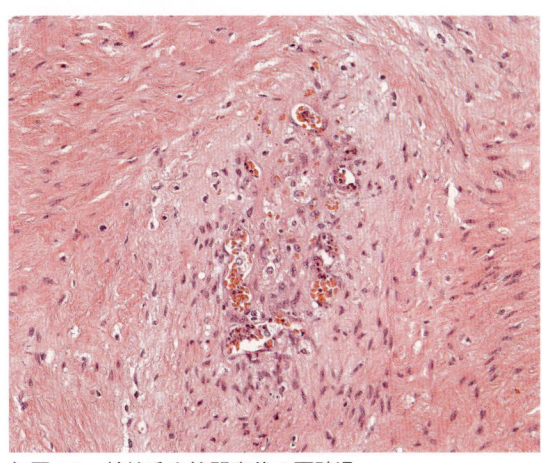

▶図10　幹絨毛血管閉塞後の再疎通．

3章　児の異常と胎盤

　3章では，胎盤をどのように見て診断していくか，双胎の胎盤などをどのように検査するかを述べる．1つの胎盤検査は，短時間ですむこともあるし，時間がかかることもある．

　また，胎盤を検査するに当たり有名な3つの問いを紹介する．

1. どのように胎盤検査をするのか？
2. どの胎盤を病理検査するのか？
3. なぜ胎盤の病理検査をするのか？

1 胎児発育不全（FGR）の胎盤

　重症の胎児発育不全（FGR）は子宮内胎児死亡（IUFD）につながるということを忘れてはいけない．FGRという言葉を用いているが，生後であればSmall for date（SFD）児である．基準が違うので全く同じではないが，児が小さいという意味は変わらない．大きな児であれば，Heavy for date（HFD）児である妊娠初期の子宮動脈のドップラー検査でFGRを予測できる例もある．この様な例に藤田らは抗凝固療法を施行している[1]．無事に生存できFGRで分娩となった児でも早期の早産であれば，慢性肺疾患，脳性麻痺，未熟児網膜症などの危険があるので，これらの危険を回避するために新生児管理が必要となる．FGRの原因を考えると，母体要因，胎児要因，胎盤要因がある．繰り返す例も高率なので原因検索のため胎盤検査が必要である．

　①胎盤要因には，肉眼的に胎盤が小さい，梗塞，血栓があり，組織学的な異常として絨毛の虚血性変化，VUE, dysmature villi, immature villi, chorangiosisなどがある．②母体要因には，PIH，膠原病，糖尿病などがある．③児の異常には，染色体異常，先天奇形，CMVなどがある．

　胎盤要因だけでなく，母体要因・胎児要因はほとんどが胎盤にその証拠が残るので，胎盤検査をすることで原因を追求している．それに並行して，臨床情報からFGRの原因を考えるが，胎盤検査も臨床的な根拠も同等のものと考えている．原因→過程→結果が，すべて胎盤で証明される．

　母体に妊娠高血圧症候群（PIH）があれば，胎盤床の血管や胎盤実質に異常があり，絨毛に生理的な変化が起こり，母体は胎盤に血液を送るために血圧を上げる．これがPIHで，この後続く低酸素・低栄養のためFGRとなる．これらは，2章ですでに述べた．膠原病，糖尿病も同じように胎盤床の血管の問題があることもある．染色体異常や奇形症候群は奇異な絨毛として胎盤の主張がある．

　胎盤の異常についてはまず，肉眼像を観察する．胎盤の大小，形態異常や梗塞，臍帯の付着部，臍帯の捻転を確かめる．これらはすべて児の発育と密接な関係があり，日常検査では肉眼所見から検討が始まる．小さい胎盤で小さな児，有効な胎盤の実質が少ない画縁胎盤，周郭胎盤も児はFGR傾向があるのは当然の結果と考える．

---

1) 岩田守弘，藤田富雄，光田信明，他：ヘパリンによる抗凝固療法を行った不育症における母体子宮動脈のドップラー血流計測についての検討．日産婦誌 47：499-502, 1995.

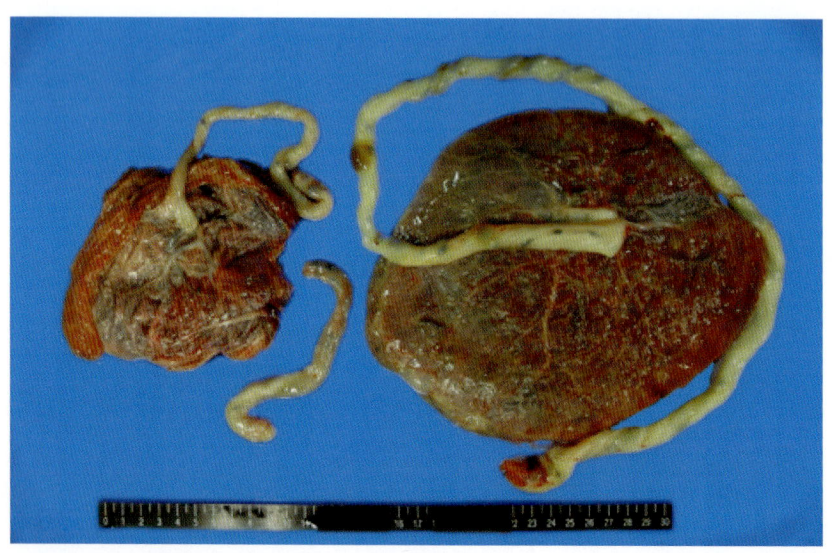

▶図1　小さな胎盤は小さな児．大きな胎盤は大きな児．同じ日の胎盤検査．正期産SFD児と正期産HFD児の胎盤．

1. FGR の肉眼像の異常

　胎盤の肉眼所見をとるにあたり，依頼書を読み何が問題であるかを考えながら肉眼所見を書く，計測をする，割を入れることは大切なことで肉眼診断は重要である．しかし，先入観から間違った肉眼診断になることもある．違う方法として，まずは，胎盤に敬意を払い，先入観なしに肉眼所見，計測をする．そこで肉眼診断を考え，臨床像とあっているかを考える．あっていれば，肉眼所見が正確であるということになる．違っている時は単に肉眼診断が間違っているだけでなく，隠れた臨床像が見つかることもある．時間をかけなければ，重要な所見を見落とす可能性があるので，著者は胎盤検査にあたり，正常な部分でも複数回見直すように胎盤検査を進めている．決して結論は急がない．いまだに試行錯誤の胎盤病理である．FGR の胎盤について代表的な肉眼所見を次に示すが，決してこれだけではない．組織所見の取り方も同様で何度も見る．

　FGR の胎盤肉眼所見としては，全周性の周郭胎盤（図 2）や画縁胎盤が問題となる．前述したようにひだから外側は血流に乏しく，胎盤機能が落ちるので，児は小さくなる．部分的な周郭胎盤や画縁胎盤ではそれほど児は小さくない．図 3 に示す．

　臍帯の辺縁付着も同様で，血流の障害が胎児の発育不全となることもあると考える．

　胎盤における梗塞は小さく，辺縁のものはあまり臨床症状を示さない．それらは正常とみなす．意味のあるのは，中央部の梗塞，多発する梗塞，胎盤の 10% 以上を占める梗塞である．10% の梗塞はそこだけでなく周囲が虚血性変化を示すことが多く，胎盤の機能が児に影響を及ぼす大きさであるという考えで，10% あるいは 3 cm 以上を意味のある梗塞とし

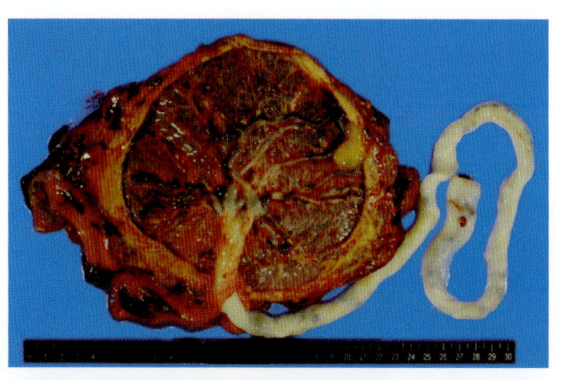

▶図 2　周郭胎盤は有効な胎盤容積が減っている．

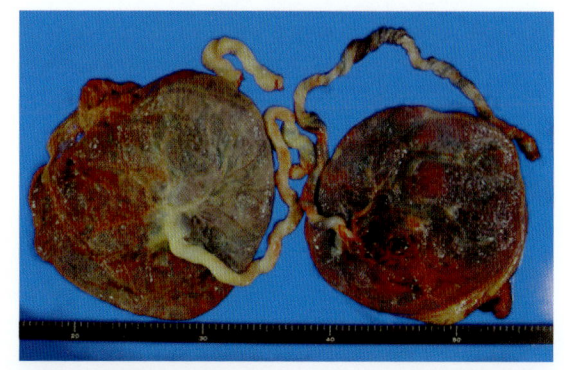

▶図 3　臍帯の付着部の違い．（向かって右は部分的な画縁胎盤である）

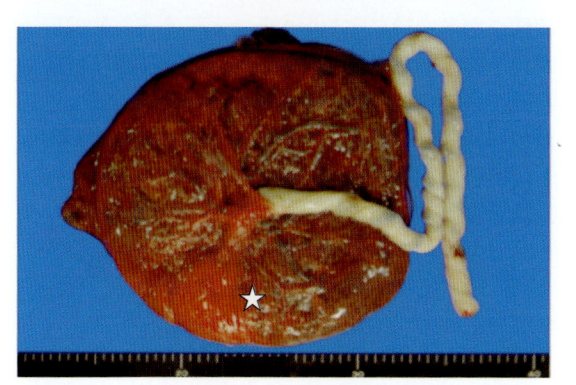

▶図 4　小さいが表面からわかる梗塞（☆）．

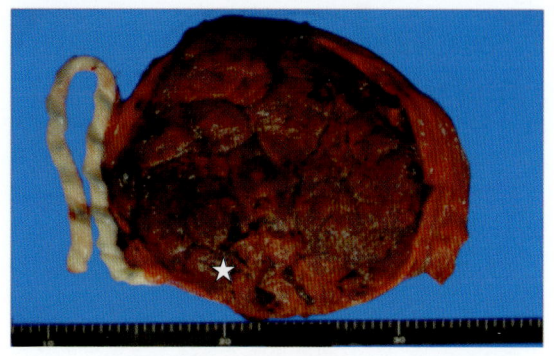

▶図 5　母体面で梗塞は辺縁に限局し 10% 以下 (☆)．

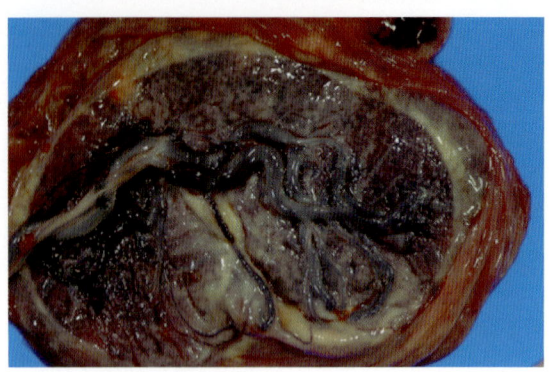

▶図6 臍帯付着部下に盛り上がりがある．その下に大きな梗塞を認める．そのために血流が悪く表面血管が怒張している．（図7の胎児面）

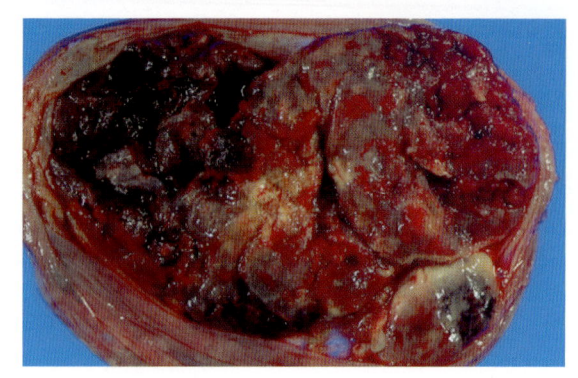

▶図7 胎盤中央部に大きいな梗塞（胎盤の30％ぐらい）を認める．辺縁部の梗塞とは違い大きな意味がありFGR, PIHを合併していた．（図6の母体面）

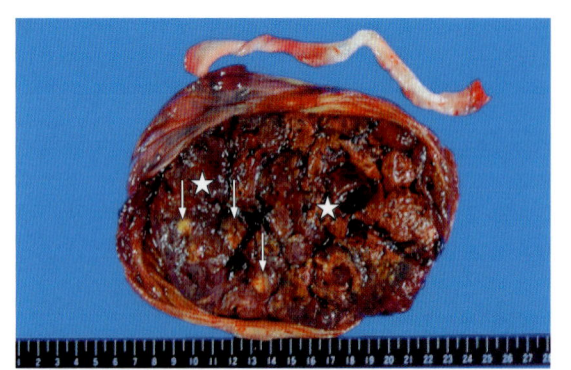

▶図8 多発梗塞（⇓）．多発血栓（☆）．児は胎盤機能不全で，低酸素状態で苦しむだけでなく，発育が悪い．さらに血栓や梗塞のためいつ早剥になるかもしれないという危険もある．

ている．

2. FGRの組織学的異常

　FGRの胎盤を組織学的に検討すると，施設によって違いはあるが，多いのは虚血性変化, dysmature villi, immature villiである．その他，VUEやchorangiosis等があるが，ここでは，FGRと最も関係ある虚血性変化について解説する．

　虚血性変化とは，胎盤内への母体から胎盤への血流が少なくなることで，絨毛は小さくなり表面積を増し，少しでも母体血と接しようとすることから始まる．絨毛周囲のsyncytiotrophoblastも凝集し，絨毛内の血管の絨毛の表面に近くなろうとする．ここまでは生理的な変化と言うこともできるが，週数が早ければ虚血性変化と診断する．正期産になると正常の変化なのか異常なのかの診断は難しくなってくる．

　胎盤への母体からの血流が少ないと，絨毛内の血管が収縮し絨毛の間質が線維化してくる．ここまで来ると絨毛は酸素を胎児に運ぶことができない．組織学的にはもはや正常な機能を持っているとは考えられない．むき出しになった絨毛間質にフィブリンが接着したり，絨毛同士が接着し小さな梗塞をつくる．複数個所で認められれば正期産でも異常と診断できる．

　肉眼では，胎盤の割面で小さな顆粒として認識されることがある．これを著者は顕微鏡的梗塞と呼んでいる．虚血性変化を合併する絨毛はそれだけでなく，脱落膜の血栓や肉眼の梗塞の合併も多い．これらを虚血性変化としてとらえ，その程度をGradingした．目的はNRFSやIUFDの合併やこれらの所見を伴うものに繰り返す例があり，次回の妊娠に備えるためだけでなく苦しんだ児に報いるためである．

　最初の病理医の役割は臨床医とは独立し，病理学的観点から厳格な診断をすることにある．胎盤の虚血性変化の程度とPIHやFGRの程度は強い関係がある．病理単独で分類し，次に臨床医と討論し，次回の妊娠に備えるように考えて戴きたい．つまり，そこで病理と臨床を結びつけ，患者さんに最も良い医療を提供できると考える．

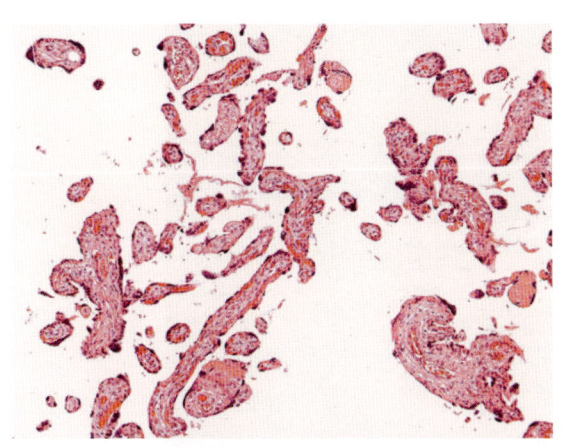

▶図9 絨毛の虚血性変化．Grade 1．絨毛内の血管の虚脱．絨毛内は線維化．絨毛は細く，紐状になる．虚血性変化は最初絨毛が小さくなり，syncytial knots が増え，血流も増す．そこまでは生理的変化であるが，上の写真のように血管が虚脱し，間質が線維化してくると，胎児に充分に酸素を供給することができなくなる．

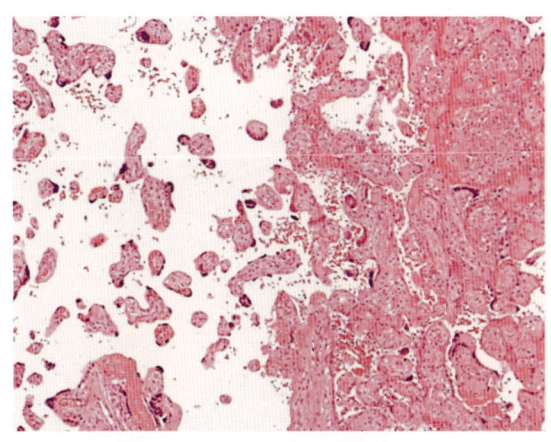

▶図10 macroscopic infarction．虚血性変化．Grade 2．絨毛は凝集し，肉眼ではわかりにくい小さな梗塞巣をつくる．

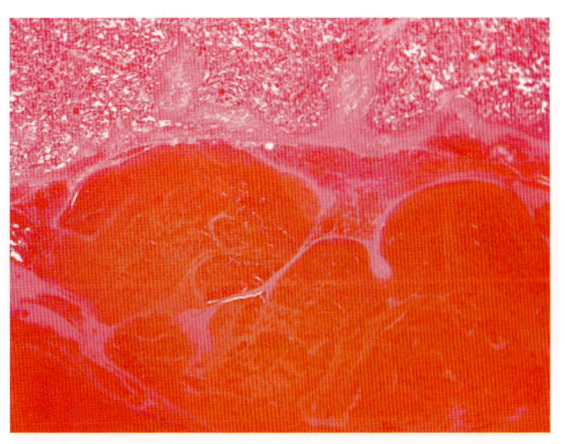

▶図11 脱落膜の血栓．abruptio．多発梗塞．虚血性変化．Grade 3．

3．胎盤の虚血性変化

　虚血性変化とは，言葉を換えて言えば胎児の低酸素状態である．胎児の脳に障害を与え，生後24時間以内の痙攣や肝，腎，代謝などに影響する．重症になると脳性麻痺やIUFDの例もある．胎盤では虚血性変化という病名をつけている．胎盤床から始まる，母体血流の胎盤への減少，絨毛の小型化による生理的変化，虚血が続くと絨毛の線維化，壊死．それだけでなく絨毛が凝集してくれば，母体血のさらなる胎盤内の循環不全となり，胎児の低酸素状態はさらに危急的なものになる．さらに続くと肉眼的にもわかる梗塞となる．血栓もはっきりし，破裂すると早剥となる．この様になってくると，子宮内環境の改善は難しい．胎盤病理が教えてくれるのは，この様なダイナミックな変化である．虚血性変化の程度による分類を試みた（表1）．

　これらに対する次回の対策は，妊娠前からの管理，妊娠中の頻回の検診，今回の胎盤所見だけでなく，今までのすべての胎盤所見，今回の分娩週数，児のSFDの程度，過去の妊娠歴を参考に，臨床医と検討し，次回の妊娠や隠れた膠原病などの検討を行うことにしている．病理医は，病理所見で臨床医に対応する．

表1 胎盤の虚血性変化／胎児低酸素状態の絨毛のGrading

Grade 1：	絨毛が小さくなる．絨毛が線維化する．Syncytial knots が増加する．
Grade 2：	Grade 1に加え顕微鏡的な小さな梗塞を作る．10％以上の梗塞．Grade 1より病変が広範囲に広がる．
Grade 3：	脱落膜に多発血栓，梗塞を作り，その上には梗塞や虚脱した絨毛があり，時には常位胎盤早期剥離を認めるもの，Gitter infarction の様に胎盤全体に広がる梗塞など．

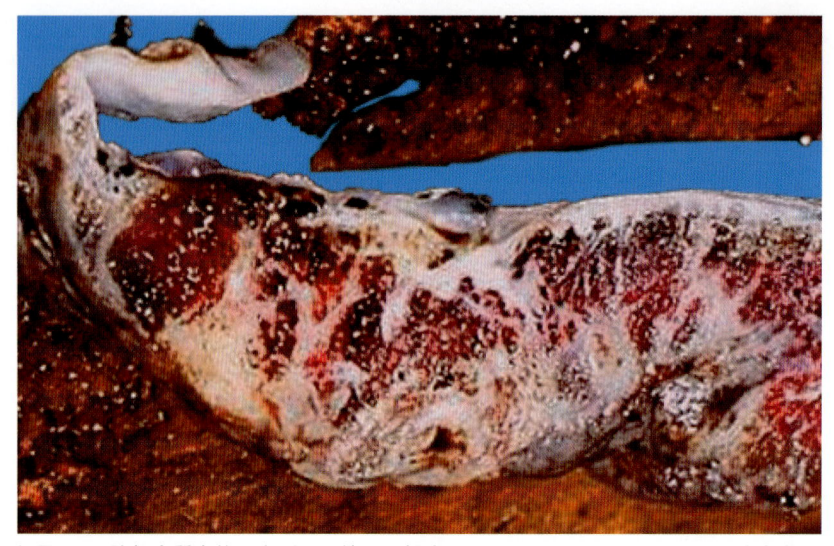

▶図12 胎盤実質全体に広がる．線上の梗塞．Gitter infarction．Grade 3．白色部分は梗塞であるが，赤い部分も顆粒状で，広汎にほとんどの実質が虚血性病変とであった．児はSFDを合併していた．胎内での低酸素は児の胎内での発育に影響を与えた．

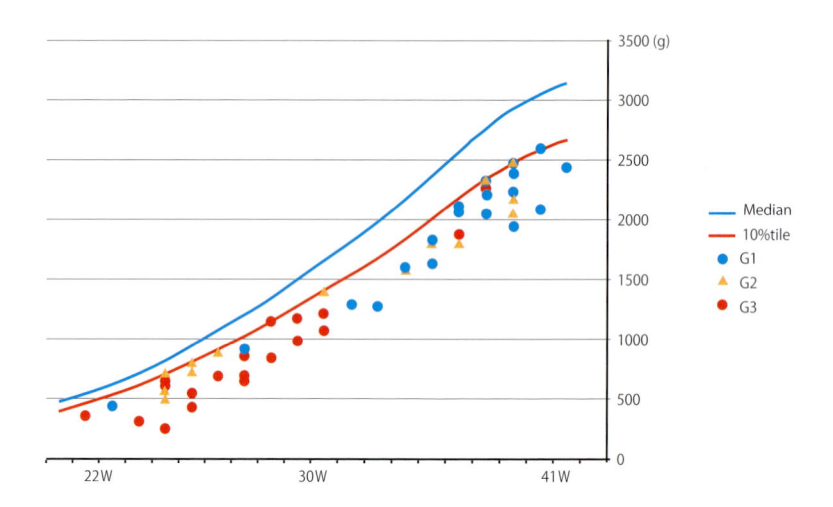

▶図13 虚血性変化のGradingと児の体重．グラフは胎盤の虚血性変化のGradingと出生時体重の関係を示している．青の実線が初産婦女児の中央値，赤の実線が初産婦女児の10%tileである．青丸が虚血性変化 Grade 1，黄色△が虚血性変化 Grade 2，赤丸が虚血性変化 Grade 3である．このグラフから，児の体重が小さいほど Grade 3が多く，週数が早いほどGradeが高いことがわかる．このグラフはFGRの説明だけでなく，胎盤病理を切り口とした不育症，FGR，PIHに応用している．その中での虚血性変化を伴ったものに低用量アスピリン（LDA）単独か，LDA＋ヘパリンを検討する際に臨床情報と併せて検討している．このGradingを用いることで胎盤から虚血性変化の程度が診断され，血液検査に異常がなくても不育症の原因として凝固異常が浮かび上がってくる．産婦人科医は著者に既往妊娠歴や血液検査を示し，著者は胎盤所見や絨毛所見を説明する．重要な診断なので，通常の胎盤検査は標本が4～6枚であるが，さらに4枚の追加切り出しをして検討する．このことで，1例1例の妊娠・分娩について2回，3回と考える機会もできる．臨床医もこの間に臨床データの再チェックや患者の再診察もできる．決して1回では結論は出せない．図12の胎盤を見れば誰でもそのことは理解できる．

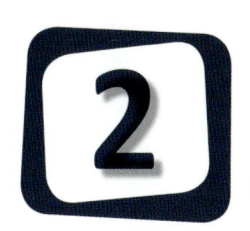

2 IUFDの胎盤と胎児機能不全（NRFS）の胎盤

1. 子宮内胎児死亡（IUFD）

　IUFDには様々な原因がある．妊娠初期，中期，後期によって，あるいは施設によりその原因の割合は違う．

　原因として，初期は染色体異常や奇形症候群が多く，中期は胎児発育遅延，子宮内感染や早剥，後期は中期の理由以外に胎盤機能不全等が増えてくる．

　最近，正期産10例の死産を経験した（表1）．いずれも胎盤機能不全で絨毛の未熟や，強い虚血性変化を伴っていた．ここで明らかになったことは，正期産の死産に関すれば基本的に末梢絨毛の循環不全があり，そのために中間絨毛，幹絨毛の血管閉鎖が起こる．本来，児心拍の異常，ドップラーによる検査であれば，なんらかの異常を合併していることは，胎盤病理検査では明らかである．そのほか35，36週の死産を3例経験しているがいずれも末梢絨毛の異常と幹絨毛の閉鎖を認めた．

　多くの施設で妊娠中異常がなければ胎児心拍のモニターは37週から検査される．ドップラーなどは正常経過であれば施行されないが，34週頃の胎児機能不全の評価は必要かもしれない．お金の問題，数の少ない産婦人科医ということを考えればなかなか難しいことはわかっているがご考慮していただきたい．

　児の発育に対し，絨毛が充分に酸素や栄養が供給できず，胎内で胎便を排出し，臍帯や胎盤の表面にメコニウムの沈着や血管の変性を認めた例もあった（p.164 図7 〜 p.166 図14）．

　胎盤機能不全から児の低酸素，胎便排出（胎盤で

表1　死産の胎盤絨毛異常

	幹絨毛血管の閉鎖	絨毛虚血	immature villi dysmature villi chorangiosis
死産胎盤（10例）	6	5	5

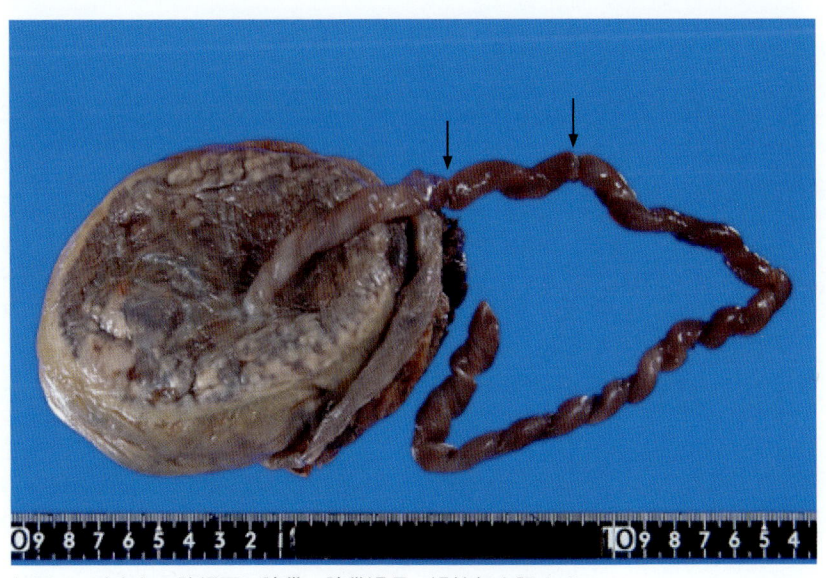

▶図1　暗赤色の胎児面，臍帯．臍帯過長，過捻転を認める．

はメコニウム沈着），IUFD に至った正期産例は，次のメコニウムの項で解説する．

まず，IUFD の胎盤の 1 つで chorangiosis と臍帯過長，過捻転を合併した例と，同時期に経験した 2 例の NRFS（Non Reassuring Fetal Status）の胎盤を比較した．程度の差はあれ，絨毛の未熟による胎盤機能不全，臍帯の過捻転があった．これらの胎盤所見は，当然のことではあるが，胎盤機能不全がNRFS から IUFD になっていく移行像を示している．もう 1 つは，絨毛の虚血性病変から NRFS である．臨床医にとっては大変意味深い 3 例の胎盤と考えたので，ここで紹介する．

死産を予防するためには，NRFS を充分に理解し対処することが大切と考えているので，死産の胎盤とNRFS の胎盤を並行して述べる．

2．IUFD の胎盤例

長い臍帯は過捻転を伴う．絨毛は chorangiosis を合併しており，胎盤・胎児が長い間低酸素状態であったことの証拠として残っている．児は最初低酸素状態のため胎動が増え臍帯は長くなったのであろうか？やがて臍帯は絞扼を起こすまでになった．臍帯の断面では 2 本の動脈のうち 1 本が狭小化している．絨毛はこのような血管の狭窄の結果として胎盤末梢の血管の閉鎖があり，一部は再開している．胎児が低酸素状態の上，絨毛血管が閉鎖し，胎内で低酸素状態であったという証拠が再疎通像である．過長臍帯や臍帯の絞扼は最後の段階でそれまでに一定の期間の経過 NRFS（Non Reassuring Fetal Status）があることは間違いない．

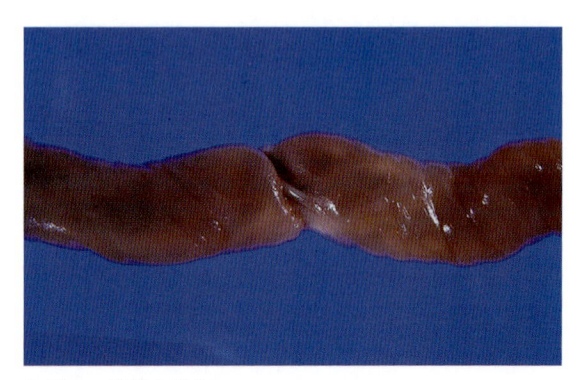

▶図 2　臍帯の絞扼．

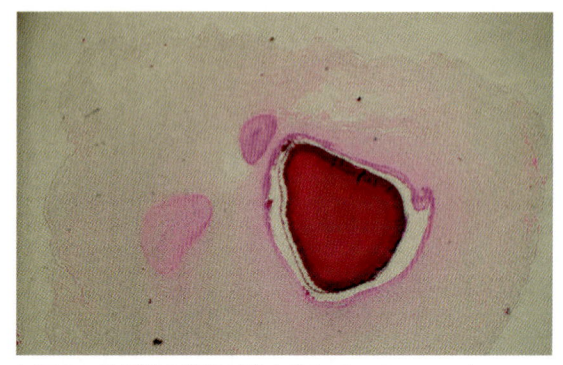

▶図 3　絞扼部の動脈が狭小化している．

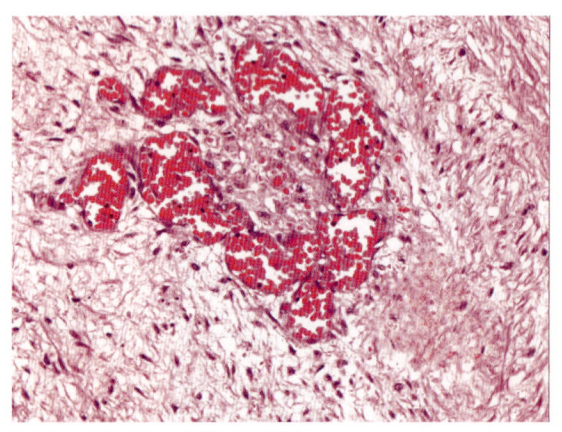

▶図 4　幹絨毛の血管の再疎通．

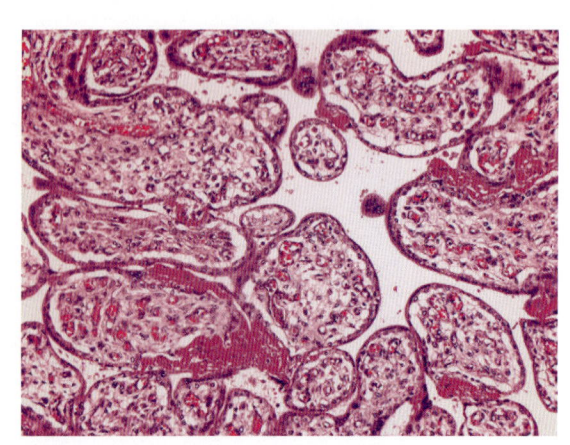

▶図 5　chorangiosis．絨毛は 10 rule theory を満たすだけでなく大型である．

3. NRFSの胎盤，臍帯（図6～8）

臍帯は過捻転を認める．胎盤表面の血管内壁に fibrin cushions．絨毛は immature で，vasculosynchytial memblane の形成が悪い．母体から胎児への酸素の供給が悪かったと考える．酸素供給の悪くなる末梢絨毛としては，虚血性変化，dysmature villi，chorangiosis，VUE 等がある．幹絨毛には，血栓の一つの表現である fibrin cushions が認められる．

4. NRFSのために緊急帝王切開となった胎盤，絨毛の虚血性変化（図9～11）

妊娠中，未熟絨毛や虚血性変化を伴った胎盤では，母体血から絨毛血管内の胎児血への酸素移行が悪く，胎児は低酸素状態となる．ゆっくりと進行すれば慢性状態でFGR，急であれば突然のNRFSやIUFDである．

分娩時，子宮収縮による胎盤への酸素の供給が減少すると，酸素移行が不利な絨毛（未熟絨毛や虚血性変化を伴った虚脱絨毛，凝集した絨毛）は，さらに，胎児への酸素運搬が少なくなる．胎児胎盤機能不全のため，NRFSやIUFDとなることになる．分娩後，基本的な病態がないか母体のチェックが必要である．基礎疾患があれば繰り返す可能性がある．

死産の胎盤とNRFSの胎盤を比べると，程度の差だけで，基本的には同様のものである．死産を防ぐためには，NRFSの症例を臨床的にも胎盤病理も徹底的に検証することが大切である．

大阪府立母子保健総合医療センターにいた頃，1ヵ月に2回ほどCPC（ClinicoPathological Conference）があった．NICUの所見や産婦人科医の考え方は大変勉強になった．そのカンファレンスで病理医は解剖所見と同じくらい胎盤病理を詳細に解説していた．そのころ著者は，CPCという言葉はClinicoPlacental Conference と思っていた．その間違いを著者はいまだに恥ずかしいとは思えない．

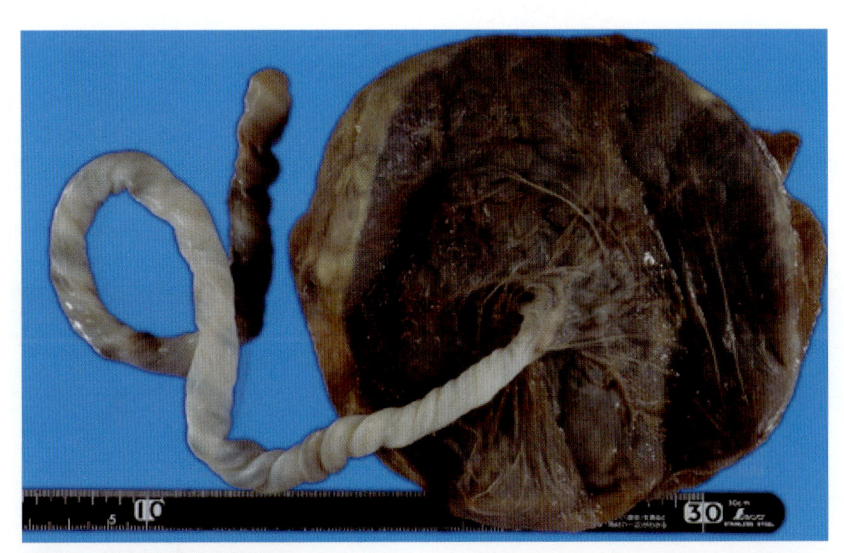

▶図6 臍帯過捻転を認める．

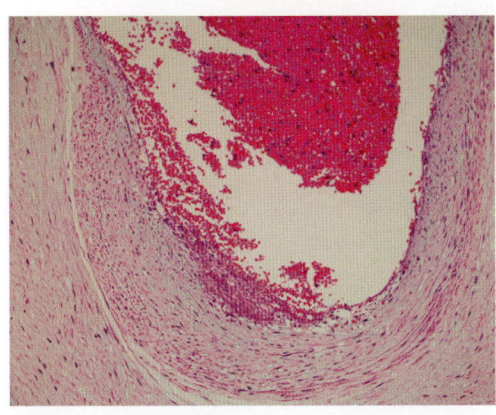

▶図7 幹絨毛の血管に fibrin cushion を認めた．

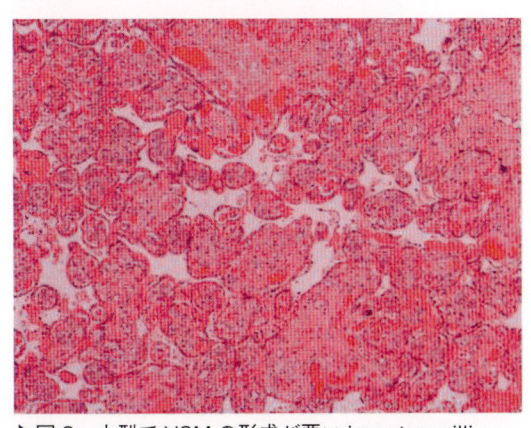

▶図8 大型でVSMの形成が悪い immature villi．

5. IUFDとNRFSの胎盤のまとめ

　子宮内胎児死亡の原因として，絨毛の血管異常や臍帯の異常はすでに説明した．胎児仮死においても，程度の差はあるが，絨毛の血管異常の合併が高率であることが明らかとなった．

　2章で述べたVUEについてのNRFSや死産例について，詳細な報告があった[1,2]．

　VUEもその広がりや血管病変などにより，NRFSからIUFDとなる．過去の報告ではVUEの10％は死産，35％が繰り返すと報告されている[1]．

　VUEの児は経過が早く，FGRの管理で児の推定体重の増加が2週間認められなければ分娩の方向と考えられているが，VUEの場合，2週間では救うことができない．VUE既往は，FGRがあれば1週間慎重に経過観察し，体重がのびなければ分娩の方向に進むべきであると報告されている[2]．

　dysmature villiやimmature villiは血管の異常であり，母体からの酸素の移行がスムーズでないのでNRFSが発症しやすい．この様な血管異常は，FGR，IUFDも合併する．基準が違うので，胎盤の異常については病理的に頻度が異なるが，胎盤機能不全であるということに違いはない．虚血性変化はLDA，ヘパリンなどの治療法，過去にVUEの既往のあるVUEはしっかりとした妊娠の管理が大切である．

　dysmature villiや未熟絨毛については，SFDの胎盤分類で知られているように，生直後のPonderal IndexはFGRとしては高く，2年後のfollowでは低身長や精神発達遅延が多いことは知られている．dysmature villiや未熟絨毛については，今後，母体の隠れた病気の検索や胎盤の遺伝子検索が必要となってくる．

　SFDの分類は単に分類するだけでなく，児の予後

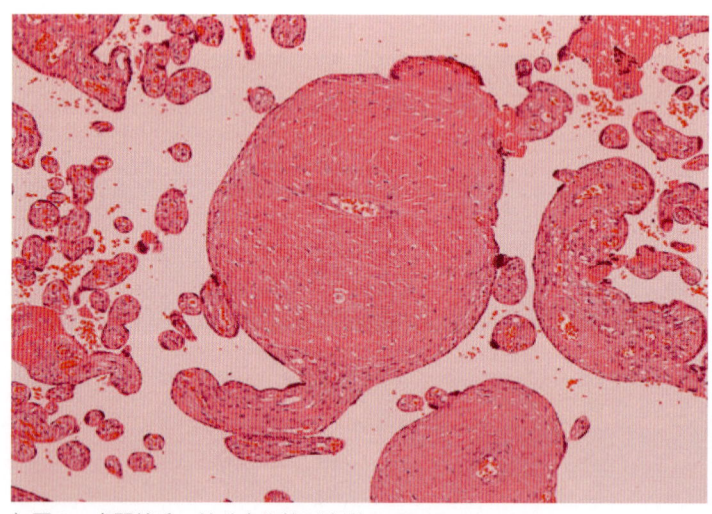

▶図9　中間絨毛．絨毛内血管が虚脱している．

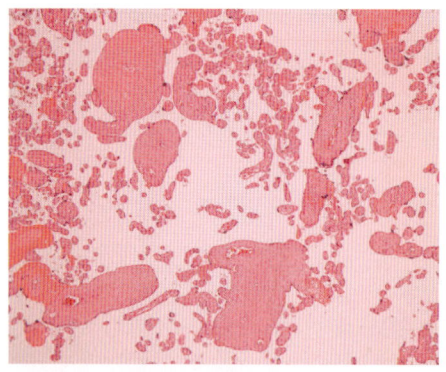

▶図10　末梢絨毛の虚血．絨毛は小型化するだけでなく血管が虚脱している．

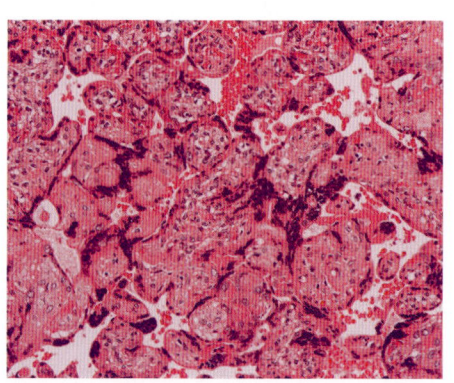

▶図11　末梢絨毛の凝集．絨毛は凝集し，機能不全となっている．

を考える，次回の妊娠に備えるという意味で重要である．過去に著者もSFDの分類を報告している[3]．その頻度は，奇形症候群を多く扱う施設，早産を扱う施設などの特徴により頻度は変わってくることを付け加えておく．

最近の著者の発表した，NRFSやIUFDについて末梢絨毛の血管の虚脱・閉塞に伴い，中間絨毛の筋層の肥厚や閉塞，幹絨毛や胎盤表面の血管の閉鎖は図4，7，9，10，11に示している．これらの病理像は臨床像としては，ドップラーで臍帯動脈の逆流や途絶，静脈管でのパルセイション，胎児心拍としてNRFSと表現されている．

切迫早産における，高度の虚血性変化・FGRなどの例ではこれらの臨床像と病理像の関係は十分に理解され多数の論文がある．

切迫早産の原因として最も多いCAMにも臨床的には異常胎児心拍が指摘されているがその病態や病理像は知られていない．

炎症には5徴候あることは病理で最初に習う．腫脹，発赤，熱感，疼痛，機能不全である．胎盤でも同様で炎症により，胎盤表面（図12）だけでなく，末梢絨毛は浮腫（図13）を合併し，中間絨毛や幹絨毛，胎盤表面の血管も閉塞という変化を合併する（図14，15）．これが炎症による機能不全で妊娠中の胎盤機能不全となり胎児心拍異常をきたす．

---

1) 谷口千津子, 金山尚裕, 有澤正義：Villitis of unknown etiology（VUE）．胎児死亡例の胎盤病理検査の意義（解説）．産婦人科の実際 60:597-602, 2011.
2) 岩田みさ子, 有澤正義：Villitis of unknown etiology（VUE）．私の経験した死産例．産婦人科の実際 60:767-773, 2011.
3) 有澤正義, 中山雅弘, 末原則之, 他：Small-for-dates児の胎盤所見．日本新生児学会誌 27：547-552, 1991.

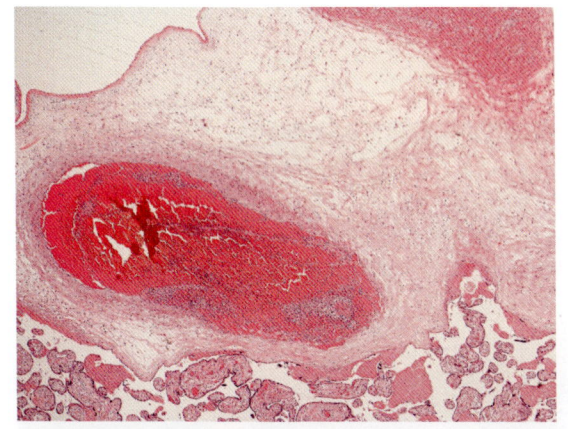

▶図12　絨毛膜羊膜の浮腫・充血（炎症による腫脹と発赤）

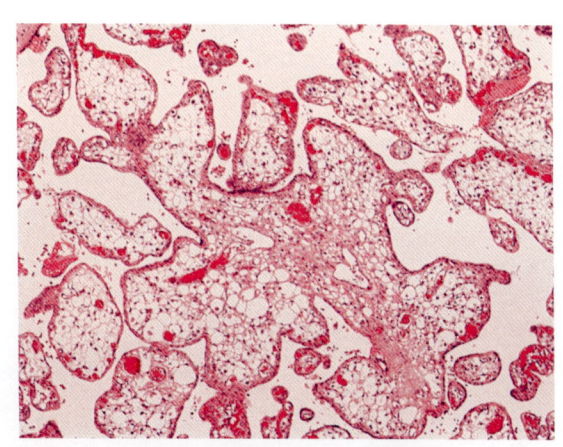

▶図13　末梢絨毛の浮腫（炎症による腫脹）

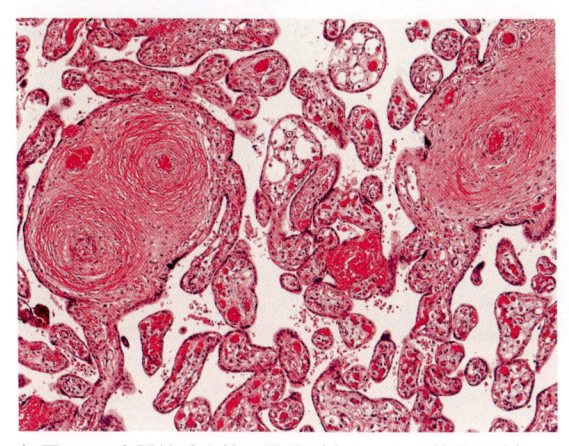

▶図14　中間絨毛血管の閉鎖（炎症による機能不全）

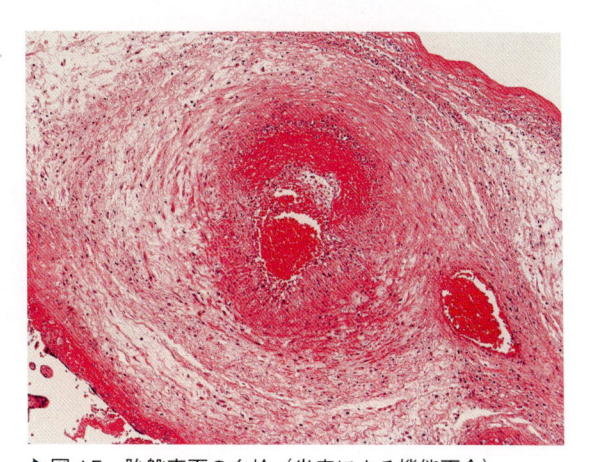

▶図15　胎盤表面の血栓（炎症による機能不全）

3 メコニウム(胎便)の深達度と新生児仮死

現在,産科学,新生児学,小児外科学,病理学で胎便に関与する病態で知られたものとしては,胎便吸引症候群,メコニウム病,胎便性腹膜炎がある.メコニウムは全分娩の14%に合併することは知られている.出生前の胎児の低酸素状態から発症するメコニウムがさらに子宮内環境を悪くし,胎児や胎盤の循環不全や血管病変を引き起こすことについてほとんど知られてないので,ここで解説する.

1. 36例のメコニウム

胎盤検査の中で36例の連続したメコニウムの浸潤度を程度によりstagingし,臨床的に胎児仮死や新生児仮死の合併でgradingしたところ,メコニウムの浸潤が深いほど児の予後が悪かった.メコニウムを臨床的に予測することは難しいと報告されているが,潜在性の胎児仮死を見つける努力は必要である.

2. メコニウムによる羊膜の変化

メコニウムが排泄されると羊膜は高円柱状になり,粘液を排出し,羊膜を保護する(図3).まるで苦しくて涙を流しているようなので胎盤の涙と呼んでいる.この時検査すると,膜は黄緑でぬるぬるしている.さらに時間がたつと,羊膜細胞は増殖し積み重なる(図4).

3. メコニウムによる胎盤の変化

組織所見・肉眼所見を用いてメコニウムをstagingした(表1).臨床状態をgradingし,病理的stagingと比較した(表2).

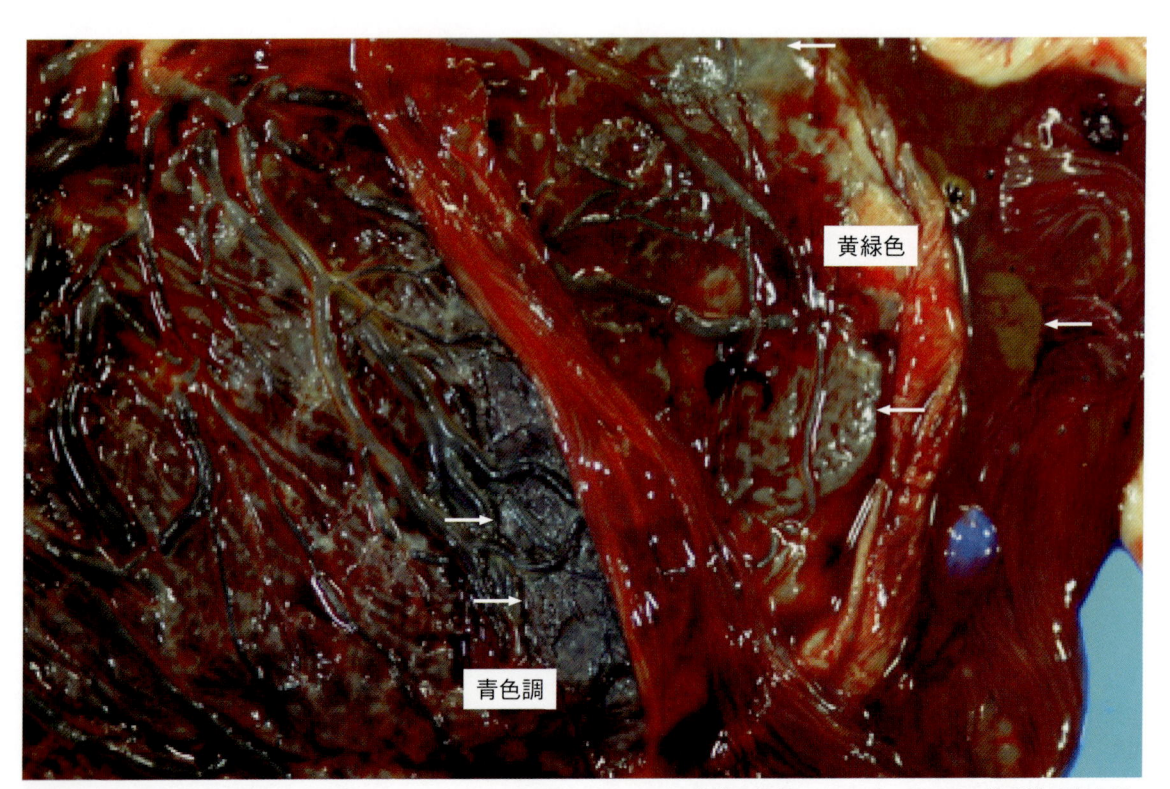

▶図1 メコニウムの深達度.羊膜までメコニウムは浸潤しているので羊膜は黄緑であるが,その下の絨毛膜は青色調.メコニウムは羊膜までで絨毛膜には達していない.右に見えている胎盤外の羊膜は黄緑(←)で浮腫状,ぬるぬるしている.肉眼の特徴である.左側は青色(→)

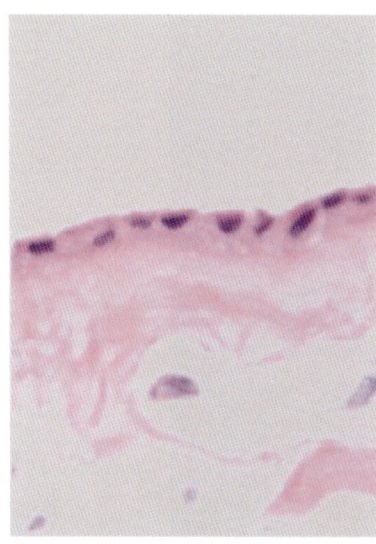

▶図2 正常一層の立方上皮.

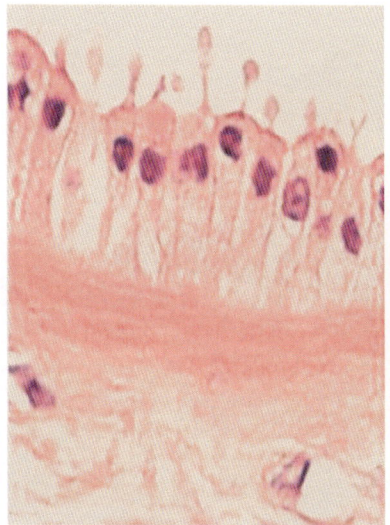

▶図3 高円柱上皮（分泌物の排出：胎盤の涙）.

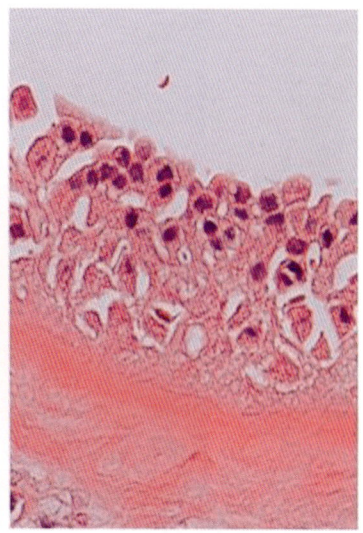

▶図4 上皮の増生と堆積.

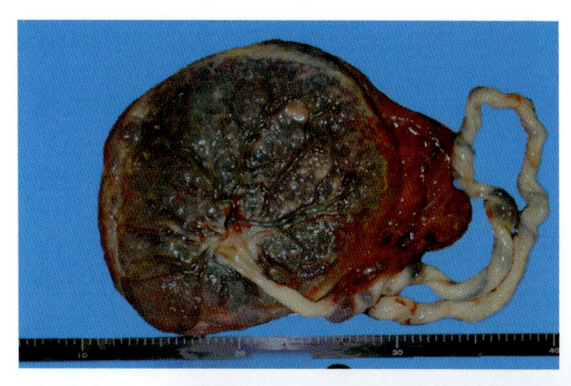

▶図5 羊膜のみメコニウム浸潤が認められる．Stage 1. 羊水に接しているのが，胎盤胎児面の表面である羊膜である．胎児が低酸素状態となると子宮内で胎児の肛門が緩み胎便を排出する．早期であれば胎便の沈着は羊膜までの浸潤である．時間が経つと羊膜の下の絨毛膜や血管壁，脱落膜へと浸潤していく．

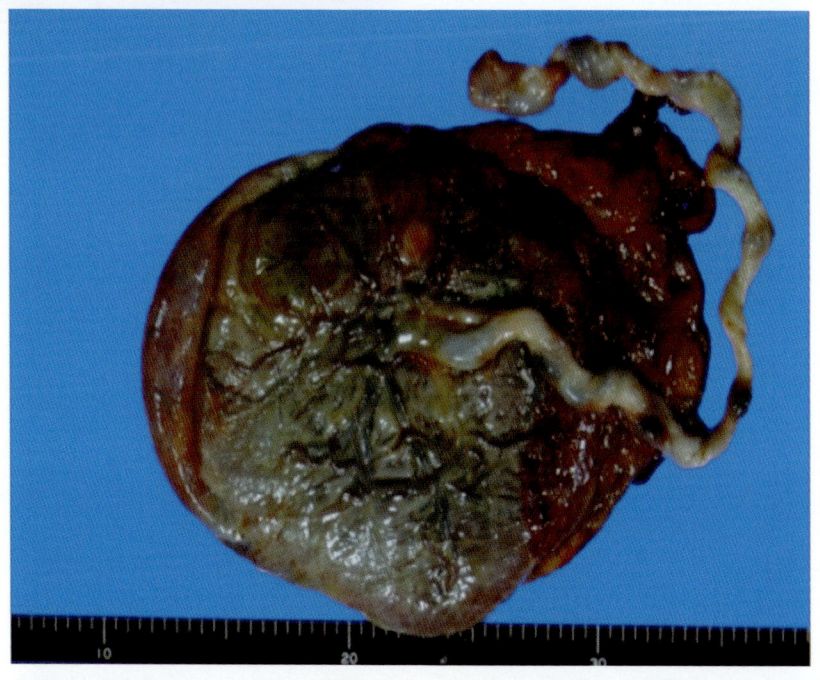

▶図6 絨毛膜までメコニウムが浸潤している．Stage 2. 羊膜までの胎児面を見ると，さらに黄灰色が濃厚で胎盤実質の色が見えない．

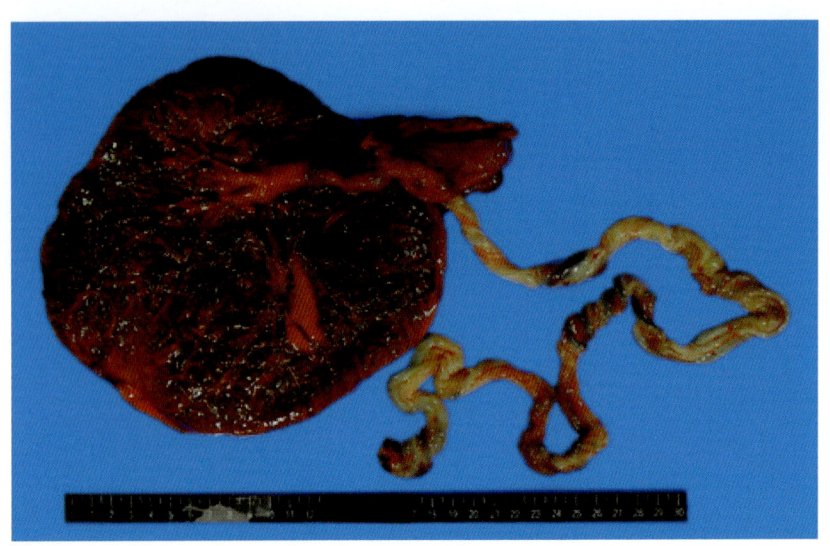

▶図7 胎盤表面，臍帯の血管壁までメコニウムの浸潤と筋層の変性を認めた．臍帯の肉眼像も Stage 1 や 2 とは違い，膠質部分が少なくなり，血管が浮き出てくる．Stage 3．

表1 メコニウムの Staging（有澤，2009）

	胎児面の色	表面の手触り	羊膜の顕微鏡像	メコニウムの深達度
Stage 1	緑	ぬるぬる	空胞化	羊膜
Stage 2	灰緑	ぬるぬる	空胞化 堆積	羊膜〜絨毛膜
Stage 3	灰色　暗赤色	ぬるぬる〜 乾いた感触	堆積 変性，膜壊死	絨毛膜，脱落膜 血管膜

表2 36例のメコニウム胎盤の臨床的 Grading と病理的 stage の比較

1) Grade 1：臨床的にほとんど何もない
2) Grade 2：胎児仮死は認めるが，臍帯血ガス，アプガールスコアに異常はない．
3) Grade 3：臍帯血ガス異常，新生児仮死，胎児死亡を認める．

	Grade 1	Grade 2	Grade 3
Stage 1	3	2	0
Stage 2	8	19	0
Stage 3	0	0	4

メコニウム stage と臨床型
1) Stage 1：ほとんど臨床的には児に症状はない．
2) Stage 2：CTG で胎児仮死を認めるものが多くなる．
3) Stage 3：胎児仮死だけでなく遷延分娩が明らかになってくる．
　Stage 2，3が予測される例は，今後，分娩様式の検討が必要である．

4．もし，stage 3を様子観察するとどうなるか？

　図7に示した Stage 3であるが，40週の IUFD 例であった（図8，9）．

　40週 IUFD となった．メコニウムによる血管平滑筋の変性だけでなく，多数のマクロファージの浸潤があり，サイトカインの免疫染色でも TNF や TGF も陽性であった．絨毛は虚血性変化，虚脱，凝集を認めた．低酸素，メコニウム，血管の筋変性の末 IUFD となった単胎．最近経験した正期産子宮内胎児死亡の4例は，いずれも古い胎便の沈着が認められ，絨毛は2例の虚血性変化，1例は choragiosis，1例は immature villi であった．

　絨毛の所見はいずれも児の低酸素状態に結びつく．この結果，胎児は胎内で胎便を排出し，さらなる危

急的状態に陥り死亡したと考えられる．これら4例は，この絨毛異常に基づく低酸素のために死亡したと考えた．胎児仮死と胎児死亡では，程度の差はあるが胎児機能不全であることがわかる．IUFD に至らないメコニウムも，胎盤病理，staging と臨床像，grading により，臨床的に何が悪いのかを検討することが大切である．

正期産だけではないが，NRFS や IUFD を防ぐためには，いかに胎児機能不全を予測するかが大切である．図7～14 は IUFD の胎盤であるが，背景は絨毛の異常（図14）に基づく胎児機能不全である．

胎児機能不全は，臨床的には，FGR の有無，羊水過少，胎動減少，臍帯動脈の途絶や逆流，異常 CTG モニター，メコニウムなどがある．正期産近くにな

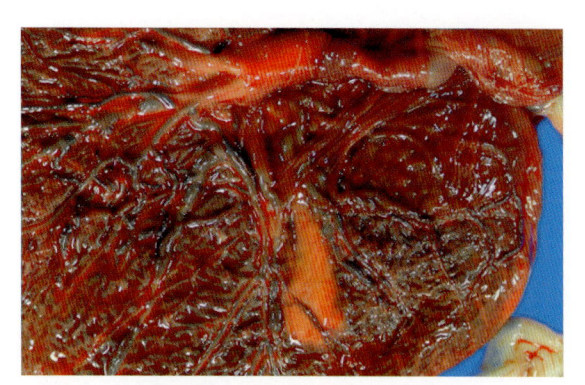

▶図8　絨毛膜までメコニウム沈着．

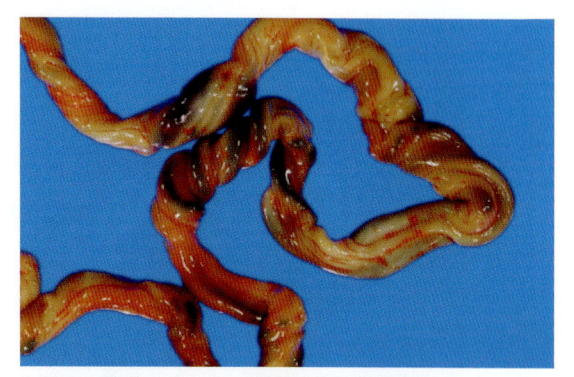

▶図9　臍帯はワルトン膠質少なく黄緑色．

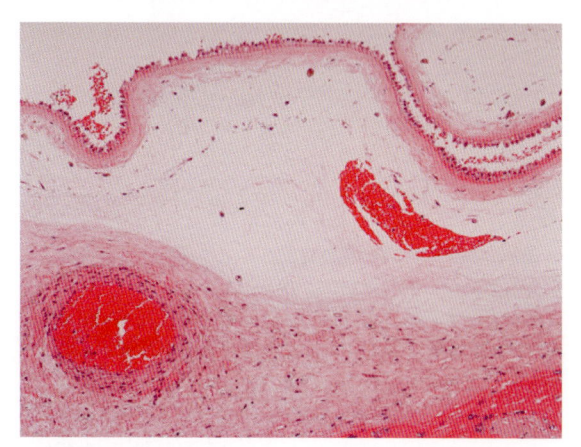

▶図10　多数のマクロファージがメコニウムを貪食している．

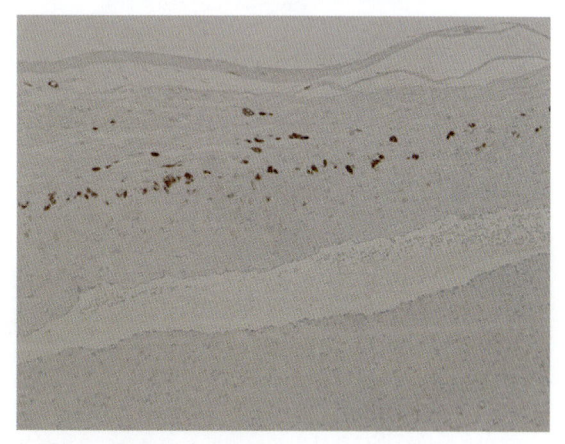

▶図11　亜鉛コプロポルフィリン．多数のメコニウム沈着（浜松医科大学　金山教授のご提供）．

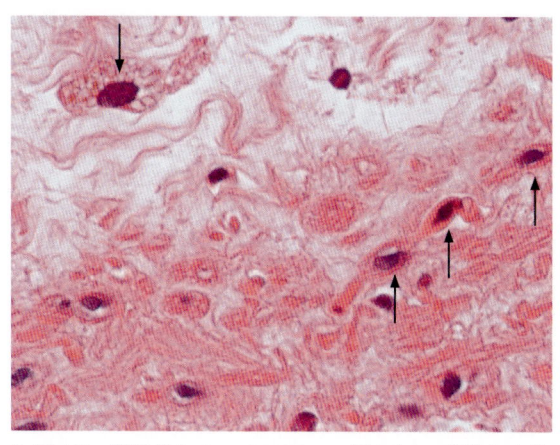

▶図12　活性化したマクロファージ（↓）．変性した筋線維（↑）．

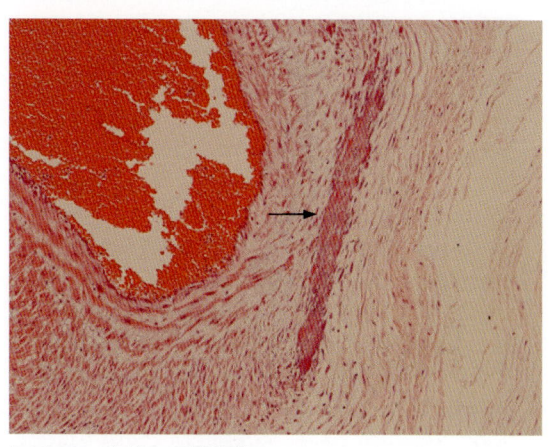

▶図13　変性した筋線維（→）．

ると，羊水は減り，胎動の評価も，推定体重も難しいなど胎児の well-being の評価に困る場合がある．FGR については，体重の増加が見込めなければ，胎児機能不全と考えて分娩を考えるのが一般的である．

羊水過少は入院，安静により回復することもあるので，羊水過少単独では胎児機能不全を疑うことができても，なかなか分娩を決定できない．

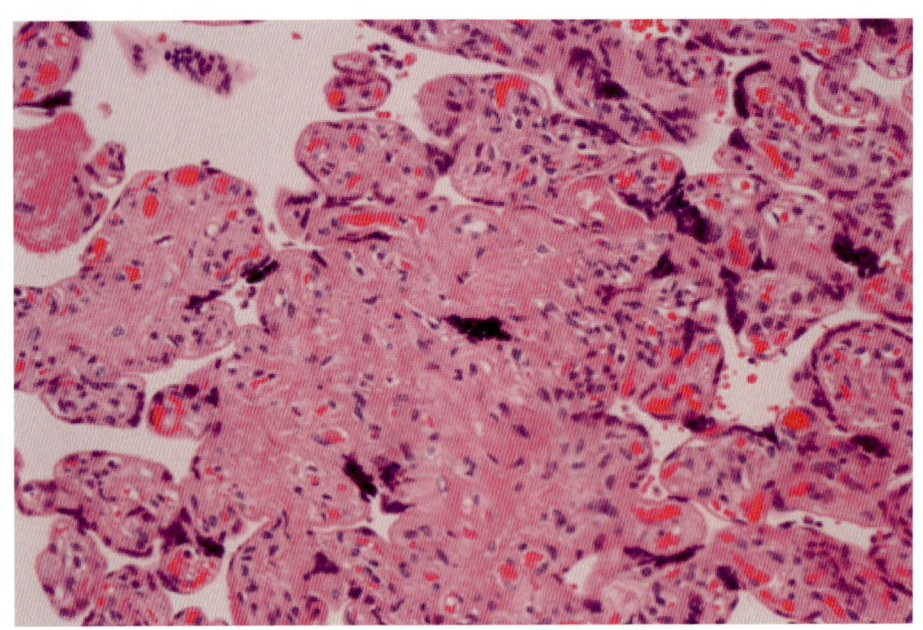

▶図 14　図 7 の IUFD 症例は，絨毛は線維化し凝集していた．胎児機能不全が背景にあった．

胎児機能不全

今まで，FGR，NRFS，IUFD，メコニウムの胎盤の組織像について述べてきた．これらの組織異常は，生理的に言えば胎児機能不全である．妊娠中の胎児機能不全は胎盤の形態異常，胎盤床の血管異常，絨毛の虚脱，胎盤の梗塞，VUE などであり，胎児は低酸素，低栄養となる．程度が軽ければ FGR，軽い NRFS，分娩時や週数が正期産に近ければ胎便の排泄であろう．重症なら IUFD となる．低酸素状態における胎児のそれぞれの臓器への酸素供給は自律神経により支配されており，重要臓器を中心に酸素供給すなわち血流が増加する．重要臓器は脳と心臓である．脳への血流は中大脳動脈血流の増加から始まるが，低酸素が改善されないと心筋の障害が始まり，やがて脳への血流も低下し IUFD となるかもしれない．最近の研究では心筋の障害をトロポニン T で評価することもあるが，まだ普及していない．分娩時，子宮収縮による胎盤への酸素の供給が減少すると酸素移行が不利な絨毛はさらに，胎児への酸素運搬が少なくなる．妊娠中と同じで，程度が軽ければ一過性の NRFS，メコニウムであるが，重症であれば IUFD につながる．この様な低酸素状態としては羊水過少，腎の尿細管壊死，胸腺の Starry-sky などが知られている．羊水過少については正期産近くでは羊水量が少し減ったり，回復したりするので評価が困難である．臨床的には，この様な場合は，その他の異常，FGR，臍帯過捻転，臍帯の付着部位などを考慮するということも必要である．さらに，BPS には含まれていないが，正期産での CAM の合併と NRFS の合併が高率であることを考えると，たとえ正期産でも臨床的に CAM を予測した時は，今まで以上の注意が必要である．単に上行性感染というだけでなく，メコニウム，NRFS をさらに悪化させ，IUFD にもつながる可能性があるということを充分に考えていただきたい．少しでも胎児に不利な状況を探り，何とか IUFD を防いでいただきたいと思い，胎盤病理を解説している．

胎児機能不全，FGR，NRFS，メコニウム，IUFD は胎盤の組織像は同じである．原因もいろいろあるが，妊娠中に過去の既往，過去の胎盤の組織像，現在の妊婦の状態を考えるともう少し，低酸素の児に酸素を供給することができるかもしれない．メコニウムは肉眼で誰でもわかる所見なので 3 つの文献を参考にしていただきたい．

---

1) 有澤正義，中山雅弘：臍帯血管の筋層が高度の変性を伴った 2 例．産婦人科の実際 40：1081-1083，1991．
2) Altshuler G, Arizawa M, Molnar-Nadasdy G：Meconium-induced umbilical cord vascular necrosis and ulceration: a potential link between the placenta and poor pregnancy outcome. Obstet Gynecol 79：760-6, 1992.
3) Furuta N, Yaguchi C, Itoh H, et al：Immunohistochemical detection of meconium in the fetal membrane, placenta and umbilical cord. Placenta 33：24-30, 2012.

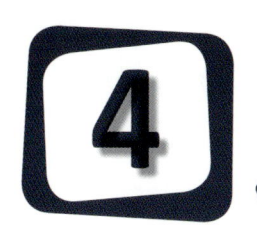

4 胎児母体間輸血症候群

　胎盤の日常検査の中で，少量の胎児血液が，絨毛から母体の絨毛間腔に流入している像にときに出会う．大量の流入は稀で，胎児母体間輸血症候群と呼ばれ，胎児死亡の原因となる．

　胎児母体間輸血症候群は，胎児に高度の貧血がある時，注目される．微量の胎児母体間輸血はかなりの確率で起こっているが，30ml 以上の macro-transfusion は 0.2〜1.0％程度．日常の胎盤検査では，2年間 500 件の検査で5件認めた．

　病理診断の基本は，まず胎盤，次に児のヘモグロビン値である．

　胎盤の特徴は，貧血様（白く見える），浮腫状である．早剥時にも，絨毛間腔に HbF 陽性の胎児有核赤血球を認める．

　胎児母体間輸血症候群の原因として，絨毛癌，VUE，早剥などを報告した．

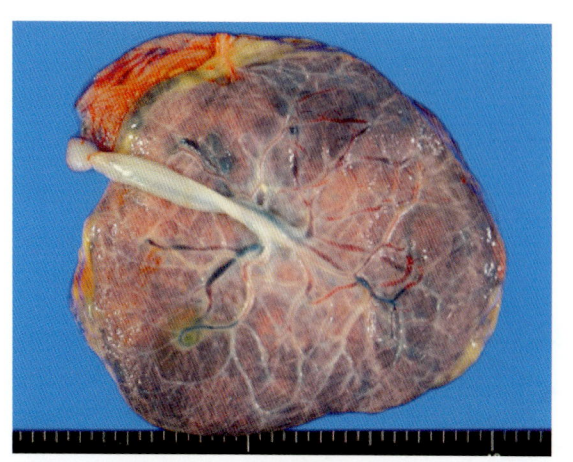

▶図1　胎児面はピンク色で貧血様．

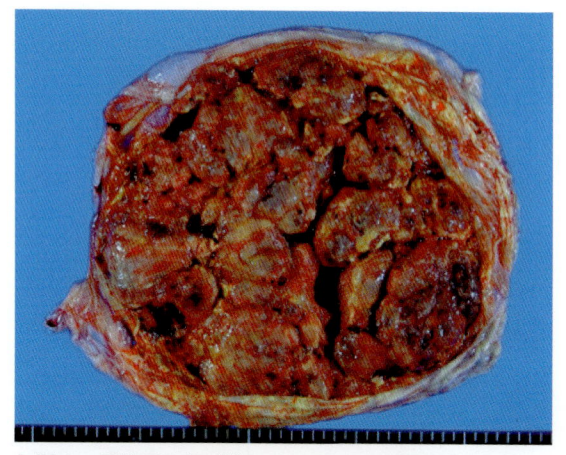

▶図2　母体面は色が薄いだけでなく浮腫状．

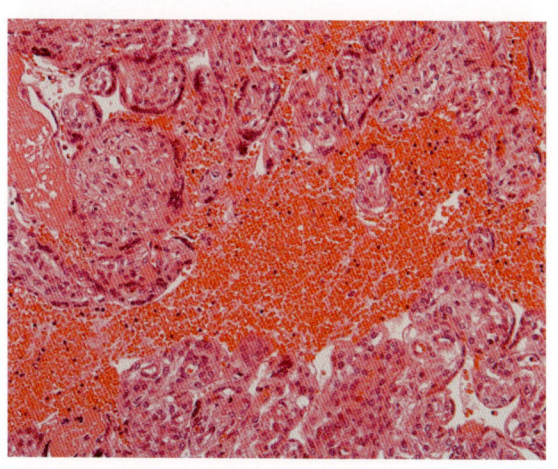

▶図3　絨毛間腔に多数の有核赤血球を認める．

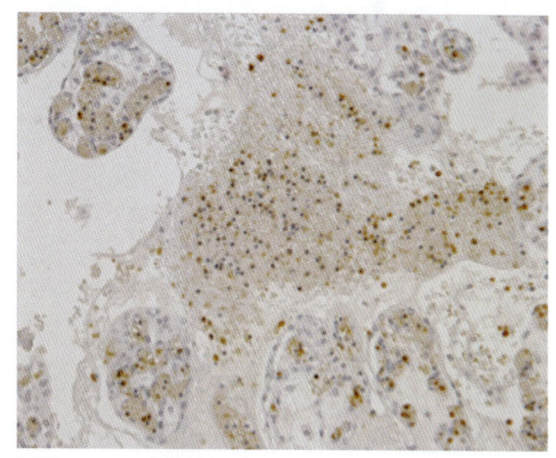

▶図4　HbF 免疫染色　絨毛内血管だけでなく，絨毛間腔にも HbF 陽性細胞を認める．

5　13, 18, 21 トリソミーおよびターナー症候群の胎盤

　奇形症候群で頻度の高い染色体異常として，13, 18, 21 トリソミーおよびターナー症候群の胎盤の解説をする.

　常染色体のトリソミーは13番染色体,18番染色体,21番染色体の3種類以外は，稀にしか存在しない．この理由は，他の常染色体には，遺伝情報が多いため，致死的となり早期に流産するためである．

　染色体異常における胎盤は immature villi, dysmature villi, chorangiosis などの報告がある．

　胎盤重量に関しては，21 トリソミーについては重い傾向があり，13 トリソミー，18 トリソミーの胎盤重量は軽い傾向があった（図1）[1]．21 トリソミーは，dysmature villi, immature villi と chorangiosis が多く，13 トリソミー，18 トリソミーは，絨毛内血管の乏しい dysmature villi が多かったと報告している（表1）[1,2]．

---

1) 有澤正義，中山雅弘：13,18,21 トリソミーにおける絨毛組織所見と胎盤重量について．日産婦誌 44：9-13, 1992.
2) 有澤正義，中山雅弘，末原則之：Trisomy 18 の臨床像と合併奇形について．日産婦誌 41：1545-1550, 1989.

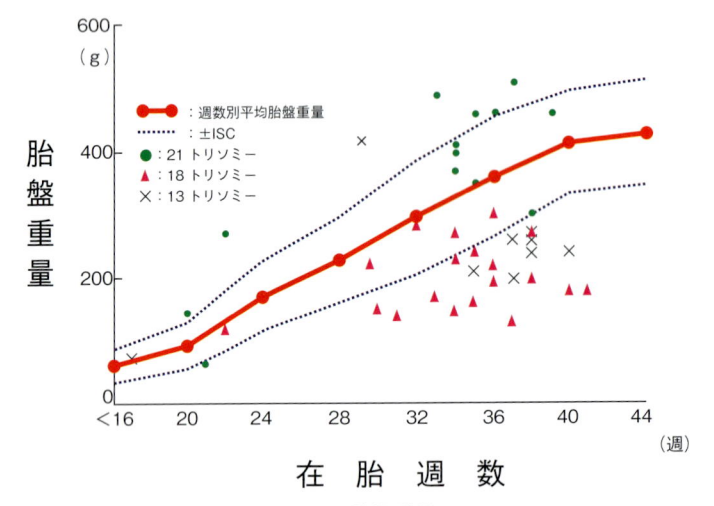

▶図1　13, 18, 21 トリソミーの胎盤重量

▶表1　13, 18, 21 トリソミーの組織像

	例数	dysmature villi (%)	immature villi (%)	chorangiosis (%)	villous hemorrhage (%)
21 トリソミー	16	9 (56.3)	13 (81.2)	8 (50.0)	2 (12.5)
18 トリソミー	25	16 (64.0)	18 (72.0)	2 (8.0)	10 (40.0)
13 トリソミー	7	5 (71.4)	4 (57.1)	1 (14.3)	0 (0.0)
21, 18, 13 トリソミーの合計	48	30 (62.5)	35 (72.9)	11 (22.9)	12 (25.0)
コントロール	72	0 (0.0)	0 (0.0)	0 (0.0)	0 (0.0)

◆5-1 21トリソミーの胎盤

2絨毛膜2羊膜双胎（DD双胎）の胎盤である．赤色調の胎盤は正常核型，白色調・貧血調・浮腫状の胎盤は21トリソミーであった．組織像では，正常に比べ21トリソミーの絨毛は大型で，絨毛周囲のsyncytiotrophoblastの層だけでなくcytotrophoblastの層も残っており，immature villiと診断した．

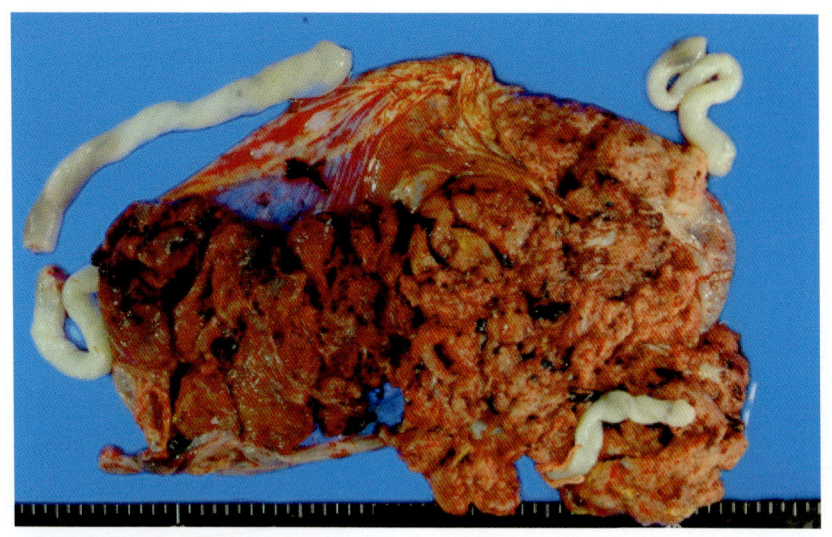

▶図2 DD双胎．一児21トリソミー（貧血のもの）．

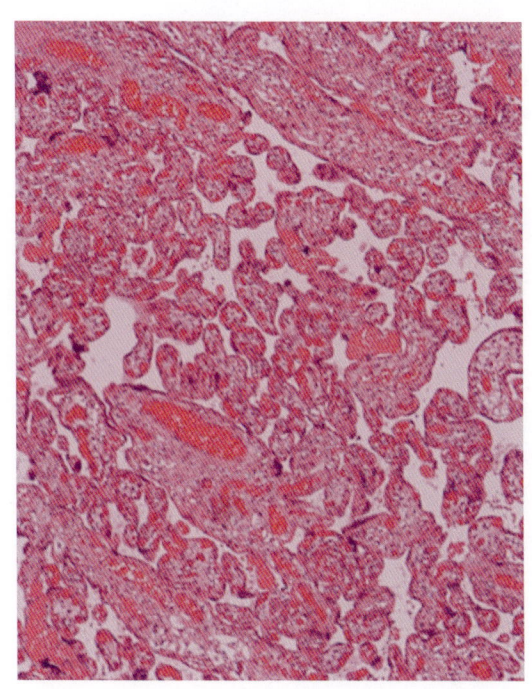

▶図3 双胎の正常児の絨毛．

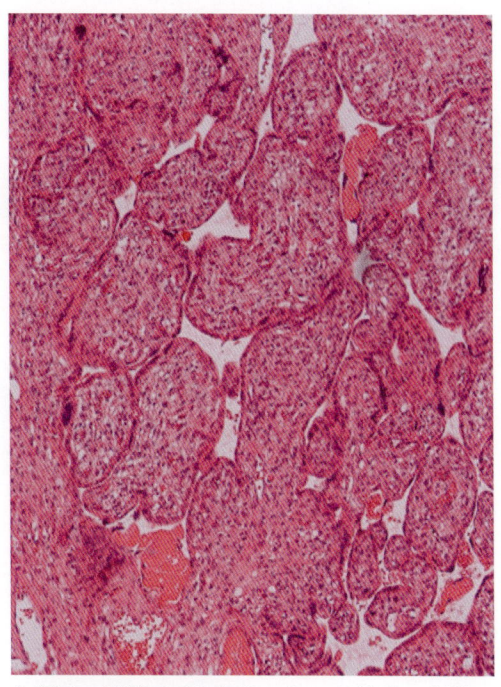

▶図4 双胎の21トリソミーの絨毛．大型でcytotrophoblastの層が残っている．

TAMの多くは自然軽快するが，心肺不全や肝線維症を合併した症例では予後不良となることが報告されている．

　図2の例は28週2日2絨毛膜2羊膜双胎，母親は30歳，第Ⅰ児が1230g，Ap4/7，第Ⅱ児が1198g，Ap2/2で，第Ⅱ児が胎児水腫を合併していた．後の染色体検査の結果，双胎の第Ⅱ児が21トリソミーであることがわかった．胎盤病理検査では，絨毛は正常児(第Ⅰ児)と比べ大型で，trophoblastの層が2層で未熟絨毛であった．絨毛内血管に異型細胞を認めた．

　1週間後の胎盤の報告書の診断は，21トリソミー，TAMの胎盤であった．分娩直後，末梢血には多数の芽球が認められたが，1週間で芽球が消失した．生後1日のAST 76，ALT 26，生後2日のAST 2155，ALT 161で，生後14日のヒアルロン酸30124ng/mlで，生後も肝の線維化が続いた．肝線維化を合併したTAMのダウン症児に，少量シタラビン療法を施行したが，DICで死亡した．

　剖検で，著明に肝にびまん性の線維化，髄外造血，巨細胞，異型細胞を認めた．骨髄での芽球の増殖は少なく，肝での芽球の増殖を考えた．TAMは肝で発生していることが，マルクなどの結果，骨髄は正常であると報告していることと一致している．

　今までにこの症例のみ胎盤でTAMの合併を報告できなかった．

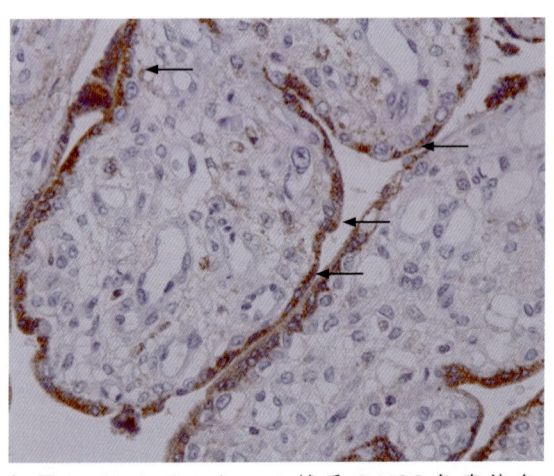

▶図5　21トリソミーの絨毛のHCG免疫染色．synchytiotrophoblastの層が陽性（茶色）に染色されその下にcytotrophoblast（←）を認める．

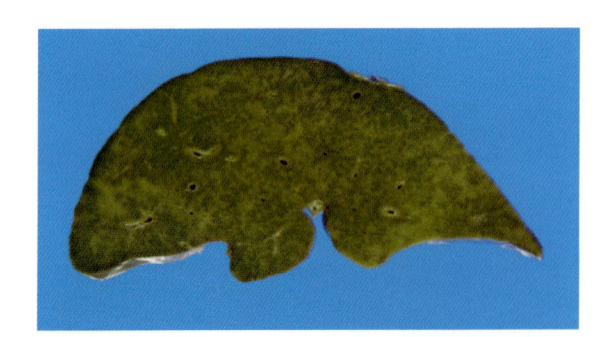

▶図6　21トリソミーにみられた肝の線維化．

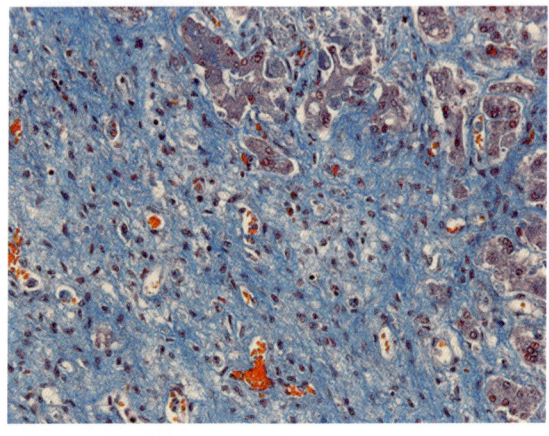

▶図7　肝の線維化は小葉構造に関係なくびまん性．肝細胞が島状に認められる．

◆ 5-2　21トリソミーに合併した一過性異常骨髄増殖症

　21トリソミー関連骨髄増殖症として，一過性異常骨髄増殖症（transient abnormal myelopoiesis；TAM）と急性増殖巨核芽球性白血病（acute megakaryoblastic leukemia；AMKL）が特徴的である．21トリソミーにおけるTAMは，21トリソミーの約10％にみられる．臨床的には血液検査で発見される．

　TAMは胎内から発症するものも多い．TAMの発症は，21トリソミーにGATA-1遺伝子がhitし発症していると考えている．胎盤を見たとき，特徴ある大型の絨毛でtrophoblastの層が2層性であることから，21トリソミーを疑う．さらに，絨毛内に多数の異型細胞を見つけることで，TAMの可能性，21トリソミーであろうと強い推測をする．胎盤から見つかる21トリソミー，TAMの合併である．現在まで16例の症例で，未熟絨毛＋絨毛血管内の異形細胞で21トリソミー，TAMの診断で臨床診断との不一致は表2の症例5の1例のみであった（表2）．最近6例のimmature villiは特徴ある大型の絨毛でtrophoblastの層が2層性であった．

　TAMの多くは自然軽快するが，肝線維症を合併した症例では予後不良となる．図8～図11の例は30W1Dの21トリソミーの病理像である．後の染色体検査の結果21トリソミーであることが確定した．1週間後の胎盤の報告書の診断は，21トリソミー・TAMの胎盤であった．分娩直後末梢血には多数の芽球が認められたが12日で芽球が消失した．生後4日から少量シタラビン療法を施行し生存している．この症例は症例6で新生児体重は1868 g，生後4日からAra-Cが投与され生存している．WBCは144,000/μlで芽球は51％であった．

表2　21トリソミーのTAM合併例

	週数	転帰	胎盤所見
症例1	34 W 3D	死産	Immature villi　絨毛血管の閉塞．多数の芽球
症例2	30 W 0D	新生児死亡	Immature villi　絨毛血管の閉塞．多数の芽球
症例3	34W6D	生存	Immature villi　絨毛血管の閉塞．多数の芽球
症例4	26W4D	新生児死亡	Immature villi　多数の芽球
症例5	28W2D	新生児死亡	Immature villi
症例6	30W1D	生存	Immature villi　絨毛血管の閉塞．多数の芽球

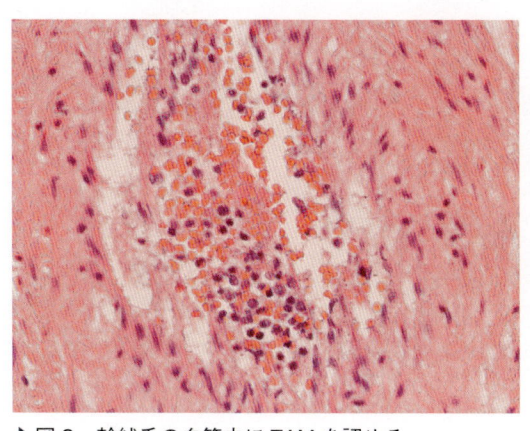

▶図8　幹絨毛の血管内にTAMを認める．

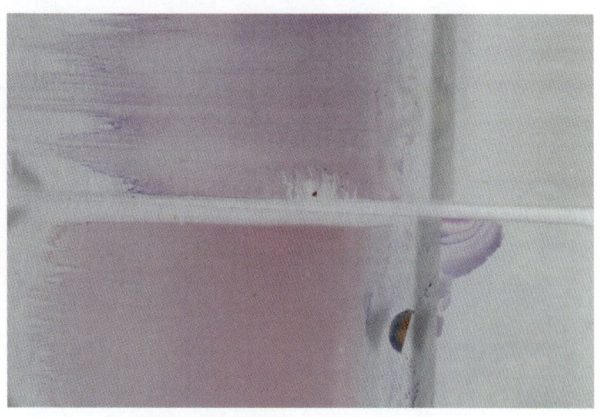

▶図9　上の末血は分娩直後，下の末血は12日後．青い末血ストリッヒが赤くなっている．

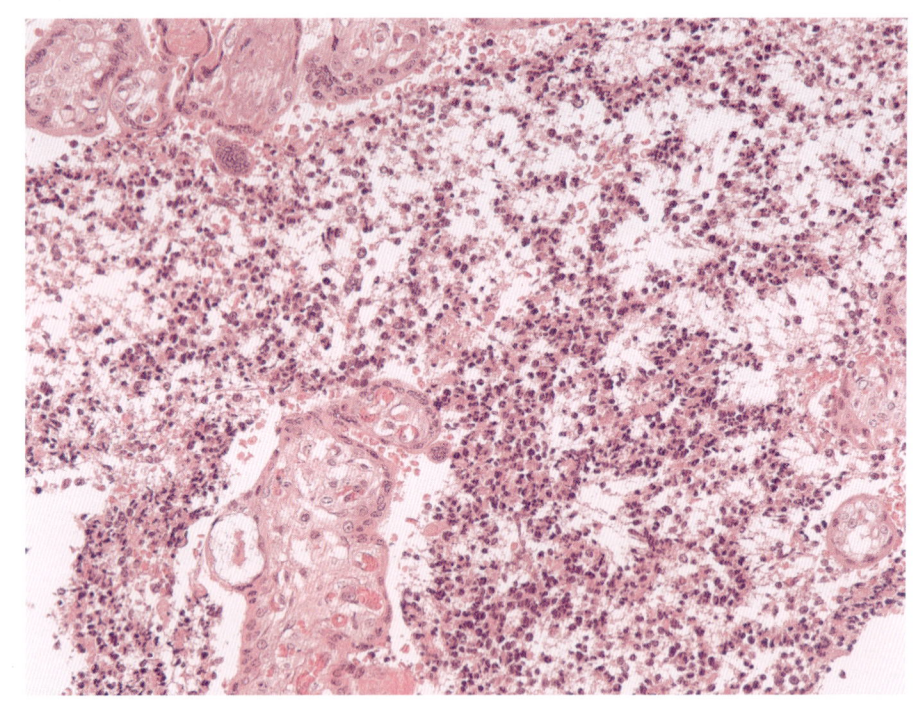

▶図10 異型細胞が絨毛間腔に漏れている．

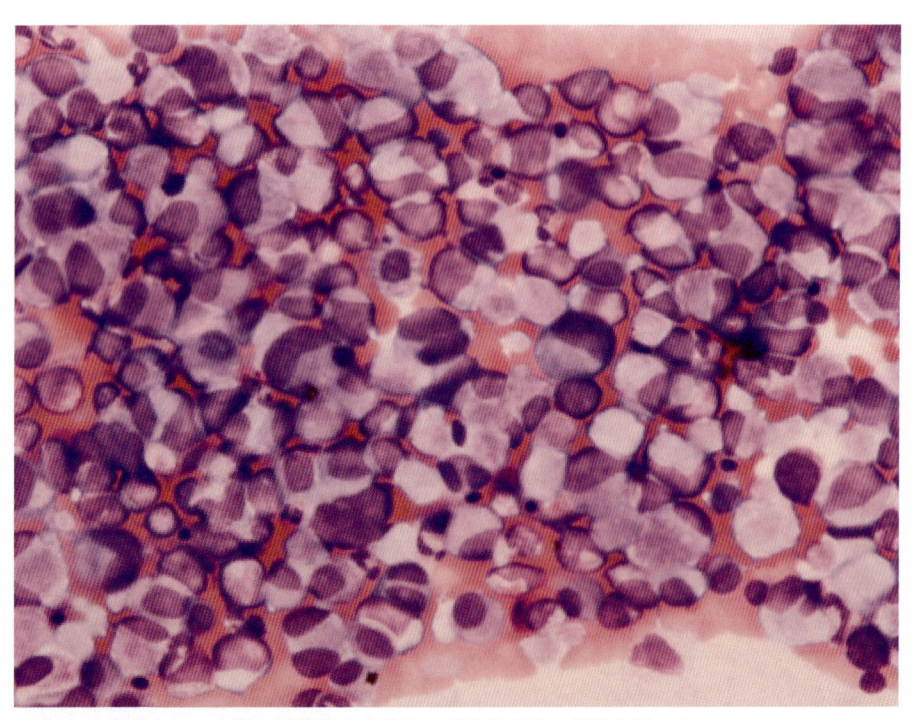

▶図11 末梢血には多数の巨核球，赤芽球，好塩基球系の異常を認めた．

◆ 5-3 胎児の悪性腫瘍の胎盤への浸潤

　ここでは，白血病と神経芽腫の胎盤への転移を述べる．

　浸軟した21トリソミー：胎内死亡の原因究明のための解剖であった．解剖時典型的な顔貌で21トリソミーを疑ったが確証は持てなかった．染色体検査の結果を待っていたが，4日後，胎盤の顕微鏡による病理検査となった．大型のimmature villiと多数の大型の異型細胞の浸潤であった．一目見て21トリソミー，胎児白血病と考えた．大型の異型細胞は骨髄で増殖していた．

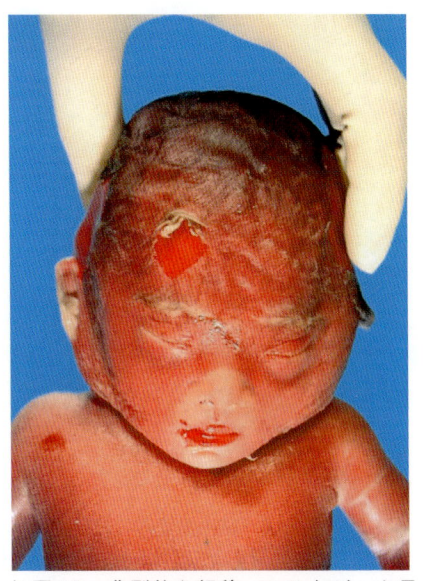

▶図12　典型的な顔貌．つり上がった目，鞍鼻．

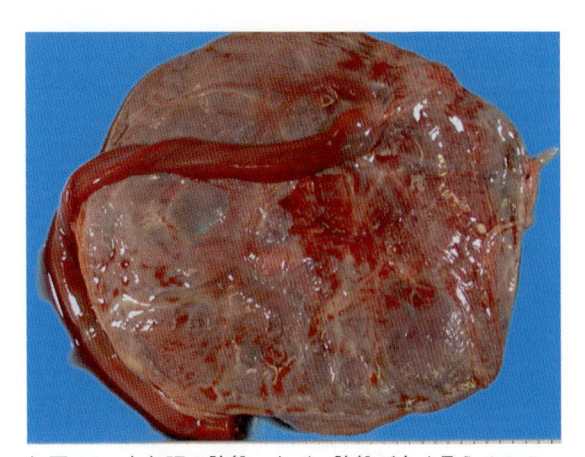

▶図13　白色調の胎盤．なぜ，胎盤が白く見えるか？白血病なので．胎盤内に芽球が多いから白色調を呈する．

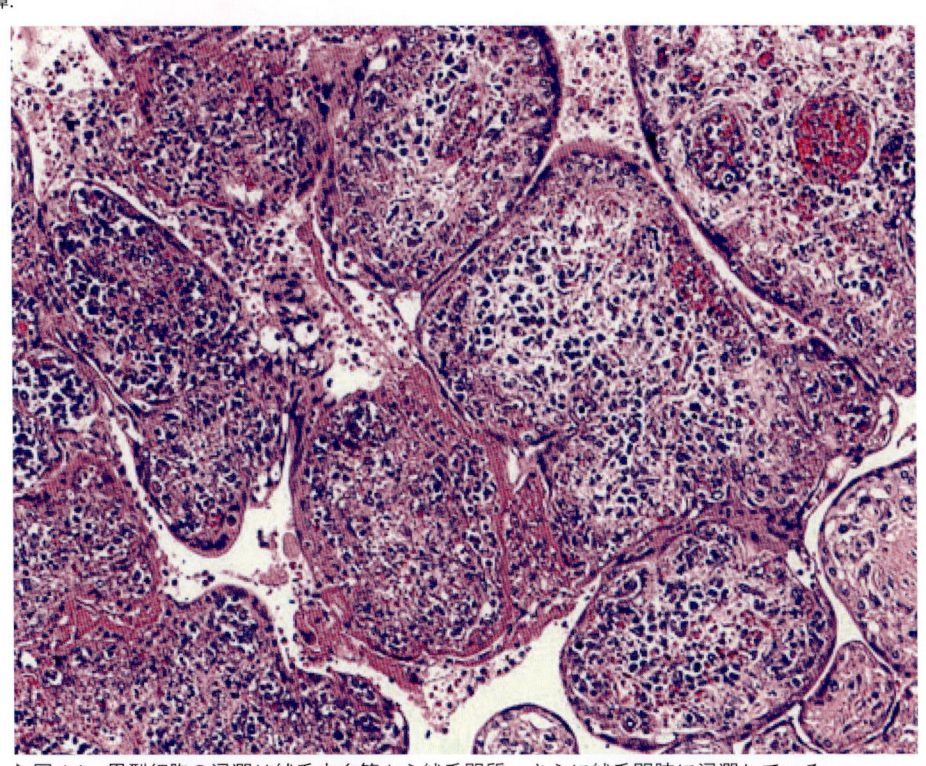

▶図14　異型細胞の浸潤は絨毛内血管から絨毛間質，さらに絨毛間腔に浸潤している．

神経芽腫の胎盤への浸潤

　胎児の神経芽腫も，胎盤の絨毛内血管に浸潤する．胎内で発症した神経芽腫．胎盤重量は重く，絨毛は異型を示す．神経芽腫から放出される growth factor により，絨毛は大型になることもある．絨毛内血管に，児に認められるのと同様の異型細胞が認められる．

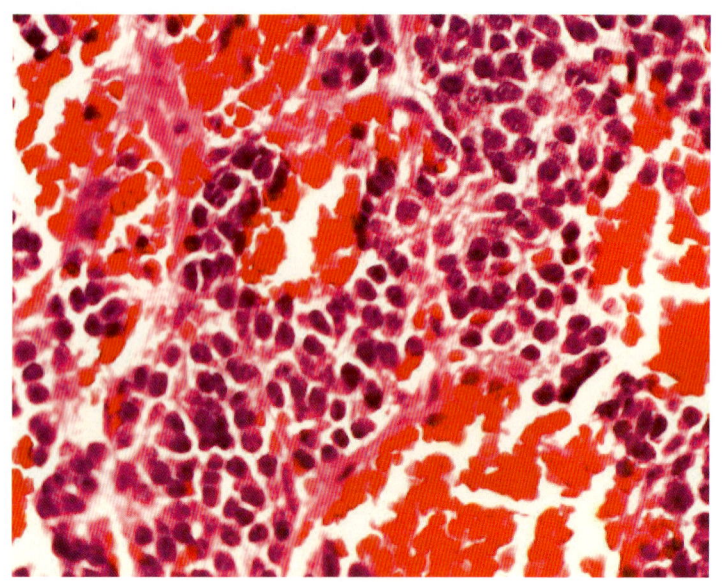

▶図 15　児の副腎に認められた神経芽腫．

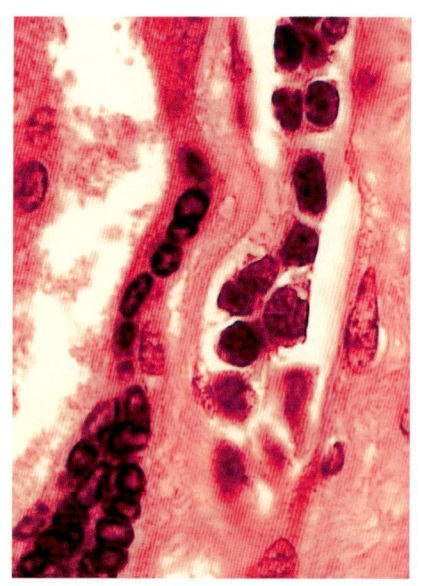

▶図 16　絨毛血管内の神経芽腫．

◆ 5-4　18トリソミーの胎盤

　女児に多い（男児は流産する場合が多いため）．18番染色体が過剰であるために引き起こされる，重度の先天性障害．

　口唇裂，口蓋裂，握ったままの手，耳介低位付着など，多くの奇形および重度の知的障害があり，また先天性心疾患がほぼ必発．先天性心疾患は，心室中隔欠損症，心内膜床欠損症などのほか，単心室，総肺静脈還流異常症など，きわめて重篤な場合も少なくない．

　生後1年以内に90%が死亡するが，先天性心疾患の重症度は，生命予後に特に重要な影響を及ぼす．発見者の名前を取りエドワーズ症候群とも呼ばれる．

　胎盤は血管変化の合併も高率であり，臍帯血管にも特徴があった．胎盤表面の血管は石灰化を示す例が多かった．絨毛組織は染色体症候群によく認められる大型の異型絨毛ではなく，小型でむしろ過成熟の絨毛もあった．

症例1　18トリソミー

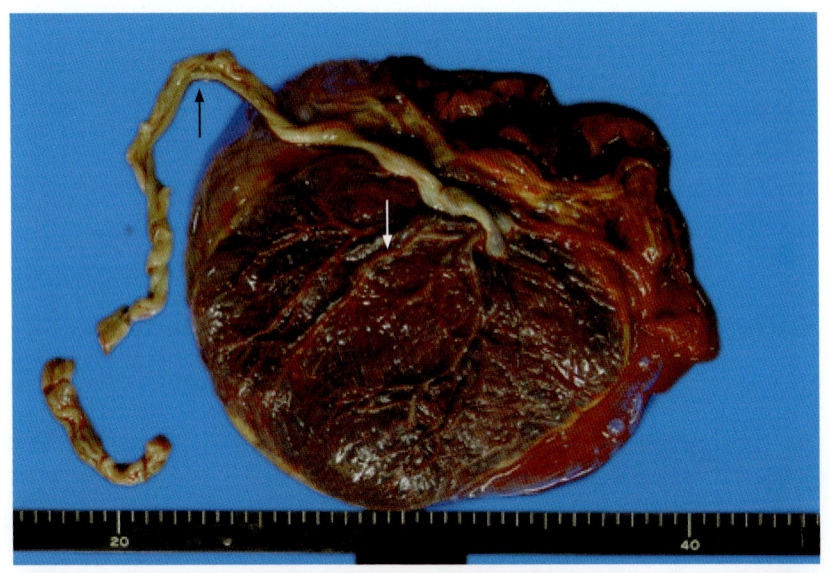

▶図17　18トリソミーの胎盤．表面の血管は虚脱，臍帯の血管はワルトンジェリーに乏しい．（↑硬化）．胎盤表面の血管は一部石灰化を示す（↓）．

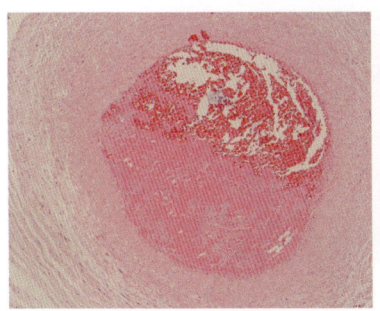

▶図18　胎盤表面の血栓．

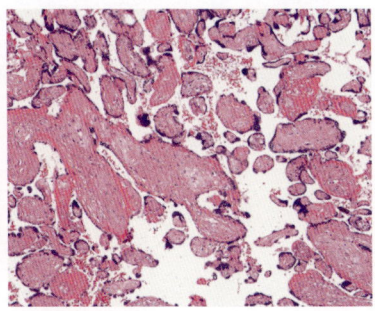

▶図19　avascular villi．．

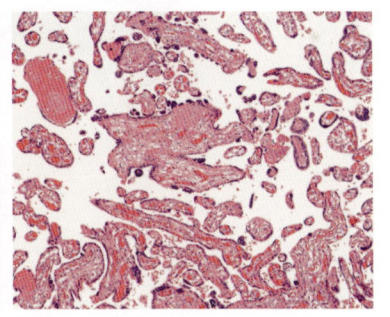

▶図20　病的な syncytial knots.

症例2　18トリソミー

　図23，24は，臍帯の動脈の血管の筋の発育異常を認める．部分的に筋が非常に薄い．

　図25は，胎盤表面の血管で筋層の石灰化を認める．18トリソミーにおける胎盤病理は胎盤の血管病変が主で，その病変は血管形態異常あるいは数の異常である．18トリソミーに心奇形やSUAが多いというのも同様の理由であろう．

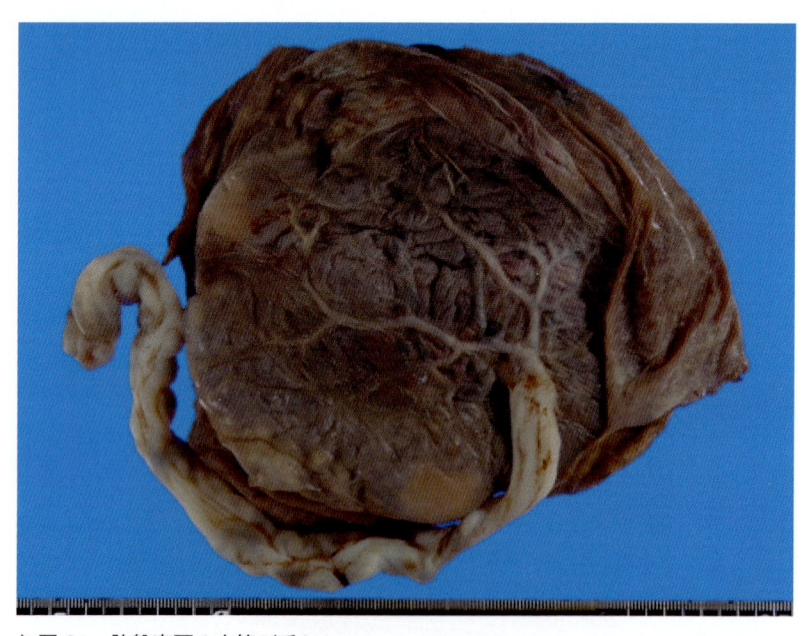

▶図21　胎盤表面の血管が乏しい．

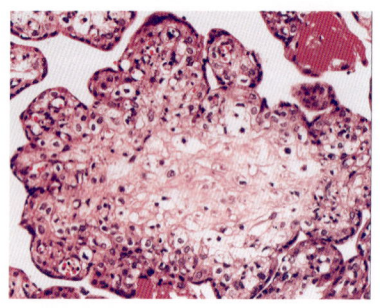

▶図22　異型絨毛．大型で血管走行の異常を伴う．

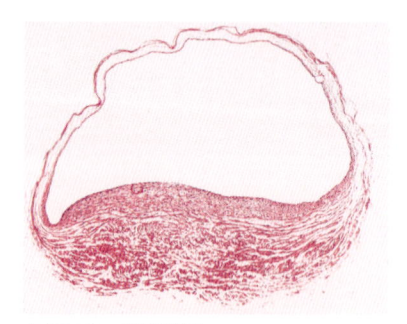

▶図23　臍帯動脈．

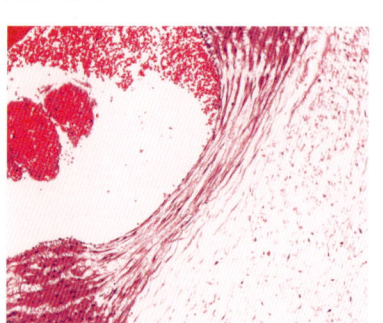

▶図24　臍帯動脈．

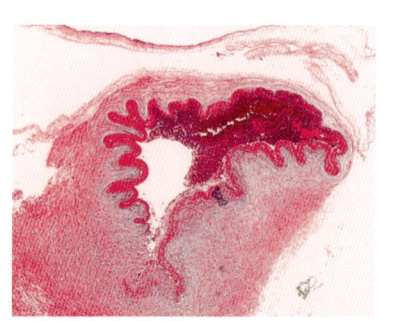

▶図25　胎盤表面の血管．石灰化を認める．

◆ 5-5 18トリソミーに偶然合併した胎盤異所性肝組織

　18トリソミーとは全く関係はないが,偶然見つかった.最初その組織の由来が,副腎あるいは肝にあると疑ったが通常の免疫染色ではわからず,中山先生(大阪府立母子保健総合医療センター)にコンサルトし,胎児肝由来の免疫染色が陽性となり,異所性肝組織と診断がついた.胎盤病理検査4500例の中のたった1例である.珍しいと思う.図27の背景には異型絨毛を認める.

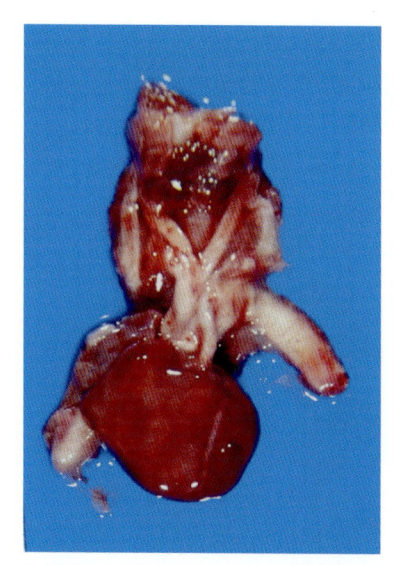

▶図26　18トリソミーの大血管の走行異常.腕頭動脈と左総頸動脈の分岐異常.

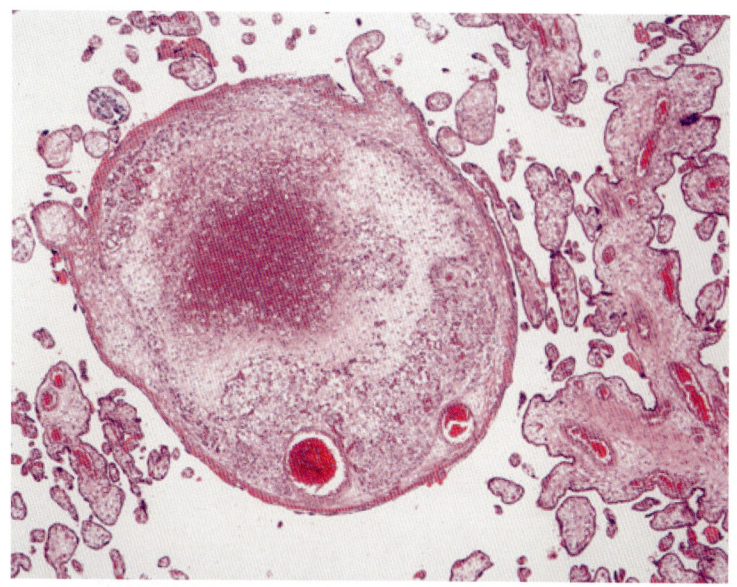

▶図27　胎盤実質内の異所性肝組織.

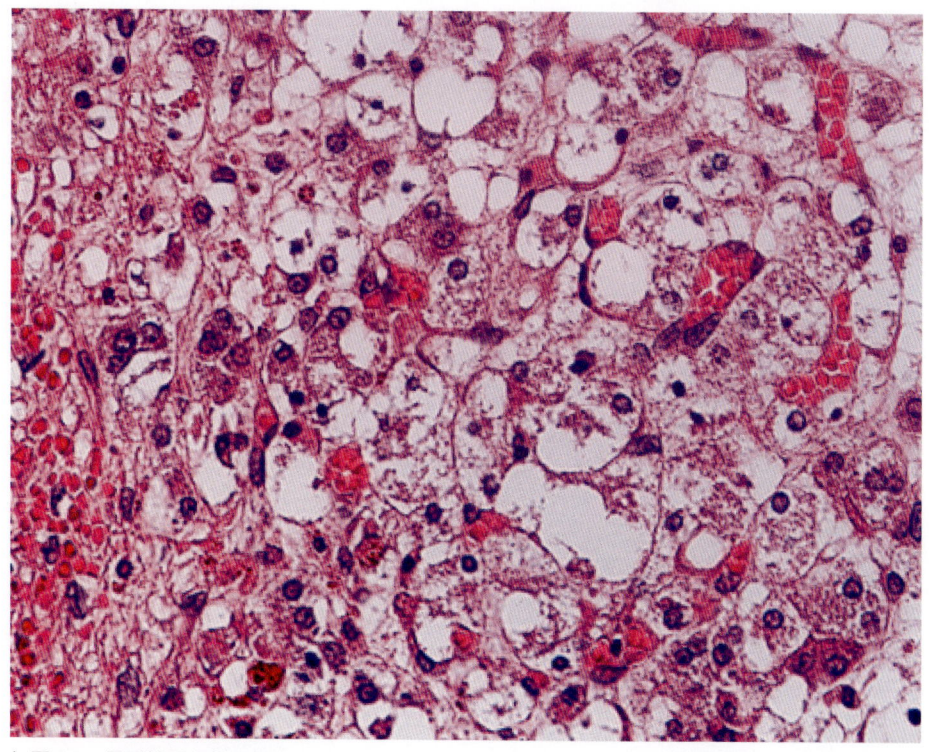

▶図28　異所性肝組織の拡大.

◆5-6 13トリソミーの胎盤

　胎盤は少し小さい．絨毛は小さいが，奇異な形を示すものが多い．図29の絨毛は小型化している．

　この様に小型化すると，正常では絨毛のtrophoblastの層が薄くなってくるが，正期産であった胎盤で写真にみられる絨毛は，trophoblastの層がしっかりと認められる．通常のimmature villiというよりは，絨毛のどの発育段階にもない，異常な発育を示していると考えたので，dysmature villiと診断した．

　図30ではBasement membrane mineralization (BMM)を認めた．胎児にとって余剰の鉄は絨毛のtrophoblast層に沈着する．胎児がこれ以上鉄を必要としなくなった時，図30に示す様に鉄の沈着を認める．3例の13トリソミーの胎盤検査で1例に嚢胞を認めた．その他のPMDの病理像はを示さないのでPseudo PMDと診断した．

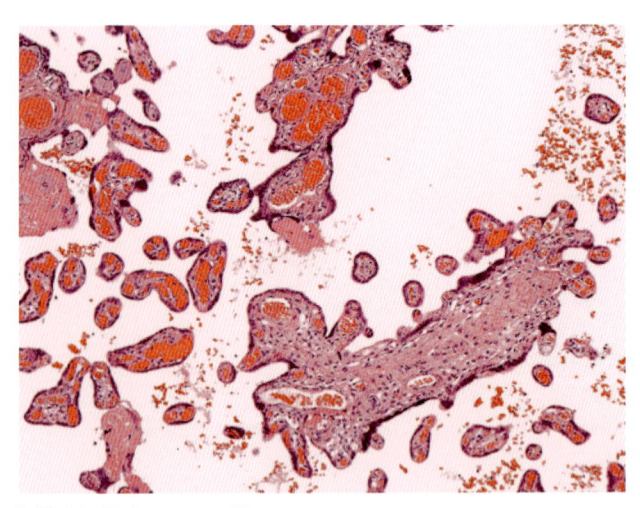

▶図29　Dysmature villi.

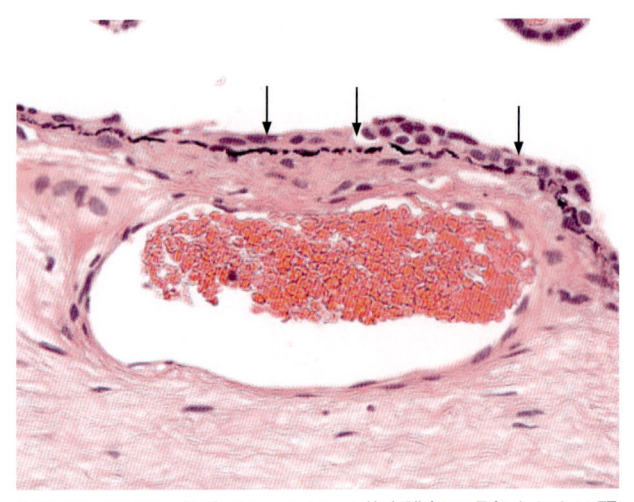

▶図30　BMM．絨毛のtrophoblast基底膜部に吸収されない顆粒状の鉄が，沈着している（↓）．

6 ターナー症候群

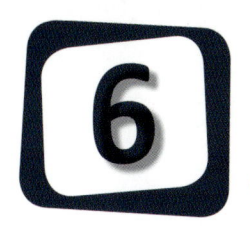

　ターナー症候群（Turner syndrome）とは，染色体異常のひとつで，正常女性の性染色体がXXの2本なのに対し，X染色体が1本しかないことによって発生する症候群である．

　X染色体が少なく45,Xとなる．頻度は大体2,000～3,000人に1人とされている．98％は胎児の段階で自然流産となる．新生児期の手背，足背の浮腫，先天性心疾患．小児期の低身長．原発性無月経などである．腫瘍・糖尿病，外反肘，翼状頸，盾状胸，毛髪線の低位等も合併する．

　ターナー症候群は，妊娠初期にほとんど死亡し，流産となる．理由は，絨毛血管の発育がほとんどないための流産と考えている．流産物の絨毛を検討すると，奇形症候群の中でもターナー症候群の血管は極めて少ないので，その理由は考えやすい．

　表1に示した通り，ターナー症候群の児は浮腫のため重いが胎盤は小さい．図3，4に示すように正常と比べると絨毛の血管数が少ない．図5に示す様に生存した4例のターナー症候群の胎盤病理では血管の数が増えていた．

表1　正常胎盤とターナー症候群の胎盤の違い

	数	週数 (W)*	体重 (g)*	胎盤重量 (g)*
正常胎盤	12	20.6 ± 2.9	339.7 ± 207.8	132.5 ± 66.5
Turner症候群	10	20.0 ± 2.2	435.5 ± 237.3	115.3 ± 237.3

*正常との比較では週数に差はないが，浮腫のためかターナー症候群の児の体重は重い．胎盤重量は，血管が少ないため絨毛の発育が悪く，結果的に軽い．

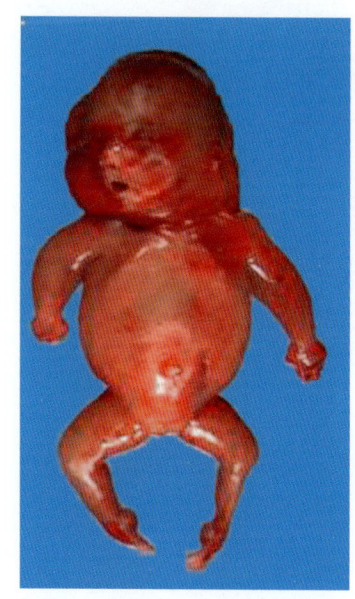

▶図1　流産児．後頸部浮腫を認める．

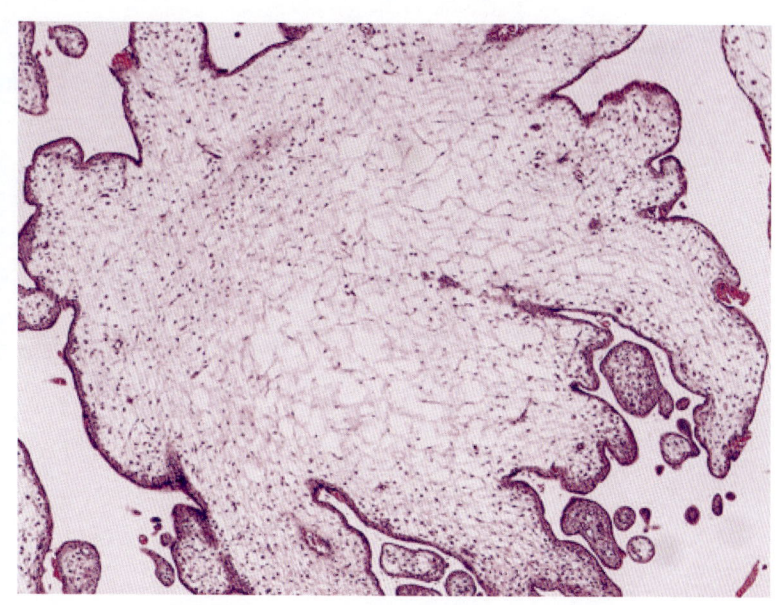

▶図2　絨毛は浮腫と異形を伴う．絨毛内の血管は乏しい．

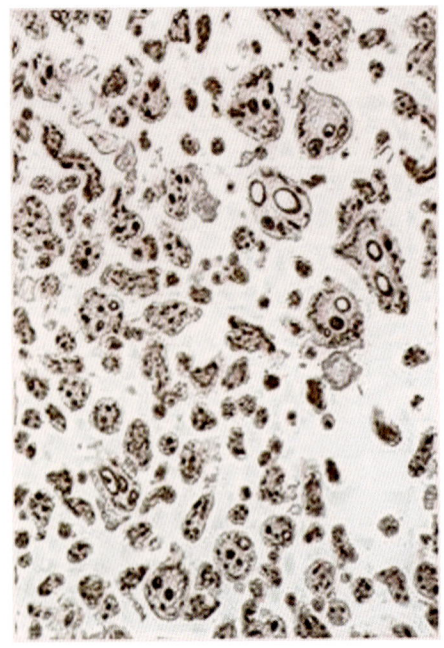

▶図3 正常の絨毛．CD34．（血管内皮の染色）20週の正常児の絨毛．

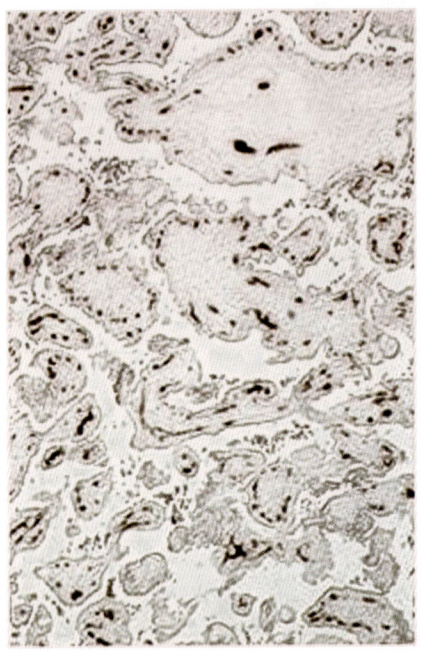

▶図4 ターナーの絨毛．CD34．20週で正常と比べると大型で異型，しかも，血管が少ない．死産となった．

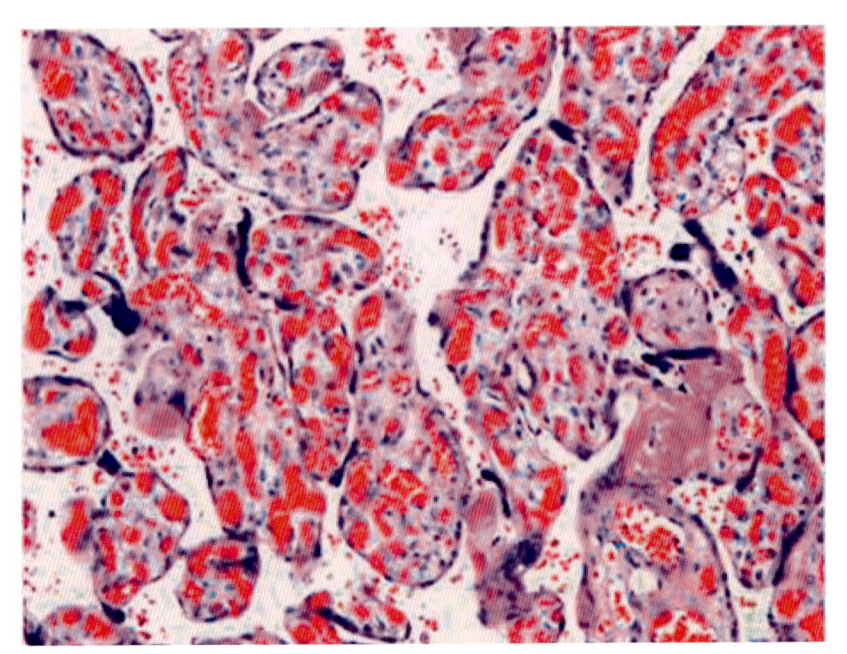

▶図5 生存したターナー症候群は絨毛内の血管が増殖している．chorangiosisと診断した．

7 羊膜索症候群

　羊膜の一部がひも状のものを，羊膜索と呼ぶ．多くは臍帯付着部付近から発生している．

　原因は不明であるが，羊膜索が胎児に接着し，巻きつくことで，胎児に異常を起こす．5,000人に1人の合併率と言われており，胎児の異常は奇形とみなされている．奇形の種類は様々である．

　妊娠の早い時期ほど重症の奇形が生じる可能性があり，奇形の例としては手足が羊膜索で締め付けられてくびれたり，さらにひどいと切断されている．一般的に有効な治療法はないが，胎児鏡による治療を試みてもよいかもしれない．

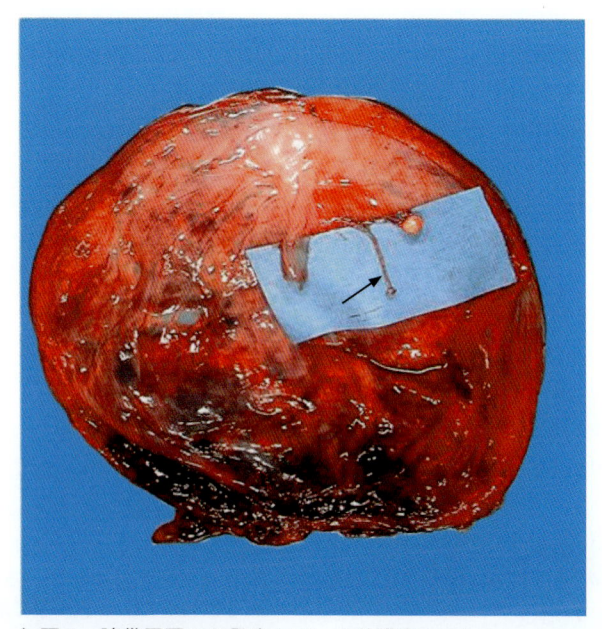

▶図1　臍帯周囲から発生している羊膜索（→）．

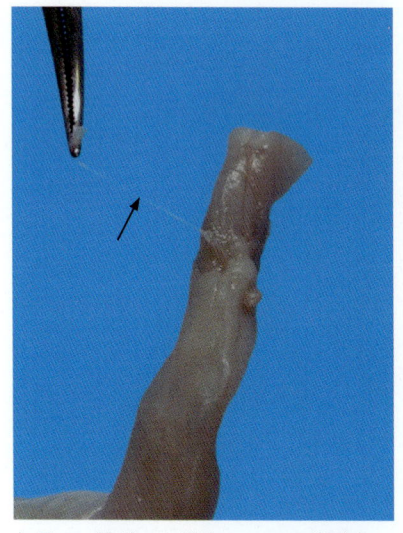

▶図2　臍帯から発生している羊膜索．

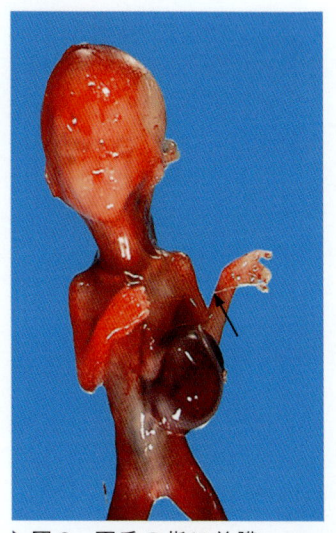

▶図3　両手の指に羊膜索（↑）が絡んでいる．

8 双胎

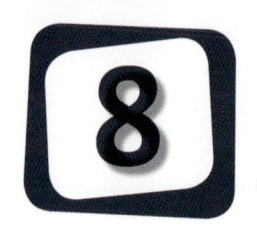

双胎妊娠について，産婦人科医からは，まず①膜性診断，つまり一絨毛膜性か二絨毛膜性かの確認，次に②児の大きさの違いについての検索，③1絨毛膜であれば血管吻合について，つまり双胎間輸血症候群（TTTS）の確認依頼が多い．ここでは，これら3項目，およびFLP後の胎盤について述べる．

◆ 8-1 DD双胎

二卵生は2つの卵子に2つの精子であるので，別々の遺伝子の子供が同時に子宮内で育っている．兄弟あるいは姉妹なので，性別や血液型が一致してもしなくても良い．胎盤は2つであり，離れている場合も癒合している場合もあるが，一部の例外を除き，基本的には吻合血管はない．2つの胎盤の膜をみると，絨毛も羊膜も2つあるので分厚い（DD双胎）．

一卵性は元が1つの卵であるので，遺伝子が同一，血液型も同じであるが，例外もある．胎盤の数は1つであるとは限らず，分裂の時期によって1つだったり2つだったりする．一卵性の膜性は，2人に分裂する時期により膜のパターンが異なる．

受精後3日以内ならDD双胎，4～7日なら1絨毛膜2羊膜双胎（MD双胎），8～12日なら1絨毛膜1羊膜双胎（MM双胎）となる．DD双胎の場合一卵性の可能性も二卵性の可能性あるが，MD双胎やMM双胎なら必ず一卵性である．

膜性診断については，顕微鏡を見ればすぐわかるが，肉眼所見でも容易である．1絨毛は薄く2絨毛は厚い．見ても触っても鑑別できる．

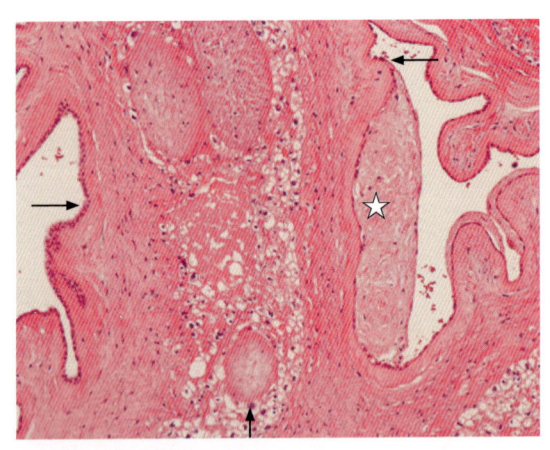

▶図2　DD双胎の膜．隔壁部は癒合した2絨毛（↑）2羊膜（→←）となっている．第Ⅰ児側に羊膜結節を認める（☆）．DDにも多数の羊水過多と過少がある（→）．

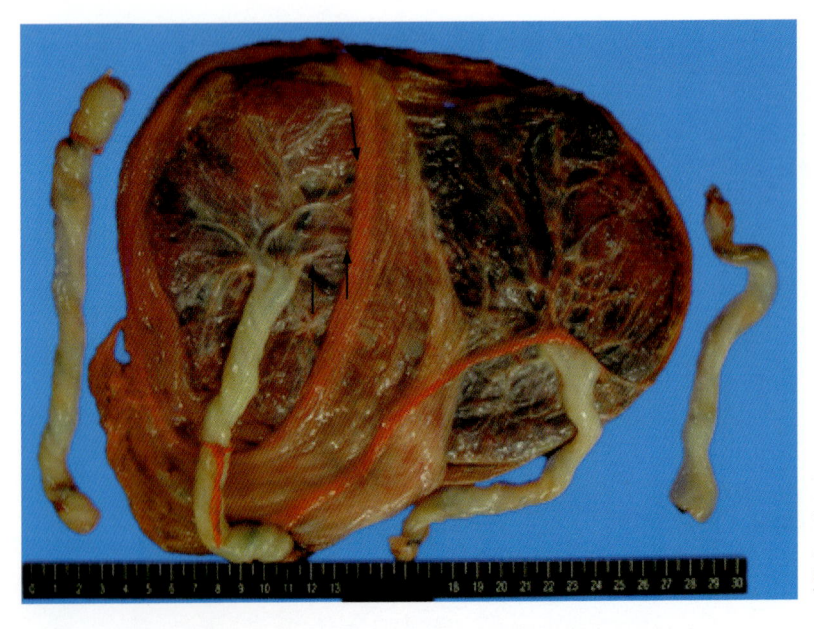

▶図1　DD双胎．厚い隔壁になっている膜．臍帯にひもが付いている方が第Ⅱ児．より細い臍帯が第Ⅰ児で羊水過少を伴っていた．

◆ 8-2 MD 双胎（selective IUGR）

　一児の IUGR を認めるが TTTS の診断基準は満たさない selective IUGR という概念である．Selective IUGR は周産期死亡や児の合併症が多いことや，一絨毛膜双胎では，吻合血管が存在することが知られている．Selective IUGR を発症する機序として，吻合血管を通しての血流の不均衡よりも，胎盤の専有面積の問題や臍帯の付着異常によることが問題となっている．

　両児の体重差はあるが羊水量に差はなく，新生児の Hb にも差はなかった．著明な差は臍帯の付着部位の違いであった．児の体重に差を認めた Selective IUGR の症例である．

　MD 双胎では TTTS は劇的な問題であるが，実際の臨床では，胎盤の専有面積の問題，臍帯の付着部位，胎盤実質の病変による児の異常が多い．さらに MD 双胎の1児死亡についても，その取扱いについては注意が必要である．

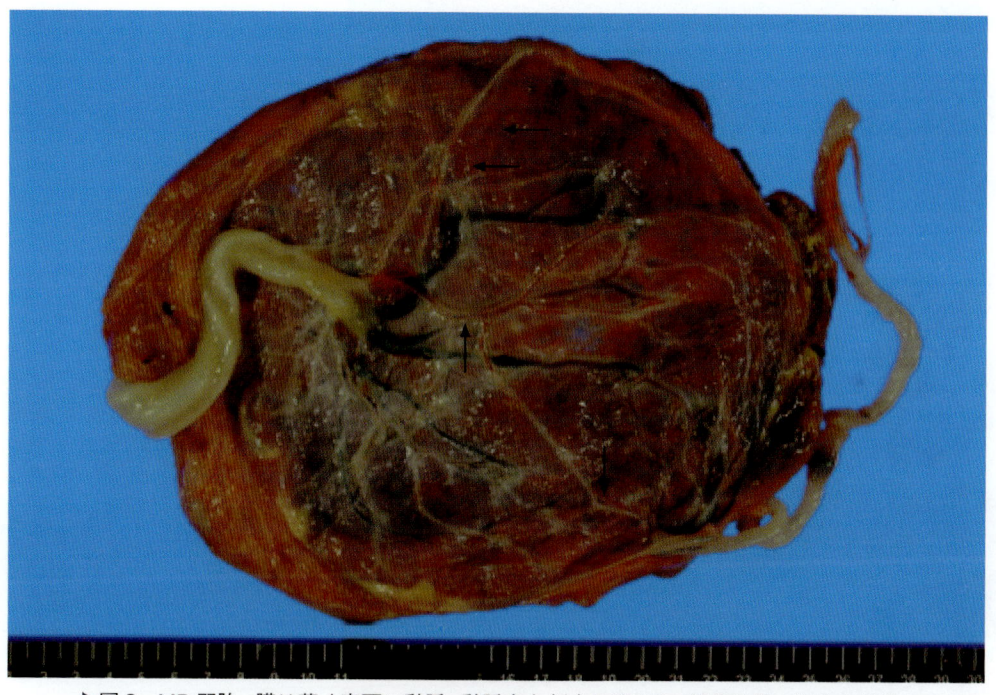

▶図3　MD 双胎．膜は薄く表面に動脈-動脈吻合（↑）を認める．臍帯は第Ⅰ児中央付着．第Ⅱ児膜付着．吻合は表面では動脈-動脈吻合を認めた．

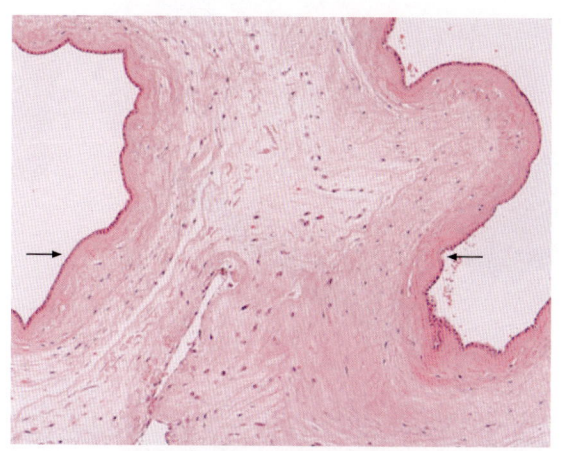

▶図4　の MD 双胎の膜．1絨毛2羊膜（→←）．

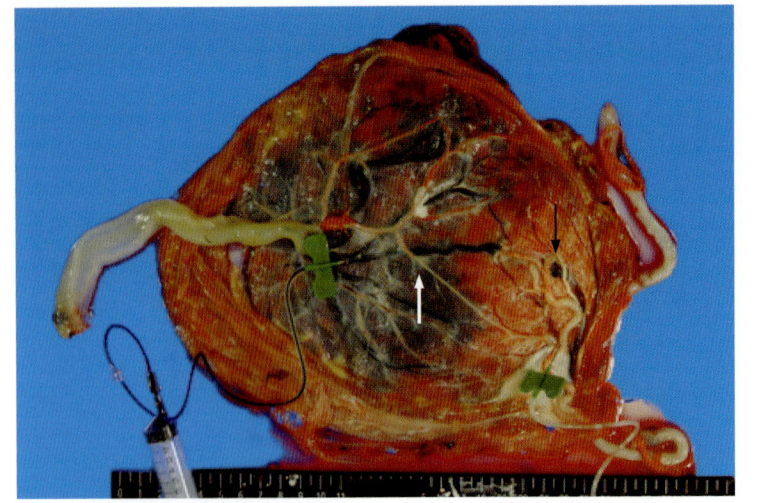

▶図5 Ⅰ児の動脈にバリウム注入，Ⅱ児の静脈に墨汁注入．それぞれ140ml注入した．胎盤実質を表面から観察すると白い部分と黒い部分が混ざっていることがわかる（↓）．また，臍帯の付着の違いだけでなく胎盤の専有面積の違いも明らかである．MD双胎．表面の動脈-動脈吻合（↑）が認められた．

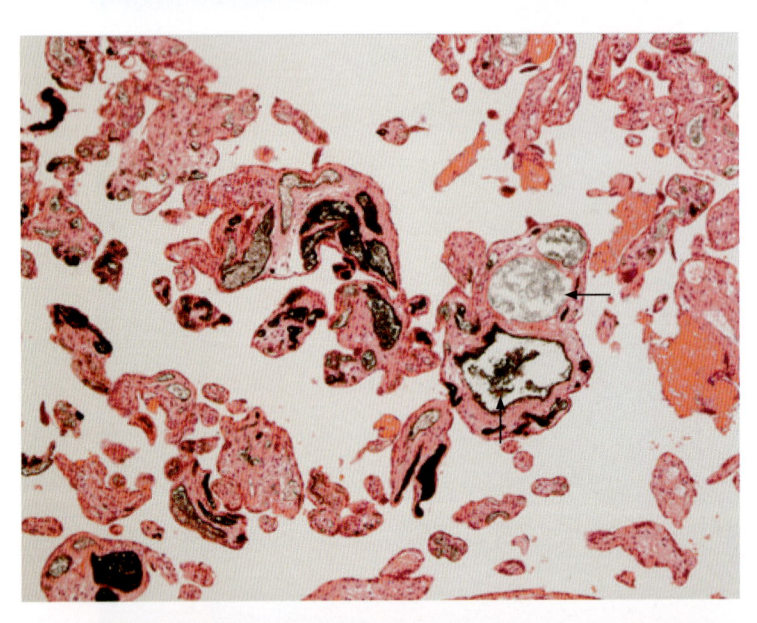

▶図6 絨毛内血管にバリウム（←）と墨汁（↑）を認める．

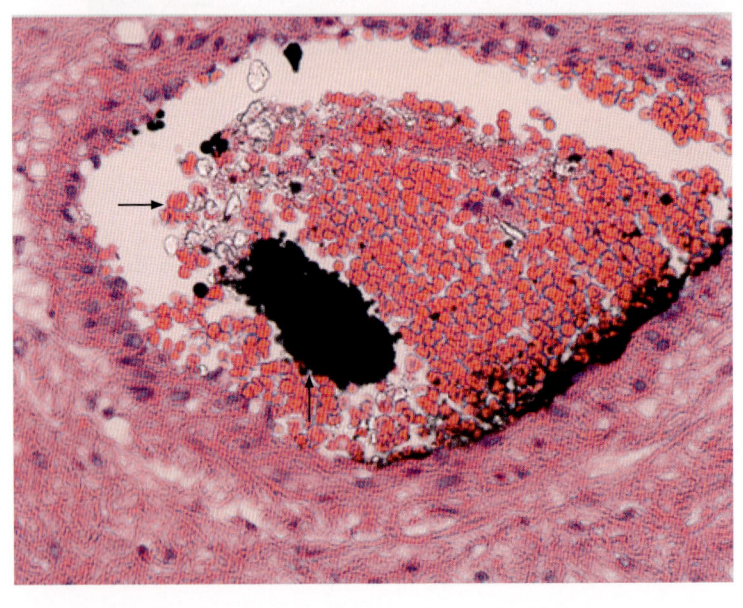

▶図7 1つの血管内にバリウム（→）と墨汁（↑）を認める．深部で動脈－動脈吻合，静脈－動脈吻合を認めた．

◆ 8-3 双胎間輸血症候群（TTTS）

双胎間輸血症候群（twin-to-twin transfusion syndrome；TTTS）とは，一卵性双胎児が胎盤を共有した状態（一絨毛膜双胎）の時に，共通胎盤の吻合血管を通して引き起こされる血流移動のアンバランスによって，両児の循環不全を生じる病態を指す．

超音波検査で，1児の羊水過多と，もう1児の羊水過少を同時に認めた場合に，診断される．

また重症度分類として，Quintero分類が用いられる[1]．両児の体重差や生後のヘモグロビン値は，診断に用いられない．

受血児は心不全，胎児水腫を呈することがあり，また，供血児は腎不全・発育不全などの症状が代表的であるが，症例によって異なる．

いずれにしても，吻合血管を通じて病態は発生するが，通常は絶妙のバランスがとれていたものが，何らかの原因で一方に流れていくことによりTTTSは発症する．TTTSを発症する胎盤は，表面の吻合がないものが多く，むしろ深部で吻合があるものがTTTSと関係していると考えている．治療として連続的羊水除去術はあるが，最近は胎児鏡下レーザー手術が提案され，普及しつつある

---

1) Quintero RA, Morales WJ, Allen MH, et al : Staging of twin-twin transfusion syndrome. J Perinatol 19 : 550-5, 1999.

◆ 8-4 胎児鏡下胎盤吻合血管レーザー凝固術

胎児鏡下胎盤吻合血管レーザー凝固術（fetoscopic laser photocoagulation of placental communicating vessels；FLP）は，胎盤上の両児間の複数の吻合血管を帯状に焼いていくレーザー凝固焼灼手術である．

そのため，血管吻合は表面だけでなく，表面を焼くことにより深部の吻合の場である共通の小葉に流入する血管が焼灼され，結果的に深部吻合も消失する．全く吻合がなくなった状態であるので，TTTSも消失する．図8〜12にFLP後の吻合の消失を示した．表面も深部の血管吻合がないという意味では図5，6の症例とは全く違う．

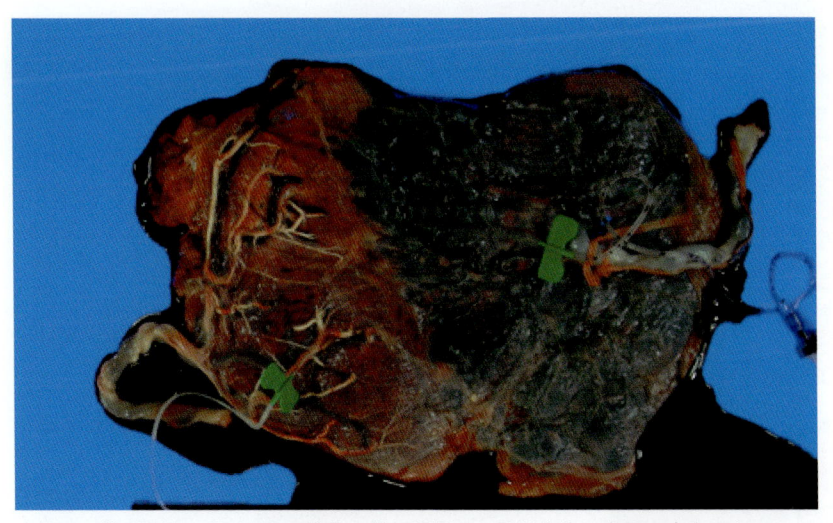

▶図8　第Ⅰ児側からバリウム注入，第Ⅱ児側から墨汁注入．表面の吻合はない．

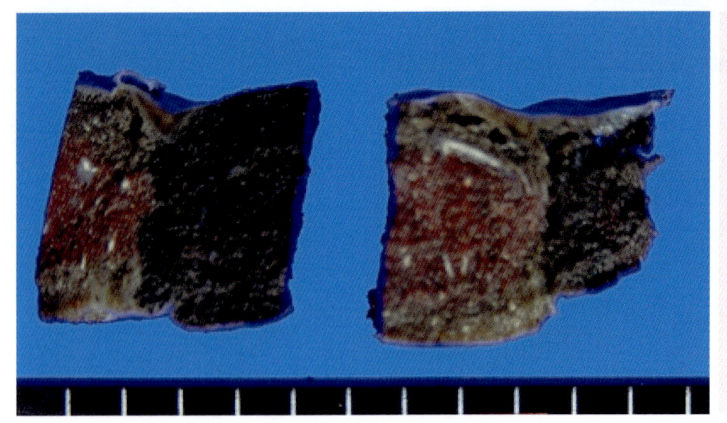

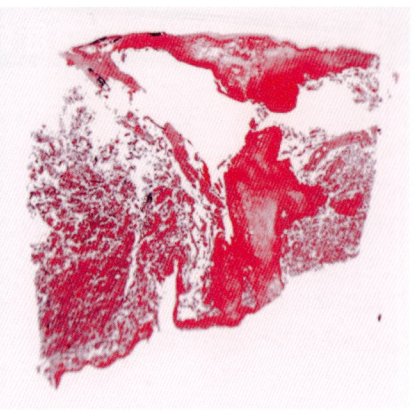

▶図9 深部吻合もない．胎盤の標本を作製するときの境界部．MDであるが全く別の2つの胎盤になったことがわかる．

▶図10 焼灼部は母体面まで及ぶ．

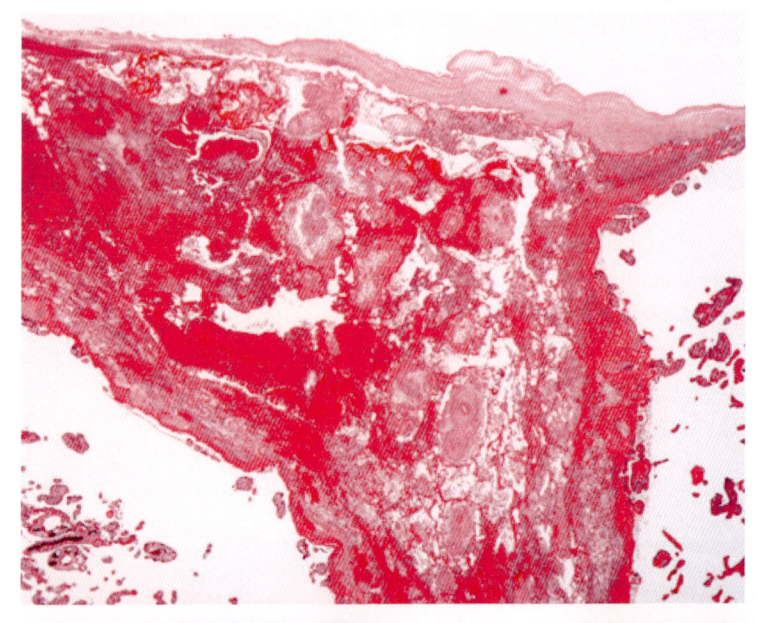

▶図11 梗塞となっている．焼灼部は胎児面に中隔の形成が見られた．

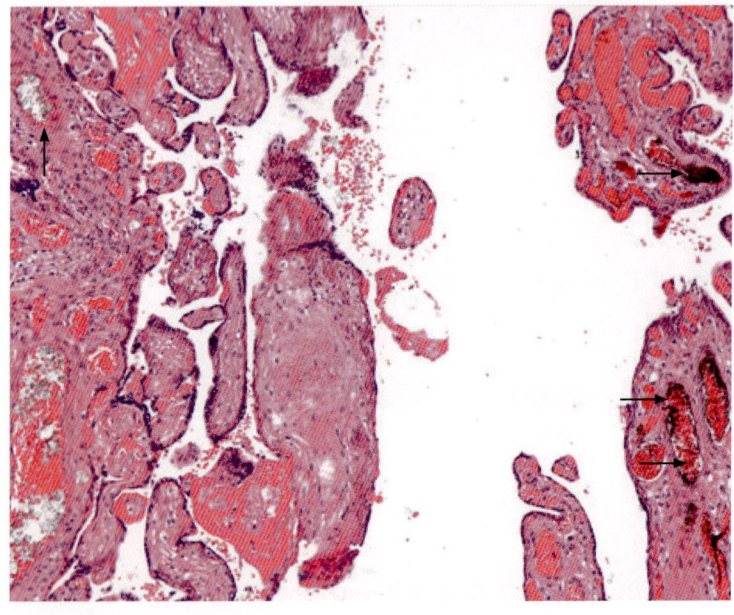

▶図12 隔壁がない部分も吻合はない．バリウム（↑）墨汁（→）．

資料編

資料編では 1. どのように胎盤を見るか, 2. どの胎盤を病理検査するか, 3. なぜ胎盤検査をするのかを考えてみたい.

◆1　どのように胎盤を見るか

胎盤の肉眼所見については他の臓器と同様, 異常についてすべてを記載することから始まる.

1. 胎盤の重量

表1は大阪府立母子保健総合医療センター（以下, 母子センター）での週数別の胎盤重量と胎盤の大きさである[1].

これは正常だけでなく, 異常妊娠, 異常分娩も含んでいるもので, 基準範囲とは厳密には言えないが, 一応の目安と考えている.

計測方法は, 固定前の生の状態で, 臍帯と卵膜は外された胎盤計測である. 固定前という表現は胎盤が生であるという意味で, ホルマリン固定された胎盤は1〜3日であれば約5％重量が増すことを知った上で, 胎盤重量の評価をしなければならない.

図1は, 著者が最近計測した約1000件の胎盤重量である. 計測方法は母子センターと全く同じである. 府立母子センターは正常も異常も含めてすべての検体が計測される. 都立大塚病院の計測はすべて異常妊娠, 異常分娩である.

妊娠36週までは, 平均値もSDも母子センターとほぼ同重量である. 36週までは, 母子センターも都立大塚病院も早産としてすべて検索しているので, 同じ背景である.

37週以降の胎盤重量は標準偏差値内であるが, 都立大塚病院の胎盤が20〜30g重い. 理由は, 多数の正期産NRFSが都立大塚病院の例には含まれており, 胎盤がうっ血を示していたので約20g重いのかもしれない. 全体的にみれば, 胎盤重量は, 妊娠, 分娩が異常であっても, 週数に沿って増加している.

固定前の胎盤で trimmed placental weight を計測している施設は少ない. 固定前で胎盤のみの重量は, ホルマリン固定後や臍帯や膜の重量が含まれた計測値より, 直接, 胎児異常や妊娠異常と関係すると考えている.

表1　週数による胎盤重量と大きさ

週数	数	胎盤重量 (g)	胎盤長径 (cm)	胎盤短径 (cm)	胎盤の厚さ (cm)
〜16	32	57 ± 26	9.3 ± 2.5	7.4 ± 2.0	1.4 ± 0.4
17〜20	61	89 ± 38	9.3 ± 2.5	7.4 ± 2.0	1.4 ± 0.5
21〜24	135	167 ± 56	14.5 ± 2.6	12.2 ± 2.1	1.8 ± 0.5
25〜28	287	227 ± 68	16.1 ± 2.4	13.4 ± 2.0	1.9 ± 0.4
29〜32	483	294 ± 40	17.8 ± 2.5	15.0 ± 2.1	2.1 ± 0.5
33〜36	825	358 ± 97	19.2 ± 3.2	16.0 ± 2.4	2.3 ± 0.5
37〜40	7,517	415 ± 80	20.1 ± 2.4	17.1 ± 1.9	2.4 ± 0.4
41〜44	981	431 ± 85	20.4 ± 2.7	17.3 ± 2.0	2.4 ± 0.4

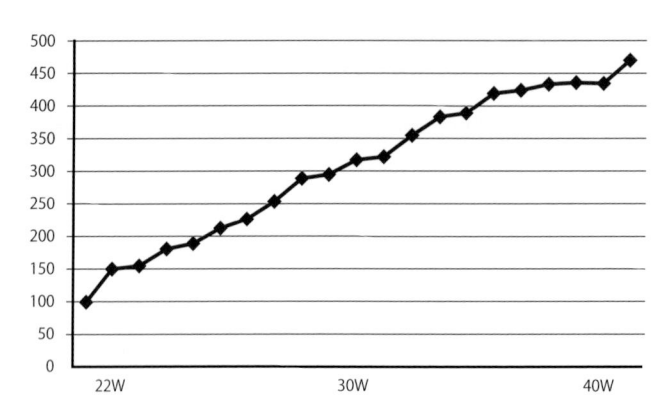

図1 胎盤重量の週数ごとの平均（都立大塚病院，有澤計測）．

2. 胎盤計測の標準化

胎盤計測は，各施設の学会発表を聞いていると，基準もばらばらで精度管理，基準値，検査の標準化を考えると他の分野の検査に追いついていない．

胎盤には50～100mlの血液が胎盤内にあるのでできれば瀉血したほうがよいが，手間がかかり完全ではないので，著者は，胎盤内の血液も含んだ臍帯と胎盤外の膜をはずした胎盤を純重量として記録している．正期産，正常妊娠，正常分娩での胎盤重量の基準値，基準範囲に関しては今後の問題とする．

3. 胎盤のサイズ

未固定であれば軟らかいので，長径が15cmであったり，引っ張って17cmになることもあり，できるだけ自然な形で計測する必要がある．

ホルマリンで固定後であれば，15.5cmというようにmmの単位まで計測可能であるが，縮んでいること，形が変形して固定されているなどの修飾が加わっているので固定後の計測でもmmは必要ではない．著者の計測法のように，固定前になるべく自然な形で，長径も短径も厚さも計測されるべきと考えている．

4. 肉眼検査

1章で記したように，胎盤の色・形・大きさを観察し，記載する．

5. 組織検査，標本数

1つの胎盤で，臍帯は2ヵ所（胎児側と胎盤側），膜は破れたところを中心にロールを作り1ヵ所．胎盤実質に関して言えば，5ヵ所以上作成している．血栓，梗塞など肉眼で診断できる場所は肉眼診断，わからないところを顕微鏡検査することにしている．

標本の適正枚数を考えれば，標本枚数は多ければ多いほど異常の発見にはつながるが，手間も費用もかかる．VUEの発見率で標本枚数を検討したところ，胎盤実質の標本が3ヵ所では3.4%，4ヵ所では3.6%，5ヵ所以上で4.2%という結果を得た．

現在は，基本的には臍帯と膜を1つの標本に入れ，胎盤実質は5ヵ所を作成し，1件の胎盤検査で7つの標本を作っている．もちろん，異常かどうか迷った時には標本が増える．

胎盤実質の標本は，1ヵ所の中に胎盤の母体面から胎児面まで含めて作るという基本がある．顕微鏡室では，顕微鏡検査の前に，依頼書を読み，肉眼所見，ブロックでわかる肉眼像をみて，肉眼診断をする．その後，顕微鏡検査で確定診断する．

---

1) 有澤正義，中山雅弘：胎盤の重量と大きさ．産科と婦人科 60：68-69, 1993.

◆2　どの胎盤を病理検査するか

　異常妊娠，異常分娩の胎盤が破棄されることを防ぐには一定の基準を設け自動的に病理検査に提出するようにしなければならない．システムが確立していないと病理検査されるべき胎盤が破棄される可能性がある．胎盤病理検査に提出することは産婦人科医の一存ではない．病理部門と充分に話し合い，表2のような提出基準ができる．さらに分娩部の中でカンファレンスを開き助産師さんたちの同意も必要となる．胎盤は異常妊娠・分娩が病理検査となる．産婦人科医にとっては大変な思いをした後で分娩記録も1人では満足に書けず，とても胎盤を病理検査に出す余裕もないかもしれない．この表があれば助産師さんが胎盤病理の提出を教えてくれる．そのことは胎盤病理だけでなくコミュニケーションという大きな益をもたらす可能性がある．胎盤の提出基準を，母体要因，胎児・新生児要因，胎盤要因に分類し病理検査されるようになると，漏れが改善された．ただし，肉眼診断はすべての胎盤について行われるべきだと考えている．

1. Stock system

　2010年は563件（52％）と上昇している（図2）．これは胎盤を4℃で1週間保管し，新生児あるいは母体に異常があった時に，保管している胎盤を病理検査するというシステムである．

　出生直後は問題がなかった児が，突然吐血する，黄疸が遷延する，分娩後母体の発熱がある，産褥出血が続く等の異常を起こした場合，その胎盤が提出された．

　児の吐血として分娩時のストレスが胎便の胎盤への沈着，あるいはCAMの合併率が高かった．これらが胎盤病理では児の吐血の原因となっている可能性があるということがわかった．新生児科の診断はAGML（急性胃粘膜病変：acute gastric mucosal lesion）であった[1]．

　Stock systemで明らかになったことは，正期産で臨床的に異常を示すものは予想以上に多く，CAMの合併率も高いことである．今まで，Apgar scoreがよいからよしとしていた例に隠れた異常があるということだと思う．分娩様式やリスク因子の検討な

表2　胎盤提出基準（2012年：2009年から同様のものを作り3回目の改定となっている）
37週未満，41週以降は，全例胎盤は病理検査をする．その他の週数で以下に当てはまるもの．

母体因子	胎児因子	胎盤臍帯因子
内科疾患合併	胎児死亡	胎盤形態異常
感染症	胎児機能不全	臍帯付着異常
絨毛膜羊膜炎	新生児仮死	臍帯形態異常
前回異常妊娠	胎児奇形	羊水混濁
妊娠経過異常	LFD	胎盤表面の膜の異常
切迫早産	HFD	
GDM	多胎	
PIH	GCU・NICU入院例	
その他		
遷延分娩		
分娩時多量出血例		

どは今後の課題としたい．

　もう1つ明らかになったことは，感染以外にNRFSの原因として，多数の絨毛の異常（虚血性変化／低酸素状態，chorangiosis，VUE，異型絨毛，未熟絨毛）があることである．これらの異常は分娩中に明らかになるものもあるが，実際はそれ以前からの異常である．

　正期産でも2つの病理像として，CAMと絨毛の異常が児のリスク因子であることが改めて明らかとなった．

---

1) 仁志田博司：新生児学入門，第3版，医学書院，p67～68, 2004.

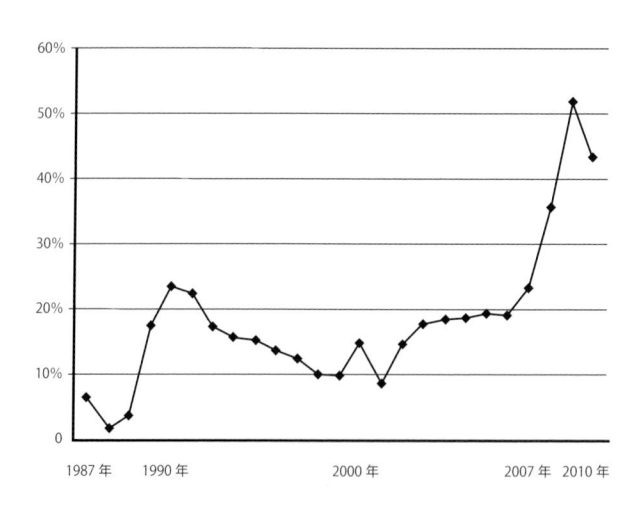

▶図2　胎盤検査数（縦軸）の年次推移（横軸）

◆3　なぜ胎盤を検査するのか

　胎盤検査の意味は（1）臨床を裏づける，（2）新しい事実あるいは病態を発見するということが広く考えられている．本書を読んでいただけると，母体にとっても，児にとっても胎盤検査は新しい人生の最初の1ページである．母体や児のこれからの健康だけでなく，不幸なことになった児にとっても最初の1ページになるということをわかっていただきたい．

　Altsuler先生，藤田先生，中山先生も私に"The placenta is a record of the pregnancy. The placenta contains tiny evidence for problems. Paying close attention to the placenta is highly recommended."と教えてくれた．胎盤検索をすることで，小さな児の治療に参加できる．母親がGDMであることの診断に胎盤病理が役に立てば母親の糖尿病の発症を防ぐことができるかもしれない．

　A placental examination is the earliest record for maternal and child health.

　A placental examination is not a science and it's an art.

　25年間で約3万件の胎盤病理検査で一番難しかったことは正常と異常の鑑別であった．病理医の先生方にも，産婦人科の先生にもその難しさを少しでも克服できるように，絨毛の虚血，メコニウム，VUE, chorangiosisなどはGradingを試み解説した．

おわりに

A placenta which we love.

　大阪府立母子保健総合医療センターの産婦人科の先輩は，母子センターから他の施設へ移られてからも胎盤をミルク缶に入れ胎盤病理検査のため大切に運んでこられたものである．私は，中山先生の許可をもらい肉眼所見をとる毎日であった．私にとって病理部の中山雅弘先生，新生児科の北島博之先生，産婦人科の末原則之先生，母性内科の木戸口欣也先生，藤田富雄先生，和田芳直先生はすばらしい先生方であった．

　胎盤を運んでこられる先生は，大きな周産期センターを備えた病院の副院長になられても，ミルク缶に入れて，大切に持ってこられる．私が，「Benirsckeのところはアイスクリームボックス，日本はミルク缶」と言うと，中山先生はにこにことされていたのを覚えている．どの先生からも一番に教えられたことは，お母さんや児に対する愛情であった．

　本書で私は，不幸なことになった児に何とかこたえてやりたい，お母さんが子供を抱いてにこにこして退院してもらいたいという，産婦人科医としての心を伝えたかった．

日本語索引

あ

亜急性壊死性臍帯炎 56
アリアス・ステラサイン 14
アンカリング絨毛 32

い

異所性肝組織 177
一過性異常骨髄増殖症 171

え

栄養膜合胞体層 6
栄養膜細胞層 6
壊死性脱落膜炎 111

か

開窓胎盤 59
画縁胎盤 57, 153
過短臍帯 46
過長臍帯 46
肝壊死 10
カンジダ性臍帯炎 133
幹絨毛 23, 42
　　　血管 40
関節リウマチ 126
陥入胎盤 62
肝の出血 112
肝融解 9, 10

き

偽結節 54
急性巨核芽球性白血病 171
急性尿細管壊死 112
巨大血腫 68

く

空胞化 164
クブレール子宮 107

け

劇症1型糖尿病の原因 124

血管の再疎通 10
血管の増殖 120
血管壁 42
血栓 35, 41, 43

こ

後期流産 11
梗塞 43
高地人とchorangiosis 145
抗リン脂質抗体症候群 126
枯死卵 4
コッサ染色 94
痕跡 51

さ

細菌性腟症 95, 97
再疎通 41, 42
臍帯 2, 21, 46
　, 過短 46
　, 過長 46
　　血管異常 49
　　付着異常 49
臍帯炎 93
　, 亜急性壊死性 56
　, カンジダ性 133
臍帯潰瘍 55
臍帯過少捻転 48
臍帯過捻転 47
臍帯血管腫 75
臍帯結節 54
臍帯膠質 55
臍帯テント状付着 53
臍帯動脈 23
臍帯フォーク状付着 53
臍帯付着部位の定義 52
臍帯ヘルニア 46
臍帯変性 55
臍帯膜付着 53
サイトメガロウイルス 129

し

シェーグレン症候群 128
子宮溢血斑 107
子宮外妊娠 14
子宮筋層内の血管・血栓 108

子宮内感染 84
子宮内胎児死亡 152, 157
子宮内膜 31
自然早産 82
周郭胎盤 57, 153
習慣性流産 8, 12
絨毛 2, 4, 6, 20, 36, 38
　, 幹 23, 42
　, 水腫状 15
　, 末梢 23, 38
　, 未熟 171
　, 無血管 122
　　発育 36
　　発生 4
絨毛癌 20
絨毛間血腫 70
絨毛虚血・低酸素状態 82
絨毛性疾患 16, 20
　　取り扱い規約 18
絨毛膜 2, 21
絨毛膜外性胎盤 57
絨毛膜下血腫 70
絨毛膜嚢 4
絨毛膜無毛部 113
絨毛膜有毛部 113
絨毛膜羊膜 24, 110
絨毛膜羊膜炎 24, 82
　, 慢性 89
受精 2
出血性血管炎 10
常位胎盤早期剥離
　......... 92, 107, 108, 110, 112, 155
静脈の血栓 35
少量シタラビン療法 171
心筋梗塞 45
神経芽腫 174
真結節 54

す

水腫状絨毛 15
髄膜炎発症 91

せ

正期産CAM 91
石灰化 41

楔入胎盤 …… 62
全絨毛 …… 6
染色体異常 …… 8, 168
全身性エリテマトーデス …… 126
前置血管 …… 61
前置胎盤 …… 60
穿通胎盤 …… 62

そ

早期流産 …… 7, 10, 11
早産 …… 82
双胎 …… 182
　　胎盤 …… 22
双胎間輸血症候群 …… 185
早剥 …… 107, 108, 156
　，慢性 …… 22, 118
側方付着 …… 52
側弯 …… 46

た

ターナー症候群 …… 168, 179
胎児 …… 21
胎児機能不全 …… 121, 157, 166
　　　　　　胎盤 …… 157
胎児鏡下胎盤吻合血管レーザー凝固術
　…… 185
胎児鏡下レーザー手術 …… 185
胎児共存奇胎 …… 18
胎児低酸素症 …… 98
胎児発育不全 …… 152
胎児白血病 …… 173
胎児母体間輸血症候群 …… 20, 167
堆積 …… 164
胎内死亡 …… 9
胎盤 …… 4, 152
　，13トリソミーの …… 178
　，18トリソミーの …… 175
　，21トリソミーの …… 169
　，IUFDの …… 157
　，PMDの …… 77
　，開窓 …… 59
　，画縁 …… 57, 153
　，陥入 …… 62
　，周郭 …… 57, 153
　，絨毛膜外性 …… 57
　，楔入 …… 62
　，前置 …… 60
　，穿通 …… 62

　，双胎の …… 22
　，胎児機能不全の …… 157
　，低置 …… 60
　，二葉 …… 61
　，瘢痕部癒着 …… 66
　，付着 …… 62, 67
　，分葉 …… 59
　，膜様 …… 59
　，癒着 …… 62
　，位置異常 …… 60
　，虚血性変化 …… 155
　，形態異常 …… 57
　，サイズ …… 188
　，重量 …… 187
　，における梗塞 …… 153
　，肉眼像 …… 21
　，の涙 …… 163
　，発生 …… 4
胎盤外絨毛膜羊膜 …… 25
胎盤機能不全 …… 98, 113
胎盤血管腫 …… 73
胎盤梗塞 …… 45
胎盤実質 …… 23
胎盤異所性肝組織 …… 177
胎盤周囲の血栓（血腫）…… 70
胎盤胎児面の色 …… 22
胎盤提出基準 …… 189
胎盤内絨毛癌 …… 20
胎盤表面の血管 …… 40
胎盤部絨毛膜羊膜 …… 25
胎便 …… 162
胎便沈着 …… 22
脱落膜 …… 2
脱落膜炎 …… 11, 92
　，壊死性 …… 111
脱落膜内血栓 …… 70
単一臍帯動脈 …… 46, 49
単球 …… 88

ち

着床 …… 2
中央付着 …… 52
中隔 …… 23
中隔嚢胞 …… 23
中間絨毛 …… 23
腸回転異常 …… 46

て

低酸素状態 …… 162
低置胎盤 …… 60
低用量アスピリン …… 12

と

動静脈奇形 …… 115
糖尿病 …… 119
特発性血小板減少性紫斑病 …… 126

に

二葉胎盤 …… 61
妊娠高血圧症候群 …… 98
妊娠糖尿病 …… 119

の

脳性麻痺 …… 82

は

肺気腫 …… 90
敗血症 …… 92
胚子 …… 2, 3, 4
肺低形成 …… 46
胚盤 …… 2
馬蹄腎 …… 46
パルボウイルス …… 132
瘢痕部癒着胎盤 …… 66

ふ

不育症 …… 12
フィブリン沈着 …… 5, 71
腹壁破裂 …… 30
付着胎盤 …… 62, 67
ブロイス血腫 …… 70
分葉胎盤 …… 59

へ

平滑筋アクチン …… 65
ヘパリン療法 …… 13
辺縁出血 …… 112, 114
辺縁静脈洞 …… 114
辺縁付着 …… 52, 153

ほ

胞状奇胎……………………… 15, 16
母体血流の増加………………… 98
ポッター症候群………………… 50

ま

膜壊死…………………………… 164
膜出血…………………… 112, 113
膜性診断………………………… 182
膜付着…………………………… 52
膜様胎盤………………………… 59
膜ロール………………………… 24
マクロファージ……………… 88, 89
末梢絨毛…………………… 23, 38
慢性絨毛膜羊膜炎……………… 89
慢性早剥………………… 22, 118
慢性早剥羊水過少症候群 108, 112, 116
慢性肺疾患…………………… 82, 87
　　　胎盤……………………… 87

み

未熟絨毛………………………… 171

む

無血管絨毛…………………… 122

め

メコニウム…………………… 162
　　毒性……………………… 55
メンブレンロール…………… 113

ゆ

有核赤血球…………………… 36
融合2絨毛膜2羊膜双胎……… 22
癒着胎盤……………………… 62
　, 瘢痕部…………………… 66

よ

羊水過少………………… 27, 29
羊膜……………………… 21, 26
羊膜壊死……………… 87, 88, 89
羊膜血腫……………………… 72
羊膜結節……………………… 27
　　Stage 分類……………… 29
羊膜索………………………… 181

ら

羊膜索症候群………………… 181
羊膜囊胞……………………… 72

ら

らせん動脈………………… 33, 100
　　再構築………………… 100
　　生理的変化…………… 100
らせん動脈内血栓……………… 34
卵管峡部妊娠………………… 14
卵膜…………………………… 21

り

流産………………………… 8, 10
　, 後期………………………… 11
　, 習慣性…………………… 8, 12
　, 早期…………………… 7, 10, 11

る

類白血病反応………………… 129

わ

ワルトンジェリー………… 53, 54

外国語索引

4 番染色体 …………………… 46
10 ルールセオリー …………… 122
13 トリソミーの胎盤 ………… 178
18 トリソミーの胎盤 ………… 175
21 トリソミーの胎盤 ………… 169

A

acute atherosis ……………… 34
acute megakaryoblastic leukemia
　（AMKL）………………… 171
AGML ………………………… 189
AMKL ………………………… 171
APS …………………………… 126
atherosis ……………………… 33
avascular villi ………………… 48

B

Bacterial Vaginosis（BV）…… 95
balloon degeneration ………… 26
basal plate …………………… 31
basal plate villitis …………… 135
Beckwith-Wiedemann 症候群（BWS）
　……………………………… 46, 77
bilobed placenta ……………… 61
Blanc ………………………… 84
　Blanc 分類 ……………… 82, 84, 86
　Stage 分類 ………………… 84
　子宮内感染 ………………… 84
blighted ovum ………………… 4
Breus' mole …………………… 68
BWS ………………………… 46, 77

C

CAM ………………………… 82, 91
　新分類の試み ……………… 88
CAOS ………………… 108, 112, 116
chorangiosis 39, 75, 120, 122, **145**, 180
　Grade 分類 ………………… 146
chronic abruption-oligohydramnions
　sequence（CAOS）… 108, 112, 116
chronic intervillositis ………… 143
Couvelaire uterus …………… 107
cytotrophoblast ……………… 6, 169

D

DD 双胎 ………………… 169, 182
diffuse chorioamnionic
　hemosiderosis（DCH）…… 118
dysmature villi
　……… 7, 11, 39, 102, 119, 123, 178

E

elavated liver enzymes ……… 104

F

fenestrate placenta …………… 59
fetoscopic laser photocoagulation of
　placental communicating
　vessels（FLP）…………… 185
FGR ………………………… 147, 152
fibrin cushion ………… 42, 74, 123
fibrin necrosis ………………… 34
fibromuscular sclerosis ……… 121
FLP …………………………… 185
furcate insertion リスク ……… 53

G

GATA-1 遺伝子 ……………… 171
GBS 感染 ……………………… 91
Gitter infarction ……… 127, 155

H

HCG ………………………… 20
heaping ……………………… 26
HELLP 症候群 ………………… 104
hemolysis …………………… 104
hemorrhagic end vacuities（HEV）
　……………………………… 10, 42
HPL ………………………… 20

I

immature villi ……… 38, 119, 169
intervillositis ………………… 143
intervillous massive fibrin deposition
　……………………………… 13
ischemic villi ………………… 38
ITP …………………………… 126
IUFD ……………… 147, 152, 157
　胎盤 ……………………… 157

L

lactobasillus 桿菌 ……………… 95
low platelet ………………… 104

M

macroscopic infarction ……… 155
maternal floor infarction …… 126
MD 双胎 ……………………… 183

N

non reassuring fetal state（NRFS）
　……………………… 121, 157, 159
NRFS ……………… 121, 157, 159
Nugent score ……………… 96, 97

O

omphalomesenteric duct …… 56
onionskin lesion ……………… 42

P

$p57^{Kip2}$ …………………… 16, 17, 18
PIH …………………………… 98
placenta acreta ……………… 65
placenta increta ……………… 64
placenta membranacea ……… 59
placenta percreta …………… 62
placenta previa ……………… 60
placental mesenchymal
　dysplasia（PMD）………… 77
　胎盤 ……………………… 77
　類縁疾患 ………………… 79
postplacental hypoxia ………… 98
Potter 症候群 ………………… 27
preplacental hypoxia ………… 98
pseud PMD …………………… 79

pUPD11 …… 78	(SNF) …… 56	**U**
PVB19 …… 132	subchorionic fibrin plaque …… 71	
	syncytial knots …… 122, 125, 155	uteroplacental hypoxia …… 98
R	syncytiotrophoblast …… 61, 69	
		V
RA …… 126	**T**	
recanalization …… 42		vacuolation …… 26
	transient abnormal	vasculo-syncytial membrane …… 37
S	myelopoiesis（TAM）…… 171	villitis of unknown etiology（VUE）
	trophoblast …… 14	…… 39, 120, 134
selectiva IUGR …… 183	trophoblast inclusion island …… 16	Grade 分類 …… 134
SLE …… 126	trophoblast island …… 7, 12	Group 分類 …… 134
SMA 染色 …… 65	trophoblast migration …… 100	診断基準 …… 183
Starry sky pattern …… 112	trophoblastic necrosis …… 13	組織学的 Grade 分類 … 138, 139
SUA …… 49	trophoblastic shell …… 31	組織学的 Group 分類 …… 137
範囲と発生の機序による Stage	Turner syndrome …… 179	vitelline vessels …… 56
分類 …… 49	twin-to-twin transfusion	VSD …… 46
subacute necrotizing funisitis	syndrome（TTTS）…… 185	

臨床胎盤学

2013年11月20日　第1版第1刷発行

著　者	有澤正義　ARIZAWA, Masayoshi
発行者	市井輝和
発行所	株式会社金芳堂
	〒606-8425 京都市左京区鹿ヶ谷西寺ノ前町34番地
	振替　01030-1-15605
	電話　075-751-1111（代）
	http://www.kinpodo-pub.co.jp/
印　刷	株式会社サンエムカラー
製　本	有限会社清水製本所

ⓒ有澤正義, 2013

落丁・乱丁本は直接小社へお送りください．お取替え致します．

Printed in Japan
ISBN978-4-7653-1564-7

JCOPY ＜(社)出版者著作権管理機構　委託出版物＞

本書の無断複写は著作権法上での例外を除き禁じられています．複写される場合は，そのつど事前に，(社)出版者著作権管理機構(電話 03-3513-6969，FAX 03-3513-6979，e-mail: info@jcopy.or.jp)の許諾を得てください．

●本書のコピー，スキャン，デジタル化等の無断複製は著作権法上での例外を除き禁じられています．本書を代行業者等の第三者に依頼してスキャンやデジタル化することは，たとえ個人や家庭内の利用でも著作権法違反です．